Einladung zum Test!

SportPraxis

Seit über 50 Jahren DIE deutsche Zeitschrift für Sportlehrer, Übungsleiter und Trainer

+ Der Übungsleiter

Ob Sie:

- neue Ideen für Ihre Schul- und Vereinsstunde
- komplette Stundenbilder zu allen Sportarten
- erfolgreiche und zeitgemäße methodische Konzepte
- aktuelle Erkenntnisse aus Sportpädagogik und -didaktik
- Hinweise zu Tagungen, Kongressen und Workshops
- Rezensionen zu neuen Fachbüchern und vieles mehr ...

im modernen Layout suchen:

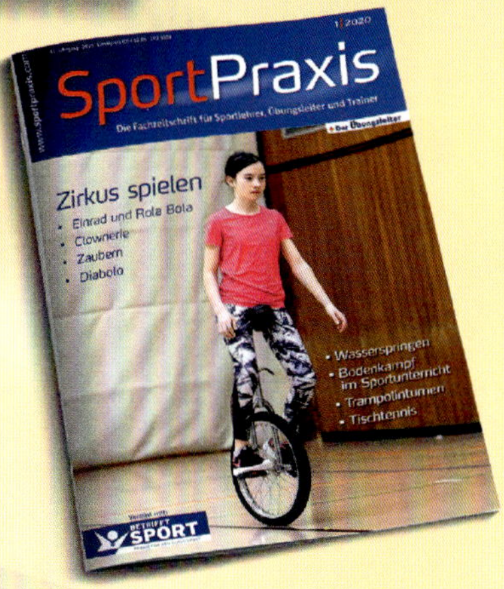

Mit der *SportPraxis* sind Sie immer eine Nasenlänge voraus!

Die *SportPraxis* erscheint pro Jahr in 6 Ausgaben und kostet im Abonnement € 59,90 (ermäßigt für Studenten / Referendare € 42,95).

... nutzen Sie noch heute unsere Test-Einladung!

In Verbindung mit: BETRIFFT SPORT – Praxis für den Schulsport

Preisstand 2020 – Änderungen vorbehalten

Hier unser Kennenlern-Angebot!

Sie haben die Wahl!

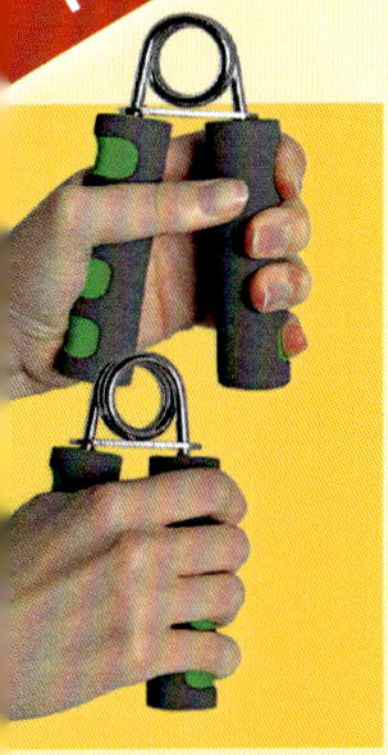

1. Sie bestellen unverbindlich ein **kostenloses Testheft** und erhalten dazu als Geschenk das Poster **„Aufwärmspiele“**!

2. Sie entscheiden sich für ein **Mini-Abonnement** mit zwei aktuellen Heften zum **günstigen Testpreis von nur € 12,95** incl. Mehrwertsteuer und Versandkosten. Zusätzlich zu dem Poster **„Aufwärmspiele“** erhalten Sie gratis das Sonderheft **„Runde Sache“**!

Wenn Sie sich für ein Abonnement entscheiden und die *SportPraxis* regelmäßig zum Preis von € 59,90 (Studenten und Referendare € 42,95, bitte Bescheinigung beilegen,) für 12 Monate zzgl. Versandkosten beziehen möchten, brauchen Sie nichts weiter zu tun. Ansonsten erhalten wir von Ihnen bis spätestens 14 Tage nach Erhalt des **Testheftes** bzw. des zweiten Heftes des **Mini-Abonnements** eine entsprechende Nachricht (Post, Fax, E-Mail). Als Neuabonnent(in) steht Ihnen ein Begrüßungsgeschenk zu, und zwar das bewährte **„Handmuskel–Trainings–Set“**!

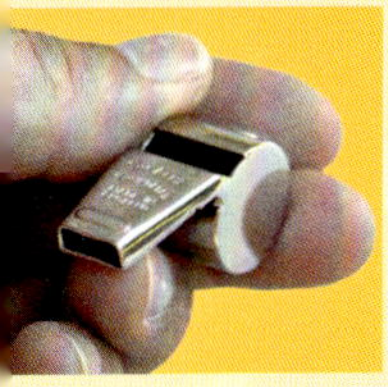

3. Schnellentschlossene profitieren zusätzlich! Als **„Sofort-Abonnent(in)“** bekommen Sie alle vorgenannten Geschenke gleich mit der ersten Lieferung und außerdem als Zusatzgeschenk **die „original Schiedsrichter-pfeife“**, mit der Sie sich stilvoll überall Gehör verschaffen können!

Ob so oder so: Entscheiden Sie sich noch heute für die *SportPraxis*, denn damit haben Sie in jedem Fall die erste Wahl getroffen!

Christoph Raschka/Marie Louise Vogel/Klaus Edel/Ludwig Möller

Herzsport

Erfolgreiche Bewegungsprogramme in Theorie und Praxis

2. Auflage

Limpert Verlag Wiebelsheim

Bibliografische Information der Deutschen Nationalbibliothek
Die Deutsche Nationalbibliothek verzeichnet diese Publikation in der Deutschen Nationalbibliografie; detaillierte bibliografische Daten sind im Internet über http://dnb.d-nb.de abrufbar.

2., überarbeitete und ergänzte Auflage 2020

www.limpert.de

Fotos und Titelabbildungen: Marie Louise Vogel
Zeichnungen: Scott Krausen, Jörg Renfordt
Druck und Verarbeitung: TZ Verlag & Print GmbH, Roßdorf
Printed in Germany/Imprimé en Allemagne
ISBN 978-3-7853-1977-2

Inhaltsverzeichnis

Übungen 77

Vorwort

Unter Herzsport, der auch als Coronar- bzw. Koronarsport bezeichnet wird, versteht man eine ärztlich verordnete (!) und von den Kostenträgern häufig über einen kürzeren (bis zu zwei Jahren) oder auch längeren Zeitrahmen geförderte Maßnahme für Herzpatienten. Das Training der regionalen Herzgruppen (Koronarsportgruppen) findet als Herzsport in den örtlichen Sportvereinen, in Gesundheitssportvereinen, Rehabilitationskliniken, aber auch in Kneipp- und Diakonievereinen, Fitness-Studios oder der VHS statt.
Die heute allgemein akzeptierte Bewegungstherapie bei Herzpatienten war lange Zeit keine allseits anerkannte Behandlungsmöglichkeit. Um das erkrankte Herz zu entlasten, wurden die Herzinfarktpatienten bei einer damaligen Akutkrankenhausdauer von vier bis sechs Wochen ruhig gestellt, weil auf Grund der Erkenntnisse der Pathologen ein Myokardinfarkt erst innerhalb eines Zeitraums von vier bis sechs Wochen vollständig vernarbte.

Die erste Herzgruppe wurde daher auch erst im Jahre 1965 in Schorndorf gegründet, mittlerweile bestehen in Deutschland über 6000 Herzgruppen mit etwa 120.000 Teilnehmern (Edel, 2017). Trotz relativ hoher Monatsbeiträge hat der Herzsport mittlerweile auch in manchen Fitness-Studios Fuß gefasst.
Bewegungsmangel wird inzwischen als ein eigenständiger kardiovaskulärer Risikofaktor anerkannt. Es ist statistisch erwiesen, dass durch moderat bis intensiv betriebenen Sport die Lebenserwartung von Männern über 50 Jahren um etwa ein Jahr bis dreieinhalb Jahre verlängert werden kann.
Leider nutzt auch heute nur knapp die Hälfte der Patienten nach einem kardialen Zwischenfall die Möglichkeit einer Anschlussheilbehandlung, von denen dann wiederum nur etwa ein Drittel eine ambulante Herzgruppe aufsucht. Frauen sind nach wie vor in den Herzgruppen stark unterrepräsentiert.
Das vorliegende Büchlein richtet sich primär an ÜbungsleiterInnen von Koronarsportgruppen, Sport- und TrainingswissenschaftlerInnen, DiplomsportlehrerInnen, SportlehrerInnen, SporttherapeutInnen, PhysiotherapeutInnen sowie Studierende der Sportwissenschaften, Physiotherapie, Pflegewissenschaften und Medizin, aber auch an interessierte HerzsporteilnehmerInnen und die betreuenden Ärzte (Hausärzte, Internisten, Allgemeinmediziner, Sportmediziner, Assistenzärzte). Der Inhalt reflektiert das in vielen Kursen vermittelte Basiswissen in der langjährigen Unterrichtung von SportstudentInnen und angehenden ÜbungsleiterInnen an der Johann Wolfgang Goethe-Universität Frankfurt am Main, der Julius-Maximilians-Universität Würzburg und am Herz-Kreislauf-Zentrum in Rotenburg an der Fulda. Alle 4 Autoren können auf einen über jahrzehntelangen Erfahrungsschatz im Herzsport zurückblicken.

Im ersten theoretisch ausgerichteten Buchteil soll das Basiswissen zur Koronaren Herzerkrankung (u.a. Klinisches Erscheinungsbild, Risikofaktoren, Neuerungen in der Laienreanimation) aufgefrischt werden. Aufgrund des bewusst limitierten Seitenumfangs kann es kein Lehrbuch der Kardiologie, Sportmedizin, Rehabilitationsmedizin, Inneren Medizin oder Trainingswissenschaft ersetzen, sondern hat sich den Anspruch gesetzt, dass der Leser nach der Lektüre zu einer besseren Kommunikation mit dem Herzpatienten in der Lage ist, der oft Fragen zu medizinischen und trainingswissenschaftlichen Begriffen hat.

Auch die Entlassungsbriefe der Patienten aus Akutkrankenhaus oder Rehabilitationsklinik werden vom Übungsleiter leichter zu verstehen sein.

Im praktischen Teil werden zahlreiche Anregungen mit Übungsbeispielen für die Gestaltung der Herzsportstunde gegeben.

Die Verfasser wünschen den Lesern eine angenehme Lektüre unseres Büchleins und viel Erfolg und Spaß bei der praktischen Umsetzung der geschilderten Beispielübungen in der Koronarsportstunde.

Prof. Dr. Dr. Dr. Christoph Raschka
Dipl.-Sportwiss. Puschi Vogel
Dr. med. Klaus Edel
Physiotherapeut Ludwig Möller

Theoretische Grundlagen des Herzsports

1 Einleitung

Herzkreislauferkrankungen führen immer noch die Mortalitätsstatistik in Deutschland an. Wie das Statistische Bundesamt 2019 mitteilte, verstarben in Deutschland 2017 insgesamt 932 272 Menschen, darunter 457 756 Männer und 474 507 Frauen. Damit ist die Zahl der Todesfälle gegenüber dem Vorjahr um 2,3 % gestiegen. 37,0 % aller Sterbefälle waren auf Krankheiten des Kreislaufsystems zurückzuführen. Von den 344 524 Menschen, die an einer Herz-/Kreislauferkrankung verstarben, waren 156 177 Männer und 188 347 Frauen.

Am akuten Myokardinfarkt (Herzinfarkt) als akuter Komplikation einer Koronaren Herzkrankheit (KHK) starben 2017 46 966 Personen (19 836 Frauen und 27 130 Männer). Im Vergleich dazu waren es 2005 noch 61 056 Personen (28 083 Frauen und 32 973 Männer). Das entspricht einem Rückgang von fast 33 %, der im Wesentlichen den verbesserten medizinischen Therapiemöglichkeiten geschuldet ist.

In Deutschland besteht ein einzigartiges System der kardiologischen Rehabilitation, die fast ausschließlich stationär betrieben wird. Nur 4 % aller Maßnahmen finden unter Berücksichtigung aller Kostenträger ausschließlich ambulant statt. Dieser Anteil sollte dem ursprünglichen Planziel nach einmal ca. 20 % ausmachen. Vorteile der wohnortnahen Rehabilitation wären sicherlich die leichteren Kontakte zu Arbeitgeber, Hausarzt, anderen Facharztgruppen, die Möglichkeiten der so genannten kurzen Wege und wahrscheinlich auch die leichtere Integration des Patienten in die bestehenden Herzgruppen.

Im Rahmen der so genannten Rehabilitationsstraße soll in der Bundesrepublik nach einem überlebten Myokardinfarkt auf die Frühmobilisierung im Akutkrankenhaus (Phase I der Rehabilitation) dann die in der Regel stationäre (ggf. ambulante) Anschlussheilbehandlung (Phase II der Rehabilitation) folgen. Zur Sicherung des langfristigen Rehabilitationserfolgs dient die Teilnahme an der lokalen Herzgruppe (Phase III der Rehabilitation).

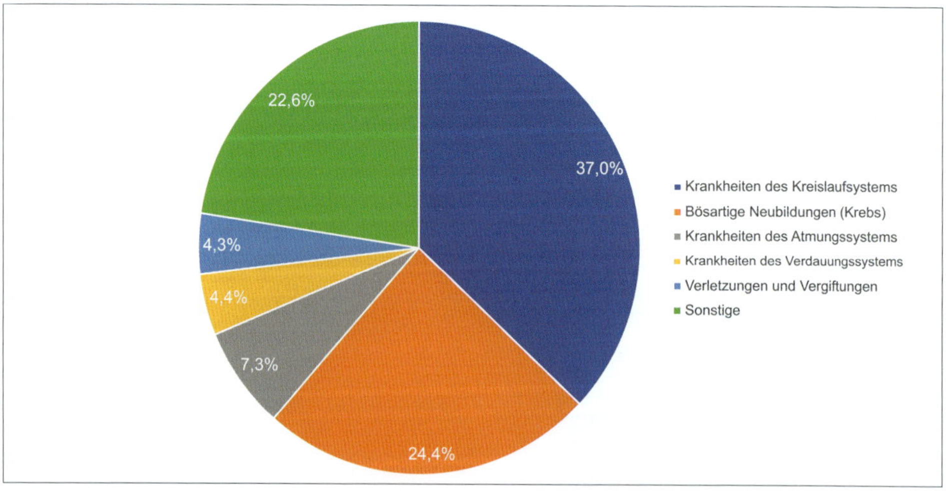

Informationsgrafik 1: Todesursachen nach Krankheitsarten 2017 (932 272 Todesfälle insgesamt) (modifiziert nach Statistisches Bundesamt, 2019)

2 Anatomisch-physiologische Grundlagen der Biologie des Herzkreislaufsystems

Alle Wirbeltiere und damit auch der Mensch verfügen über ein röhrenförmiges Transportsystem zur Ver- und Entsorgung des Organismus, das so genannte Gefäßsystem, in dem als Transportmittel das Blut zirkuliert. Zusammen mit dem Herzen bildet es das kardiovaskuläre System (Herz-Kreislauf-System) bzw. den Blutkreislauf, der erstmals 1628 von HARVEY beschrieben wurde. Die Schlagadern (Arterien) führen das Blut vom Herzen zu den Organen. Die Venen leiten es von dort wieder zum Herzen zurück.

In den Jahrhunderten zuvor hatte man u.a. angenommen, dass das Blut der Arterien im Gewebe verbraucht und in den Venen neu gebildet werden müsse.

Die linke Herzkammer pumpt im so genannten großen Kreislauf das Blut in die Körperhauptschlagader (Aorta), die im Bogen vom Herzen nach hinten zieht und dann links neben der Wirbelsäule bis zum Becken verläuft. Von ihr zweigen sich zahlreiche Arterien zu allen Organen ab. Diese reduzieren ihre Größe zu immer kleineren Arterien, den so genannten Arteriolen bis hin zu den Kapillaren. Letztere stellen als Haargefäße die Verbindung zwischen Arterien und Venen dar. Die durchschnittliche Lebenspumpleistung eines menschlichen Herzens unter reinen Ruhebedingungen wurde einmal mit der Menge Flüssigkeit berechnet, die ein kreisrundes Wasserbecken von einem Meter Tiefe und einem Durchmesser von etwa 500 m beinhaltet.

Nach dem Abgang aus der linken Herzkammer (Ventrikel) zweigen aus der Aorta die beiden Koronarien (= Herzkranzgefäße = Koronararterien = Koronargefäße) ab, d.h. eine linke und eine rechte. Beim normalen Versorgungstyp, der in bis zu 80 % aller Fälle anzutreffen ist, versorgt die linke Koronararterie (engl. Left coronary artery = LCA) die Vorderwand der linken Herzkammer (des linken Ventrikels) und den größeren Teil der Kammerscheidewand, d.h. des Kammerseptums.

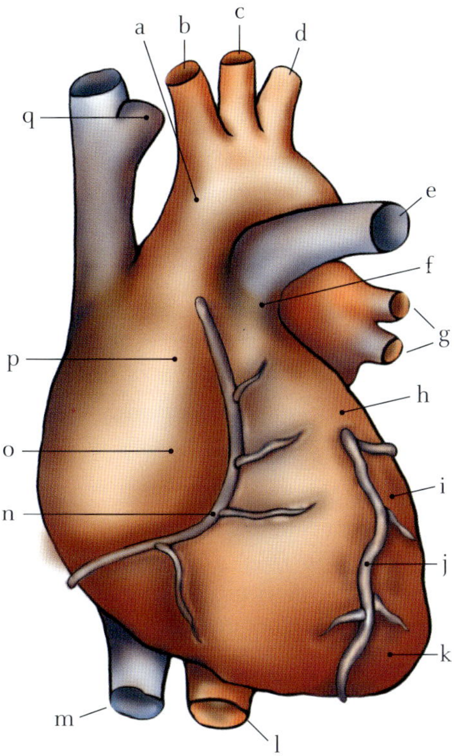

*Abb. 1: Herzansicht von vorne mit Herzkranzgefäßen ohne Epikard[1]. **a** - Aortenbogen, **b** - re Arm-Kopf-Arterie, **c** - li Kopfarterie, **d** - li Schlüsselbeinarterie, **e** - li (noch ungeteilte) Lungenarterie, **f** - Lungenschlagader, **g** - li Lungenvenen, **h** - li Vorhof (Herzrohr), **i** - linker Ventrikel, **j** - Äste der li Herzkranzarterie, **k** - Herzspitze, **l** - absteigende Aorta, **m** - untere Hohlvene, **n** - rechte Herzkranzarterie, **o** - re Vorhof, **p** - re Herzrohr, **q** - Einmündung der unpaaren Vene. Nach Mörike/Betz/Mergenthaler (2001)*

Die rechte Koronararterie (engl. Right coronary artery = RCA) ist für den rechten Ventrikel und die Hinterwand zuständig.

1 Epikard = das dem Herzen unmittelbar aufliegende Blatt des Herzbeutels

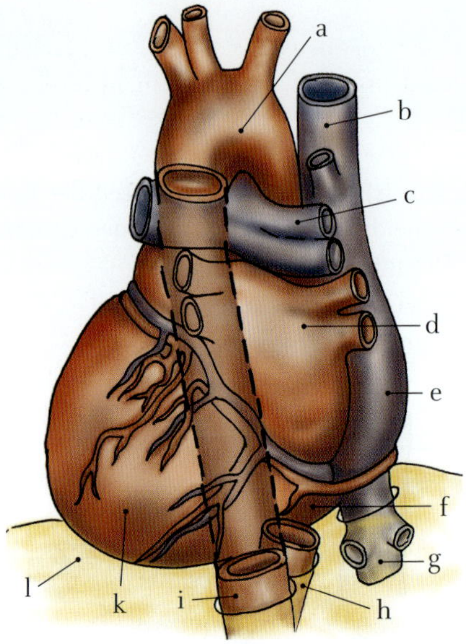

Abb. 2: Herzansicht von hinten mit Herzkranzgefäßen und Zwerchfellkontur. Rot: Herzkranzarterien, blau: Herzvenen. **a** *- Aortenbogen,* **b** *- obere Hohlvene,* **c** *- Lungenarterien,* **d** *- li Vorhof u. Lungenvenen,* **e** *- re Vorhof,* **f** *- re Kammer,* **g** *- untere Hohlvene,* **h** *- Speiseröhre,* **i** *- absteigende Aorta,* **k** *- li Kammer,* **l** *- Zwerchfell. Nach Mörike/Betz/Mergenthaler (2001)*

Der Hauptstamm der linken Koronararterie zweigt sich in zwei größere Äste auf, den Ramus interventricularis anterior (Abkürzug: RIVA), welcher in der Furche zwischen beiden Herzkammern seinem lateinischen Namen entsprechend an der Vorderseite des Herzens bis zur Spitze verläuft, und den Ramus circumflexus (Rcx), welcher in der Herzfurche um das Herz herum läuft. In der angelsächsischen Literatur hat sich für den RIVA das Synonym LAD (= left anterior descending coronary artery) eingebürgert.

In Abhängigkeit von der Zahl der von der Koronarsklerose betroffenen Gefäße, wobei hier nur die RCA sowie die beiden Hauptäste der LCA (d.h. RIVA und Rcx) gemeint sind bzw. gezählt werden, differenziert man die Koronare Herzkrankheit in eine Ein-, Zwei- oder Dreigefäßerkrankung. Von der Anzahl der betroffenen Gefäße hängt auch die Prognose ab. So beträgt die jährliche Sterblichkeitsrate (Letalität) bei 1-Gefäßerkrankung 3-4%, bei 2-Gefäßerkrankung 6-8% und bei 3-Gefäßerkrankung 10-13%. Ist der Hauptstamm der linken Koronararterie betroffen, so steigt die Letalität über 30%[2].

Das venöse Blut läuft in einem großen Gefäß zusammen, dem Sinus coronarius, der in das rechte Atrium (Vorhof) mündet.

Im Lungenkreislauf bzw. kleinen Kreislauf wird alles Blut nur über ein Organ, die Lunge, geleitet. Das Blut gelangt von den Kapillaren über kleinere Venen (Venolen), größere Venen und schließlich durch die obere und untere Hohlvene in den rechten Vorhof und die rechte Herzkammer.

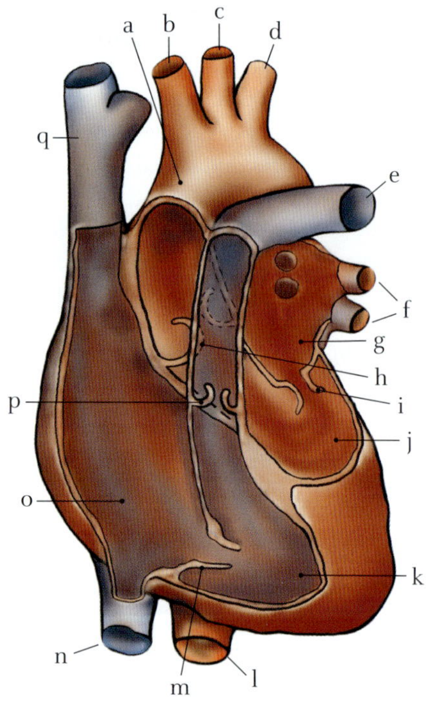

Abb. 3: Struktur und Blutstromverlauf: sauerstoffreiches Blut (rot), sauerstoffarmes Blut (blau). **a** *- Aortenbogen,* **b-d** *- Arterien zu Kopf und oberen Extremitäten,* **b** *- re Arm-Kopf-Arterie,* **c** *- li Halsschlagader,* **d** *- li Schlüsselbeinarterie,* **e** *- li Lungenarterie,* **f** *– li Lungenvene,* **g** *- li Vorhof,* **h** *- Aortenklappe,* **i** *-Mitralklappe,* **j** *- li Herzkammer,* **k** *– re Herzkammer,* **l** *- absteigende Aorta,* **m** *- Trikuspidalklappe,* **n** *- untere Hohlvene,* **o** *– re Vorhof,* **p** *- Pulmonalklappe,* **q** *- obere Hohlvene. Nach Mörike/Betz/Mergenthaler (2001)*

Von dort wird es durch die Lungenschlagader

2 Vgl. Herold (2020)

in zwei Lungenarterien bis zu den Lungenkapillaren gepumpt. In den linken Vorhof zurück gelangt es über vier Lungenvenen. Hintereinander geschaltet, bilden großer und kleiner Kreislauf ein geschlossenes System. Nach funktionellen Gesichtspunkten kann der Blutkreislauf auch in ein so genanntes Hochdrucksystem mit linker Herzkammer während der Auswurfphase (Systole), Arterien und Arteriolen des großen Kreislaufs sowie das Niederdrucksystem unterteilt werden. Letzteres umfasst die rechte Herzkammer, den rechten Vorhof, Venen, Venolen und Kapillaren, die Lungenkapillaren und Lungenarterien sowie Lungenvenen, den linken Vorhof und die linke Herzkammer während der Füllungsphase (Diastole). Im Niederdrucksystem befinden sich 80-85% des gesamten Blutvolumens. Ihm kommt die wichtige Blutspeicherfunktion zu. Der hohe Druck im Hochdrucksystem dagegen soll die ausreichende Blutversorgung der Gewebe gewährleisten.

Die Herzspitze befindet sich auf dem Zentrum des Zwerchfells. Als Basis des Herzens wird die Einmündungsstelle der Herzgefäße bezeichnet. Sie liegt halswärts.

Die Richtung des Blutstroms wird durch die Herzklappen gewährleistet, die sich nur in eine Richtung öffnen lassen. Zwischen rechtem Vorhof und rechter Herzkammer liegt die Dreizipfelklappe (lat. Trikuspidalklappe), zwischen linkem Vorhof und linker Herzkammer die Zweizipfelklappe (lat. Bikuspidalklappe), die wegen ihrer Form, die an eine Bischofsmütze erinnert, auch Mitralklappe genannt wird. Bei beiden handelt es sich um Segelklappen. Taschenklappen liegen dagegen am Anfang der Lungenschlagader (Pulmonalarterie) sowie der Körperschlagader (Aorta).

Beide Herzkammern entsprechen in ihrer Größe etwa der geballten Faust des betreffenden Menschen. Innerhalb des Brustraumes liegt das Herz in einer besonderen Höhle, dem Herzbeutel bzw. Perikardsack. Seine Wandschichten gliedern sich in die dünne Herzinnenhaut (Endokard), Herzmuskel (Myokard) sowie die dünne äußere Herzhaut (Epikard). Die Wand der rechten Herzkammer beträgt nur 0,5 cm im Durchmesser, die der linken etwa 1 – 1,2 cm. Die Kontraktion des Herzmuskels wird als Systole, seine Erschlaffung als Diastole bezeichnet.

Multipliziert man die Menge des Blutes, die mit jedem Herzschlag aus der linken Herzkammer ausgeworfen wird (Schlagvolumen) mit der Pulszahl pro Minute, so erhält man das Herzminutenvolumen, das im Normalfall etwa 5 – 7 l beträgt. Das Schlagvolumen hängt von der Körperlage ab und beträgt in Abhängigkeit von der Herzgröße etwa 70 – 100 ml. Aufgrund des Einflusses der Schwerkraft der Erde kann es beispielsweise zwischen 60 ml (stehend) und 80 ml (liegend) variieren[3].

Während der Kontraktion des Myokards treten elektrische Schwankungen von wenigen Millivolt auf. Die Summenkurve dieser vielen einzelnen Schwankungen ergibt das an der Körperoberfläche messbare Elektrokardiogramm (EKG), das verschiedene Zacken bildet, die in alphabetischer Reihenfolge mit den Buchstaben P für die Erregung der Vorhöfe, QRS für die Ausbreitung der Erregung im Kammergebiet und T für den Erregungsrückgang bezeichnet werden. Weil das Herz die für die Kontraktionen der Herzmuskulatur nötigen Erregungen selbst erzeugt, spricht man auch von der Autonomie (Eigengesetzlichkeit) des Herzrhythmus. Jegliche Reizbildung geht zunächst vom Sinusknoten (Keith-Flack-Knoten), dem Dirigenten des Herzens, aus, welcher sich in der Wand des rechten Vorhofs an der Einmündungsstelle der oberen Hohlvene befindet. Die Herzfrequenz liegt für gesunde Erwachsene zwischen 60 und 90 Impulsen pro Minute, bei Neugeborenen dagegen etwa bei 130 pro Minute und bei Kleinkindern im Ruhezustand zwischen 100 und 120 Schlägen/min. Über die Vorhofmuskulatur erreicht die Erregung dann den AV-Knoten bzw. Atrioventrikular-

3 Vgl. de Marées (2002)

knoten (Aschoff-Tawara-Knoten), der sich seinem Namen entsprechend an der Vorhof-Kammer-Grenze befindet.

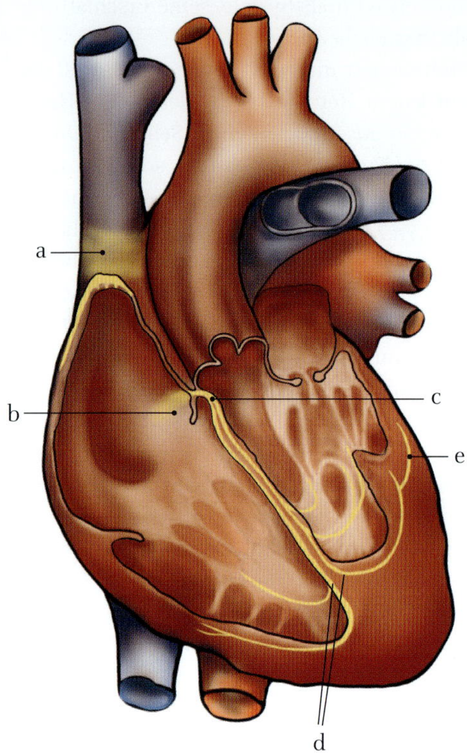

Abb. 4: Reizleitungssystem des Herzens. **a** - Schrittmacher = Sinuatrialknoten (Sinusknoten), **b** - Atrioventrikularknoten, **c** - HIS-Bündel, **d** - re u. li Schenkel, **e** - Purkinje-Fasern. Nach Mörike/Betz/Mergenthaler (2001)

Bei Störung der Sinusknotenfunktion kann für ihn der AV-Knoten als Schrittmacher des Herzens einspringen. Die Herzfrequenz liegt dann jedoch mit 40–60/min deutlich niedriger. Ist die Automatie des Herzens allerdings erheblich gestört, so kann ein künstlicher Herzschrittmacher oberhalb der rechten Brust unterhalb des Schlüsselbeins unter die Haut oder bei relativ hageren Personen auch unter den großen Brustmuskel implantiert werden. Die Elektroden werden über große Venen zum rechten Vorhof oder zur rechten Herzkammer geführt, wohin sie die künstlich erzeugte, rhythmische Erregungsbildung weitergeben.

Bei intakter natürlicher Reizleitung verläuft die Erregung vom AV-Knoten in das strangförmige Hissche Bündel in der Kammerscheidewand, das sich in zwei Schenkel aufteilt, und von dort über die so genannten Purkinje-Fasern in die Ventrikelmuskulatur, in der dann die Kontraktionen ausgelöst werden.

Der oben beschriebene autonome Herzrhythmus wird allerdings von Herznerven reguliert, die zum vegetativen Nervensystem gehören. Als Antagonisten stehen sich hier der stimulierende, anregende, leistungsfördernde Sympathikus und der hemmende, eher erholungsfördernde Parasympathikus gegenüber. Letzterer wird auch, weil er im Bereich von Kopf und Rumpf hauptsächlich über den Nervus vagus (= 10. Hirnnerv) geleitet wird, einfach als Vagus bezeichnet. Der Sympathikus steigert den Puls durch gesteigerte rhythmische Sinusknotenaktivität und Beschleunigung der Erregungsleitung durch den AV-Knoten, während der Vagus verlangsamend wirkt. Als bradykard (langsamer Puls) galt bisher eine Herzfrequenz unter 60 Schlägen, neuerdings eher unter 50 Schlägen pro Minute, wobei bei extremen Ausdauersportlern oder Freitauchern auch Werte unter 40/min noch als normal angesehen werden können. Jedem Sportler ist die Veränderlichkeit der Ruheherzfrequenz, die morgens vor dem Aufstehen zu messen ist, als Folge eines mehrjährigen Ausdauertrainings bestens bekannt. Als tachykard (schneller Puls) gilt dagegen eine Ruheherzfrequenz von über 100 Schlägen pro Minute. Unter Asystolie versteht man eine fehlende Kontraktion des Herzens.

MERKE:
Bei Patienen nach Herzinfarkt sollte der Ruhepuls zwischen 60 und 70 Schlägen/min. liegen (ESC Leitlinie CCS, 2019).

3 Sportherz und Herzfehler (Vitien)

Unter Nichtbeachtung der Sportanamnese wurde hinter dem Röntgenbild eines hochtrainierten Ausdauersportlers nicht selten eine Kardiomyopathie oder ein Vitium vermutet. Kardiomyopathien sind eine heterogene Gruppe von direkten Erkrankungen des Herzmuskels, die häufig genetisch bedingt sind und eine Fehlfunktion des Herzens bedingen.

Unter Vitien versteht man Herzklappenfehler, die sich als Stenose (Verengung mit Behinderung des vorwärtsgerichteten Blutflusses) oder als Insuffizienz (Schlussunfähigkeit) manifestieren. Liegt beides vor, so spricht man von einem kombinierten Klappenvitium. Aufgrund der höheren, mechanischen Beeinträchtigung des linken Herzens sind bei den erworbenen Klappenfehlern in der Mehrzahl die Aorten- und Mitralklappe betroffen, deren Öffnungsfläche im Normalfall beim Erwachsenen über 2,5 cm^2 liegen sollte. Mit Echokardiogramm (Herzultraschall) und Herzkatheter kann der Druckgradient über der Stenose gemessen werden, wobei der maximale Gradient echokardiographisch eher höher geschätzt wird, während die mittleren Gradienten relativ gut korrelieren. Stenosen sowie Insuffizienzen werden aufgrund dieser Messungen als gering, mittel- oder höhergradig rubriziert. Typische Ursachen bei erworbenen Formen sind degenerative Veränderungen und Schrumpfungen nach Entzündungen. Erworbene Klappenfehler des rechten Herzens (Pulmonal- und Trikuspidalklappe) sind mit unter 5% eher selten anzutreffen. Man findet sie gelegentlich nach einer bakteriellen Innenhautentzündung des Herzens (Endokarditis) bei Drogenabhängigen. Die Bakterien gelangen hier über das Setzen infizierter Nadeln in die Venen und von dort aus direkt zum rechten Herzen. Manchmal entsteht auch eine relative Klappeninsuffizienz durch Überdehnung des Klappenansatzringes, beispielsweise bei schwerem Lungenhochdruck (pulmonalem Hypertonus). Prognostisch eher ungünstig sind Stenosen wegen primärer Druckbelastung, prognostisch eher günstiger die Insuffizienzen bei Pendelblutvolumen mit Volumenbelastung.

Aortenklappenfehler sind die am häufigsten vorkommenden Klappenfehler bei Erwachsenen in Deutschland. Die durch Entzündung oder Verkalkung verursachte Verengung (Stenose) der Aortenklappe ist mit einem Vorkommen von über 3% der über 65jährigen der häufigste Herzklappenfehler in Mitteleuropa. Während leichtgradigere Aortenklappenstenosen (Klappenöffnungsfläche über 1,5 cm^2) im Freizeitsportbereich noch gut toleriert werden, kann bei einer Klappenöffnungsfläche zwischen 1,5 und 0,8 cm^2 nur noch an einer Übungsgruppe teilgenommen werden[4]. Durch die Stenose bedingt, muss ein höherer Druck in der linken Herzkammer erzeugt werden, um die gleiche Blutmenge zu fördern. Es kommt zu einer konzentrischen[5] Hypertrophie. Während die Öffnungsfläche einer gesunden Aortenklappe beim Erwachsenen ca. 3-4 cm^2 beträgt, liegt sie bei einem schweren Aortenklappenvitium bei unter 0,75 bis 1 cm^2. Sind die Patienten bei leichteren, oft auch noch bei mittleren Stenosen noch über Jahre beschwerdefrei, so werden sie bei höhergradigen Stenosen deutlich symptomatisch mit rascher Ermüdbarkeit, eingeschränkter Belastungsfähigkeit, Lungenstauung, Hypotonie, Schwindel, Belastungsdyspnoe, Angina pectoris sowie Synkopen[6] unter Belastung. Hier ist Sport selbstverständlich kontraindiziert und eine Operation sollte rasch angestrebt werden. Manchmal sind Patienten mit höhergradigen Stenosen nur deswegen symptomfrei, weil sie sich nicht mehr wie früher belasten.

---

4 Vgl. Brusis et al. (2002)

5 symmetrisch um eine gemeinsame Mitte angeordnet

6 plötzliche Ohnmacht

Leichtere Formen der Aortenklappeninsuffizienz echokardiographisch sind häufig echokardiographische Zufallsbefunde. Die Schlussunfähigkeit dieser Herzklappe tritt am Häufigsten bei schlecht eingestelltem Bluthochdruck, bei bikuspider Klappenanlage und bei aufgeweiteter Körperschlagader im Abgangsbereich aus dem Herzen auf. Das Rückstromvolumen (Pendelblut) kann bis zu 2/3 des Auswurfvolumens betragen und verursacht eine vermehrte Füllung der Kammer in der Diastole, d.h. eine Volumenbelastung. Als Folge entsteht eine exzentrische Hypertrophie. Das Verhältnis der Kammerwanddicke zum Kammervolumen bleibt noch im Normbereich. Oft erst nach Jahrzehnten kommt es zur klinischen Manifestation als Überbelastungsfolge mit nächtlicher Dyspnoe. Rhythmusstörungen, Synkopen, plötzlicher Herztod oder Angina pectoris sind seltener als bei der Aortenstenose. Bei der Blutdruckmessung fällt eine hohe Blutdruckamplitude bei niedrigem diastolischem Wert auf, z.B. 155 / 55 mm Hg.

Mitralklappenfehler sind die zweithäufigsten Vitien. Bei der Mitralklappeninsuffizienz (Mitralinsuffizienz) fließt während der Auswurfphase des Herzens aufgrund der Undichtigkeit der Mitralklappe Blut aus der linken Herzkammer in den linken Vorhof zurück. Durch die Volumenbelastung von linker Kammer und linkem Vorhof nehmen sie an Größe zu. Symptome können längere Zeit fehlen. Erst bei zunehmendem Versagen der linken Herzkammer entwickeln sich Luftnot, Herzklopfen und nächtliche Hustenanfälle. Bei mittelgradiger Mitralinsuffizienz sollte die Belastungsintensität unterhalb der aerob-anaeroben Schwelle liegen[7]. Relativ häufig werden bei der Echokardiographie leichtgradigere Formen der Mitralinsuffizienz diagnostiziert, die aber in der Regel keine weiteren Konsequenzen haben.

Der Mitralklappenprolaps ist die häufigste, meist als echokardiographischer Zufallsbefund beschriebene, angeborene Klappenanomalie und betrifft etwa 5% der Bevölkerung. Er bezeichnet die Vorwölbung der Mitralklappe in den linken Vorhof während der Systole. Die Lebenserwartung der meisten Patienten entspricht jener der Normalbevölkerung.

Bei der Mitralklappenstenose (Mitralstenose) kommt es während der Diastole zu einer gestörten Füllung der linken Herzkammer. Es resultiert ein Blutrückstau in den linken Vorhof und die Lunge mit Bluthochdruck im kleinen Kreislauf. Der Vorhof wird immer größer und beginnt zu flimmern (Rhythmusstörung, Vorhofflimmern).

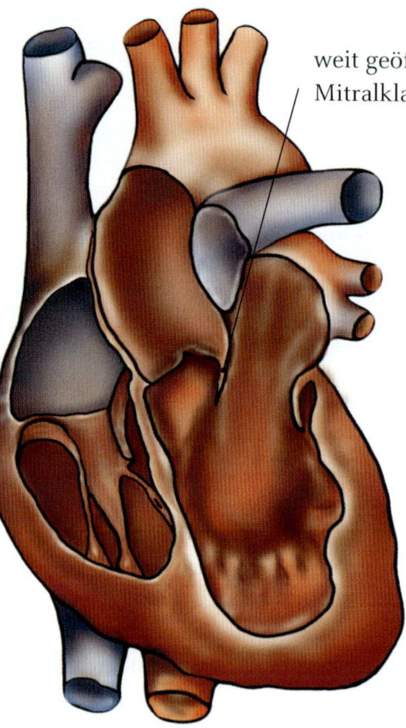

Abb. 5: Normales Herz und Mitralklappenstenose (s. Abb. S. 19) im Vergleich.

Daraus resultiert die Gefahr der Thrombenbildung im Vorhof mit folgenden Embolien in Hirn, Extremitäten oder inneren Organen. Typisch sind Leistungsminderung und rötlich-bläuliche Wangenfärbung, nächtlicher Husten, Müdigkeit und ein unregelmässiger Herzschlag. Selten sind Kombinationen von Aorten- und Mitralvitien.

7 Vgl. Brusis et al. (2002)

Defekte der Scheidewände von Vorhöfen und Herzkammern führen zu einem erhöhten Fluss im Lungenkreislauf, bedingen aber bei fehlender Operationsindikation keine wesentlichen Leistungseinschränkungen. Darüber hinaus gibt es eine Vielzahl angeborener Herzvitien, deren Darstellung aber den Rahmen dieser Broschüre sprengen würde. Hier sei auf die entsprechenden Lehrbücher der Kinderkardiologie verwiesen.

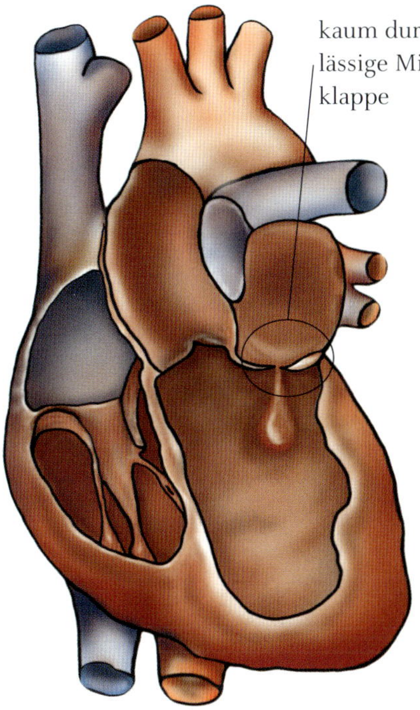

Bei bestimmten planbaren (zahn)ärztlichen Eingriffen wird die so genannte Endokarditisprophylaxe durchgeführt. Man versteht darunter die Gabe eines hochwirksamen Antibiotikums vor und nach dem Eingriff, um eine infektiöse Herzinnenhautentzündung (Endokarditis) bei bestimmten Risikogruppen (Herzklappenprothesenträger, bestimmte Vitien, vorausgegangene Endokarditis u.s.w.) zu verhindern, da es bei bestimmten Untersuchungen oder Operationen zu einer Einschwemmung von Bakterien in das Blut kommen kann.

Der Klappenersatz erfolgt, wenn das Krankheitsbild eine konservative Behandlung nicht mehr länger zulässt bzw. irreversible Myokardschäden drohen und eine klappenerhaltende Korrektur nicht mehr möglich ist. Man unterscheidet mechanische Klappenprothesen (Kugelventil-, Scheibenventil- und Doppelflügelklappen) mit dem Nachteil eines hohen Thromboembolierisikos[8], d.h. der Notwendigkeit der lebenslangen gerinnungshemmenden Therapie, und biologische Klappenprothesen aus tierischem (Rind, Schwein) oder menschlichem Gewebe beinahe gleicher Haltbarkeit und dem Vorteil, dass keine Gerinnungshemmer einzunehmen sind. Mit eingeschränkter Verfügbarkeit gibt es noch die Möglichkeit von Leichenklappen oder der Ross-Operation, bei der die Aortenklappe durch die eigene Pulmonalklappe ersetzt wird, während die Pulmonalklappe durch eine menschliche Leichenklappe ergänzt wird.

Auch das Sport- bzw. Athletenherz war erstaunlicherweise jahrzehntelang stigmatisiert, wahrscheinlich aufgrund seiner Ähnlichkeit mit Herzvitien auf Röntgenbildern.

1899 hatte Henschen das Sportherz bei perkutorischen[9] Untersuchungen von Skilangläufern entdeckt. Erst ein Jahrzehnt später wurde dieser Befund radiologisch bestätigt.

Im Vergleich wildlebender Tiere oder sportlich aktiver Tiere mit domestizierten Artgenossen findet man eine ähnliche Konstellation wie im Vergleich von Sport- und so genannten Normalherzen, nämlich größere Herzmassen. So übertreffen die relativen Herzmassen (in Promille der Körpermasse, d.h. je kg Körpermasse) des Rennpferds die des Brauereipferds um 5,5, des Windhunds die des durchschnittlichen Haushunds um 6,1, des Wildkaninchens die des Stallkaninchens um 0,4 und der Wildente die der Haus-

8 Thromboembolie = Verstopfung eines Blutgefäßes infolge der Verschleppung eines Blutpfropfs mit dem Blutstrom

9 Perkussion = Organuntersuchung mittels Beklopfens der Körperoberfläche und Deutung des Klopfschalls

ente um 2,6. Die physiologische Bedeutung des Sportherzens liegt in der Konstanterhaltung einer erhöhten Herzleistung über längere Zeiträume, ohne die Herzmuskulatur bis zur Grenze der Leistungsfähigkeit belasten zu müssen. Dabei weist der hypertrophierte[10] Herzmuskel gegenüber dem normalen Herzen die gleiche intrazelluläre Struktur auf. Alle bedeutsamen intrazellulären Elemente sind mit Ausnahme des Kerns proportional zum Grad der Hypertrophie vergrößert.

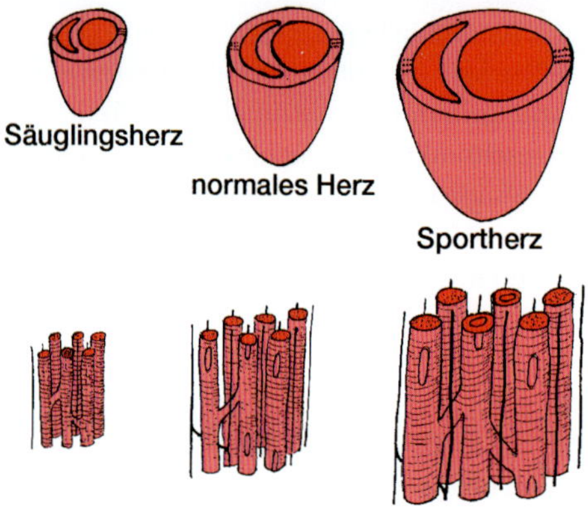

Abb. 6: Harmonische Myokard-Hypertrophie - Vergleich von Säugling, normalem Adulten und Ausdauersportler. Aus: Sportanthropologie. Leitfaden der modernen, vergleichenden Sportanthropologie, Sportanthropometrie und trainingsrelevanten Konstitutionsbiologie. Köln: Sportverlag Strauß, 2006, S. 23.

Beträgt das Herzvolumen untrainierter Männer 500 – 800 ml (Frauen: 400 – 700 ml), so wurden die größten in der Literatur mitgeteilten Sportherzen bei Männern jeweils bei einem Profistraßenradrennfahrer und einem Wasserballspieler mit 1700 ml, bei Frauen bei einer Skilangläuferin mit fast 1200 ml beschrieben[11].

Bezogen auf die Körpermasse, beträgt das relative Herzvolumen bei Männern etwa 11 ml/kg Körpergewicht, bei Frauen 9,8 ml/kg Körpergewicht, bei den größten Sportherzen bei Männern 20 ml/kg und bei Frauen 16 ml / kg Körpergewicht.

Eine bestimmte Faserverkürzung führt bei unterschiedlicher Herzgröße (unterschiedlichem Durchmesser der Herzhöhlen) zu anderen Volumenänderungen.

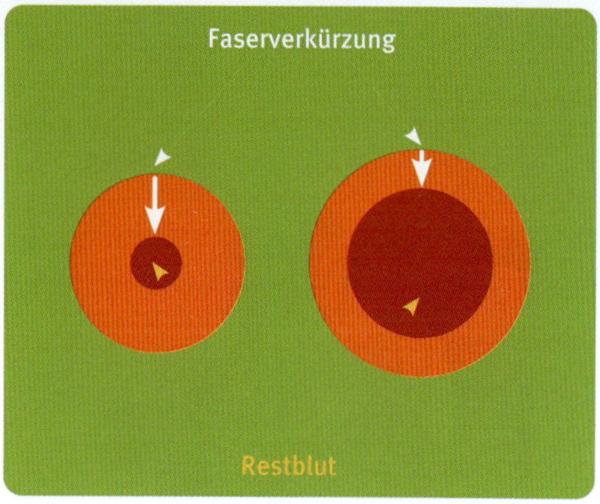

Abb.7: Schema der benötigten Faserverkürzung zur Bewältigung eines definierten Schlagvolumens bei einem untrainierten (links) und einem trainierten Herz (rechts). Nach Strauzenberg et al. (1990)

Das Sportherz erreicht mit seinem großen enddiastolischen Volumen größere Schlagvolumina als das Normalherz und ist zur Förderung großer Schlagvolumina geeignet. Das Sportherz als physiologische Kardiomegalie zeichnet sich durch eine symmetrische Vergrößerung aller vier Herzkammern aus, wobei extreme Ausdauersportler gelegentlich einen besonders großen rechten Ventrikel aufweisen.

Nach Sektionen verunglückter Leistungssportler, die er mit herzkranken Patienten verglich, prägte der Pathologe Johannes Linzbach (1909-1984) den Begriff des kritischen Herzgewichts, das er mit 500 g bezifferte. Bis zu diesem Wert wird jede Herzmuskel-Massenzunahme auch mit einer verstärkten Durchblutung begleitet, die an einer vermehrten Kapillarisierung zu erkennen ist. Schwerere Herzen (600 bis 800 g) besitzen keine entsprechend gesteigerte Durchblutung zur Sauerstoffversorgung der Herzmuskulatur und werden deshalb als pathologisch angesehen. Nach Linzbach bedeutet die harmonische Hypertrophie des Sport-

10 Hypertrophie = übermäßige Größenzunahme von Organen oder Geweben als Folge einer Vergrößerung der einzelnen Zellen

11 Vgl. Hollmann / Hettinger(2008)

herzens, dass die mikroskopische Struktur des Sportherzens dem normalen Myokard[12] so entspricht, als ob es durch ein Vergrößerungsglas betrachtet würde.

In einer späteren Untersuchung der Arbeitsgruppe um Prof. Dr. Dickhuth wurde der absolute Wert des kritischen Herzgewichts von 500 g relativiert auf einen relativen Grenzwert von 7,6 g Herzgewicht pro kg Körpergewicht, sodass sehr schwere Athleten wie Ruderer beispielsweise bei einem Körpergewicht von 100 kg auch ein Herzgewicht von 760 g aufweisen können[13].

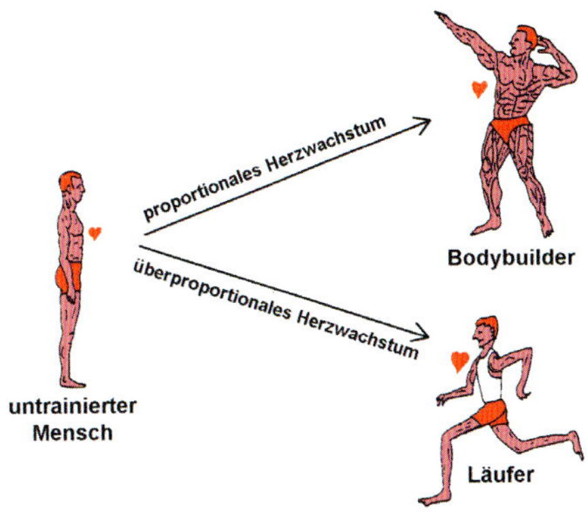

Abb. 8: Sportherzentwicklung unter Kraft- und Ausdauerbelastung. Aus: Sportanthropologie. Leitfaden der modernen, vergleichenden Sportanthropologie, Sportanthropometrie und trainingsrelevanten Konstitutionsbiologie. Köln: Sportverlag Strauß, 2006

Allerdings werden derartige Herzgrößen nur durch Ausdauerbeanspruchung über Jahre erzielt. Das Ausmaß der Herzvergrößerung kann bis zu 70% betragen, wobei ein definiertes Training bei unterschiedlichen Sportlern nicht zum gleichen Grad der Herzvergrößerung führen muss. Intervalltraining bei Ausdauersportlern führt zu einer stärkeren Sportherzvergrößerung als die Dauerleistungsmethode. Nicht an Sport gewöhnte Menschen, was ja vor allem für viele, vorher nicht trainierte Koronarpatienten zutrifft, reagieren bereits nach relativ wenigen Trainingseinheiten mit funktionellen kardialen Adaptationen, d.h. einer Änderung der Ruhe-Herzschlagfrequenz. Bereits zwei Monate nach Aufnahme eines zwei- bis dreimaligen wöchentlichen Trainings von einer Stunde Dauer reduziert sich oft der Ruhepuls um 5 bis 10 Schläge pro Minute. Weil sich diese Anpassungen initial ohne messbare Herzvergrößerung primär extrakardial im Sinne zentralnervöser Anpassungsmechanismen abspielen, wird diese Phase auch als erste Anpassungsstufe benannt. Demgegenüber dauert es Jahre bis zur Ausbildung eines höhergradigen Sportherzens. Auch bei schon gut trainierten Ausdauersportlern kann innerhalb eines Vierteljahrs noch eine Herzvergrößerung von 100 bis 150 ml stattfinden. Wird das Training beispielsweise unfallbedingt völlig unterbrochen, so kann sich das Sportherz inklusive bestimmter EKG-Veränderungen (wie beispielsweise dem inkompletten Rechtsschenkelblock) in einem Vierteljahr um bis zu 15% zurückbilden. Nach Trainingswiederaufnahme erreicht das Herz seine alte Größe dann innerhalb von zwei Monaten wieder. Wenn auch die optimale Phase der kardialen Adaptationsfähigkeit in der Zeit zwischen Pubertät und 40. Lebensjahr liegt, verfügt auch das ältere Herz über eine nicht zu unterschätzende Anpassungsfähigkeit. Viele Untersucher fanden unabhängig voneinander eine kontinuierliche Abnahme der maximal erreichbaren Herzschlagfrequenz bei der höchsten Leistungsbeanspruchung um etwa fünf bis zehn Pulsschläge pro Minute pro Lebensdekade. Grundsätzlich bestehen für die maximal erreichbare Herzschlagfrequenz keine Geschlechtsunterschiede. Bezüglich der Lebenserwartung wird diese durch das Sportherz weder verlängert noch verkürzt. Aus evolutionsanthropologischer Sicht fällt vor allem der Herzgrößenunterschied zwischen Haus- und Wild- bzw. „Sport"-Tieren auf. Man kann sich daher gut vorstellen, dass in prähistorischer Zeit auch beim Menschen die so genannte „Sport- bzw. Wild"-Herzvariante eher die Regel als die Ausnahme dargestellt haben dürfte.

12 Myokard = Herzmuskulatur
13 Zitiert nach Raschka (2006)

4 Pathophysiologie und klinisches Erscheinungsbild der Koronaren Herzerkrankung

Häufig wird der Begriff Koronare Herzerkrankung im medizinischen und trainingswissenschaftlichen Sprachgebrauch mit den Anfangsbuchstaben KHK abgekürzt. Ein bedeutungsgleicher Begriff ist die ischämische Herzerkrankung. Das aus dem Altgriechischen abgeleitete Wort Ischämie bedeutet Blutleere und kennzeichnet die Unterversorgung eines Gewebes, hier des Herzmuskels, mit Sauerstoff. Eine Ischämie kann ohne schwere Folgen für das minderversorgte Gewebe bleiben, falls sie nur passager (d.h. vorübergehend) auftritt. Dauert sie dagegen länger an, als es das Gewebe toleriert, so resultiert eine dauerhafte Gewebeschädigung.

Die KHK ist die Manifestation der Arteriosklerose (Atherosklerose) in den Koronargefäßen (bzw. den Herzkranzarterien). Umgangssprachlich wird Arteriosklerose auch als Arterienverkalkung bezeichnet.

Sie ist eine chronische Erkrankung, die im Verlauf vieler Jahre bis Jahrzehnte langsam fortschreitet und auch heute immer noch nicht geheilt werden kann. Allerdings sollte ein Fortschreiten durch die Behandlung der bekannten Risikofaktoren eingeschränkt werden.

Aufgrund einer Verengung (Stenose) der Blutgefäße resultiert ein Missverhältnis zwischen Sauerstoffbedarf und -angebot in der Herzmuskulatur (= Myokard), was auch als Koronarinsuffizienz bezeichnet wird. Man spricht dann auch von einer Myokardischämie, die unterschiedliche Manifestationsformen aufweisen kann.

Man unterscheidet zwischen klinisch erkennbarer KHK (symptomatischer KHK) und der für die Behandler schwieriger diagnostizierbaren KHK ohne Symptome (=asymptomatische KHK), welche man auch stumme Ischämie nennt.

Unter einem akuten Koronarsyndrom, das nach der Abkürzung des englischen Begriffs auch hierzulande gerne mit ACS (acute coronary syndrome) abgekürzt wird, versteht man heutzutage einen Sammelbegriff für verschiedene Phasen akuter, lebensbedrohlicher Durchblutungsstörungen der Herzkranzgefäße. In der Notfallmedizin wird der Begriff häufig als vorläufige Diagnose verwendet, wenn noch nicht sicher ist, ob es sich um einen akuten Herzinfarkt oder um eine so genannte instabile Angina pectoris handelt. In Deutschland liegt von 2 Millionen Notfallpatienten mit einem ACS letztlich in 15 % der Fälle ein akuter Myokardinfarkt vor.

Unter der symptomatischen KHK differenziert man 5 verschiedene Manifestationsformen:

1. Angina pectoris (Synonym: Stenokardie), was auf Deutsch anfallsartige Brustenge bzw. Herzschmerz bedeutet.
2. Herzinfarkt (Synonym: Myokardinfarkt), gekennzeichnet durch Absterben (Nekrose) bzw. Gewebsuntergang (Infarkt) von Herzmuskelanteilen, was aus einer Durchblutungsstörung (Ischämie) resultiert, die meist länger als 20 Minuten dauert.
3. Ischämische Herzmuskelschädigung mit folgender Linksherzinsuffizienz. Letztere führt zu einem Rückstau des Blutes in die Lungengefäße mit Atemnot und Lungenstauung, im schwersten Fall zu einem Lungenödem.
4. Herzrhythmusstörungen (gefürchtet ist hier vor allem das so genannte Kammerflimmern).
5. Plötzlicher Herztod.

Die koronare Herzerkrankung wird gemäß neuester Nomenklatur als CCS (chronic coronary syndrome) bezeichnet (ESC Leitlinie CCS, 2019). Das CCS stellt in den westlichen Industrieländern die häufigste Todesursache dar (ein Fünftel aller Todesfälle in Deutschland). Es sind fast genauso viele Männer wie Frauen betroffen mit zunehmender Häufigkeit im Alter.

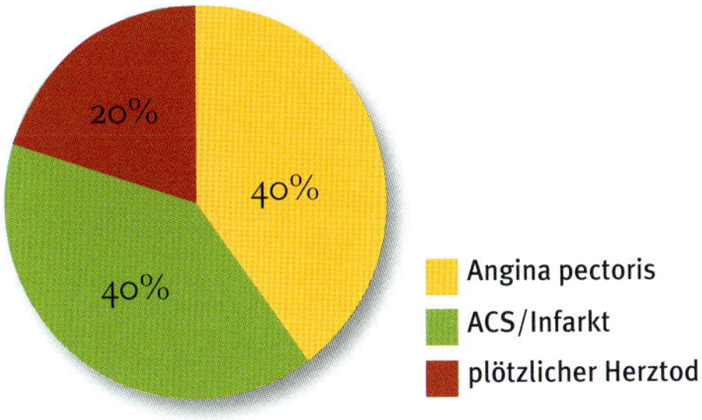

Abb. 9: Relative Häufigkeit verschiedener Formen der Erstmanifestation der KHK. Modifiziert nach Herold *(2020)*

4.1 Risikofaktoren

Die Risikofaktoren für die Entstehung einer allgemeinen Arteriosklerose und einer koronaren Herzerkrankung entsprechen sich im Wesentlichen. So unterscheidet man konstitutionelle Risikofaktoren, welche man nicht beeinflussen kann, und beeinflussbare Risikofaktoren. Nicht beeinflussbare Risikofaktoren sind eine genetische Veranlagung, wenn beispielsweise in der Familie zahlreiche erstgradige Blutsverwandte vor dem 55. Lebensjahr (Männer) bzw. 65. Lebensjahr (Frauen) von der Koronaren Herzkrankheit betroffen sind, das Lebensalter und das männliche Geschlecht. Als Hoch-Risiko-Zustände betrachtet man das Vorliegen einer bereits diagnostizierten KHK oder anderer Manifestationszustände der Arteriosklerose wie Verengungen der Halsschlagader (Karotisstenosen) oder ischämische Schlaganfälle, eine arterielle Verschlusskrankheit der Beingefäße oder eine Arteriosklerose der Aorta sowie das Vorliegen eines Diabetes mellitus in Kombination mit weiteren Risikofaktoren.
Die zum Teil beeinflussbaren, zur Zeit bekannten Hauptrisikofaktoren sind:

4.1.1 Zigarettenrauchen

Je nach der Anzahl der täglich konsumierten Zigaretten und der Anzahl der Jahre, seitdem geraucht wird, steigt das Risiko für einen Herzinfarkt bis zum Faktor 5.
Vor allem bei jungen Frauen steigt das Risiko erheblich bei gleichzeitiger Einnahme östrogenhaltiger Kontrazeptiva („Pille").

4.1.2 Arterielle Hypertonie

Das kardiovaskuläre Risiko korreliert mit der Höhe des systolischen und diastolischen Blutdrucks sowie der Höhe der Blutdruckamplitude (= Differenz zwischen systolischem und diastolischem Blutdruck). Da Bluthochdruck anfangs keine wesentlichen Beschwerden macht, weiß die Hälfte der eigentlich behandlungsbedürftigen Hypertoniker nicht um ihre Erkrankung. Als normal wird heutzutage ein Blutdruck unter 140 mmHg systolisch und 90 mm Hg diastolisch angesehen. Bei über 80-Jährigen darf der obere Blutdruck-Normalwert bis 160 mmHg betragen. Wenn hoher Blutdruck behandelt wird, dann sollen Werte unter 140 mmHg und unter 90 mmHg diastolisch bei allen Patienten erreicht werden, wenn toleriert sogar unter 130/80 mmHg. Die Häufigkeit der Hypertonie steigt mit zunehmendem Lebensalter und Übergewicht. Für die Diagnose sind wiederholte Messungen in der Arztpraxis oder Eigenmessungen seit Neustem gleichermaßen anerkannt.
Der Bluthochdruck wird in verschiedene Stadien eingeteilt:

Blutdruck (mm Hg)	systolisch	diastolisch
Hypertonie-Stadium 1	140 – 159	90 – 99
Hypertonie-Stadium 2	160 – 179	100 – 109
Hypertonie-Stadium 3	≥ 180	≥ 110
Isolierte systolische Hypertonie	≥ 140	< 90

Bei über 90 % aller Hypertoniker ist die Ursache nicht bekannt. Im medizinischen Sprachgebrauch bezeichnet man Krankheiten, deren Ursache nicht eindeutig erkennbar ist, mit dem Begriff essentiell. So nennt man diese Art der Hypertonie auch essentiell.
Gemeinsam mit anderen Erkrankungen ist sie Teil des Wohlstands-Syndroms, d.h. des so genannten Metabolischen Syndroms. Meist ma-

nifestiert sich die essentielle Hypertonie erst ab dem vierten Lebensjahrzehnt. Man geht davon aus, dass sie zu ca. 60 % erblich bedingt ist, wobei mehrere Gene an der Entstehung einer Hypertonie beteiligt sein dürften. Eine ungünstige Rolle spielen Übergewicht, Kochsalz- und Alkoholkonsum, Stress, Rauchen sowie bei den Frauen hormonelle Umstellungen in der Menopause und die Konstitution als Pykniker. Diese Bezeichnung geht auf den Psychiater Ernst Kretschmer zurück, der die verschiedenen menschlichen Erscheinungsformen auf drei Konstitutionstypen zurückführte, den schlanken Leptosomen, den adipösen Pykniker mit Fettansatz am Rumpf bei rundlich-grazilen Extremitäten und überdurchschnittlichem Brust- und Bauchumfang sowie rundlich-gedrungenem Gesicht und den muskulösen, breitschultrigen und schmalhüftigen Athletiker mit grobem Knochenbau[14].

Aktualität erfuhr die Konstitutionsforschung in jüngerer Zeit durch die Einbeziehung des Fettverteilungstyps anhand des Quotienten aus Hüftumfang und Taillenumfang in die kardiovaskuläre Risikoabschätzung. Mit Hilfe dieser so genannten Hip-Waist-Ratio (HWR) unterscheidet man eine androide Fettverteilung mit bevorzugter intraabdomineller Fettablagerung (Apfeltyp) und ein gynoides Muster (Birnentyp). Im Gegensatz zum gynoiden Typ erfährt der androide Adipöse durch seine veränderte Fettmetabolisationsrate ein höheres kardiovaskuläres Risiko. Im Normalfall sollte dieser Quotient unter 0,85 bei der Frau und unter 1 beim Mann liegen.

14 Sheldon entwickelte in Nordamerika 1940 eine ähnliche Typologie und führte die drei konstitutionellen Grundvarianten auf die drei Keimblätter zurück. Bei ihm werden der vom Entoderm geprägte Pykniker als Endomorpher, der vom Ektoderm abgeleitete Leptosome als Ektomorpher und der vom Mesoderm abgeleitete Athletiker als Mesomorpher bezeichnet. In der französischen Konstitutionsschule entsprechen der Typus digestivus dem Pykniker, der Typus muscularis und der Typus respiratorius dem Athletiker sowie der Typus cerebralis dem Leptosomen. Huter nannte 1907 den Pykniker Ernährungsnaturell, den Athletiker Bewegungsnaturell sowie den Leptosomen Empfindungsnaturell.

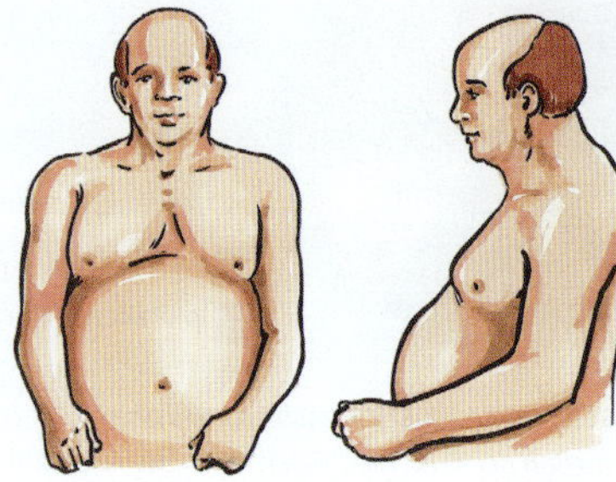

Pyknischer Typ (schematisch)

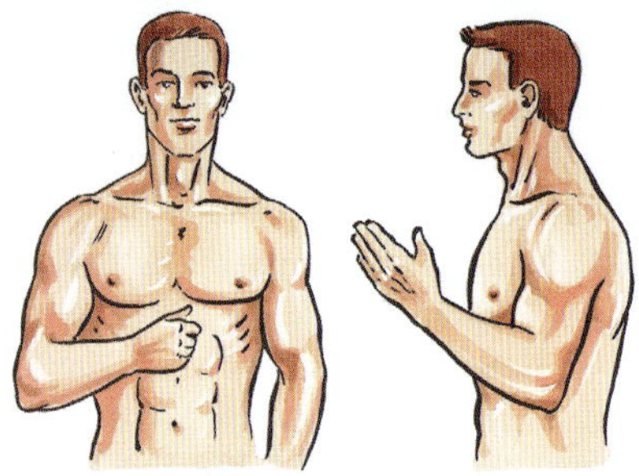

Athletischer Typ (schematisch)

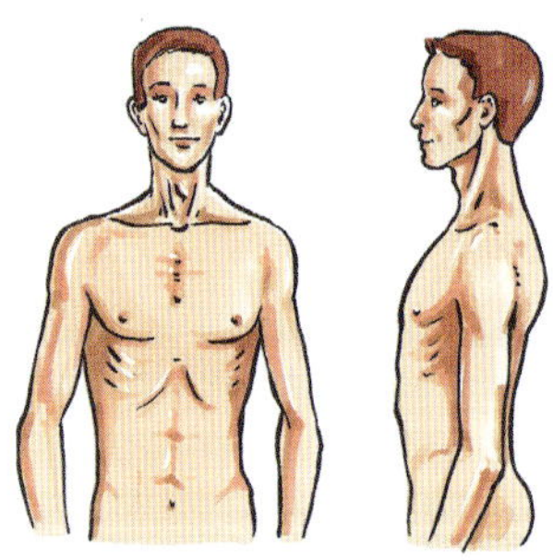

Leptosomer (asthenischer) Typ (schematisch)

Abb. 10: Konstitutionstypen nach Kretschmer.

Unter Umständen kann aber auch der auf Taillenhöhe gemessene Bauchumfang allein verwendet werden. Dabei wird ein Bauchumfang ab 80 cm (94 cm) für Frauen (Männer) als ungünstig, ab 85 cm (100 cm) sogar als gefährlich angesehen.

Sekundäre Hypertonien können bei bestimmten Nierenerkrankungen (renale Hypertonie), hormonellen Erkrankungen der Nebennieren oder der Hirnanhangsdrüse (endokrine Hypertonie), dem Schlafapnoesyndrom (Atempausen während des Schlafens über 10 Sekunden Dauer) mit nächtlicher Hypertonie sowie der Aortenisthmusstenose (angeborene Gefäßverengung am Übergang von Aortenbogen zu absteigender Aorta) vorliegen. Vorübergehende Blutdrucksteigerungen können aber auch bei Erkrankungen des Zentralnervensystems, akuten Vergiftungen (z.B. Kohlenmonoxid), während der Schwangerschaft, durch Drogen (Kokain, Amphetamine), Lakritze und nach bestimmten Pharmaka auftreten (z.B. „Pille", Kortison, Erythropoetin, Antirheumatika u.a.).

Bei der Selbstmessung des Patienten zu Hause entfallen die fälschlich erhöhten Blutdruckwerte infolge des so genannten „Weißkittel"-Effekts in der Praxis. Ein Fünftel der Patienten mit erhöhten Werten in der Praxis hat bei Selbstmessung normale Blutdruckwerte. Automatische Blutdruckmessungen am Handgelenk sind ungenauer als Oberarmmessgeräte (!). Blutdruckmessgeräte für den Finger gelten als ungeeignet. Als zuverlässigste Methode zur Einschätzung der wirklichen täglichen und nächtlichen Blutdrucksituation gilt die 24-Stunden-Blutdruckmessung, die von den meisten internistischen und allgemeinmedizinischen Praxen mittlerweile durchgeführt wird.

4.1.3 Cholesterinstoffwechselstörung

Fette müssen aufgrund ihrer Wasserunlöslichkeit im Körper an Eiweiße für den Transport in der Blutbahn gebunden werden. Als Lipoproteine bezeichnet man diese Fetteiweißkomplexe. Lipoproteine geringerer Dichte werden Low-Density-Lipoproteine (LDL), Lipoproteine höherer Dichte als High-Density-Lipoproteine (HDL) bezeichnet. Bei der Entwicklung einer Arteriosklerose spielt vor allem die Einlagerung des „bösen" LDL in die Gefäßwand eine wesentliche Rolle. Auf der anderen Seite werden aus der Gefäßwand auch Fette in Form des „guten" HDL wieder abtransportiert. Seine Konzentration kann durch körperliche Bewegung (Sport) gesteigert werden. Der Cholesterinspiegel sollte unter 200 mg/dl (5,2 mml/l), HDL-Cholesterin bei Männern über 40 mg/dl (1 mmol/l), bei Frauen über 50 mg/dl (1,3 mmol/l), LDL-Cholesterin bei Fehlen weiterer Risikofaktoren unter 160 mg/dl, bei Vorliegen selbiger unter 130 mg/dl und bei bestehender KHK oder anderer Arteriosklerosemanifestationen unter 70 mg/dl liegen.

Mit einer längerfristigen LDL-Cholesterinsenkung können das Herzinfarktrisiko sowohl in der Primär-, als auch in der Sekundärprävention[15] um ca. 30 % und die Gesamtsterblichkeit um etwa ein Viertel reduziert werden. Unter optimaler LDL-Cholesterinreduktion bilden sich arteriosklerotische Gefäßplaques teilweise zurück und rupturgefährdete instabile Plaques wandeln sich partiell zu stabilen Plaques um, wobei Bewegung beide Prozesse maßgeblich unterstützt.

4.1.4 Diabetes mellitus

Beim Diabetes mellitus („honigsüßer Durchfluss") handelt es sich um eine häufig erblich bedingte Stoffwechselerkrankung als Folge eines absoluten oder relativen Mangels an Insulin, was oft nach längerer Krankheitsdauer Schäden am Herz-Kleislaufsystem, Nieren, Augen und am Nervensystem hervorruft. Die Prävalenz (Krankheitshäufigkeit zu einem bestimmten Zeitpunkt) des manifesten Diabetes hängt vom Alter ab. Sie beträgt bei den unter 50-Jährigen 1-2 %, bei den über 60-Jährigen schon 10 %, bei den über 70-Jährigen sogar 20 %. Davon entfallen über 90 % auf den Typ-2-Diabetes[16]. Dieser Anteil ist proportional zum Ausmaß der Überernährung. Aus anthropologischer Sicht ist es bemerkenswert, dass die Inuit in Grönland kaum, die amerikanischen Pima-Indianer hingegen häufig betroffen sind. Beim Typ-1-Diabetes führt meist eine autoimmunologisch

15 Primärprävention zielt auf das Vermeiden negativer und auf das Nutzen positiver Einflüsse, Sekundärprävention auf Krankheitsfrüherkennung (z.B. Vorsorgeuntersuchungen, „Gesundheits-Check-ups" etc.), Tertiärprävention auf die Verhütung des Krankheitsfortschreitens und der Rezidive (Rückfall).

16 Vgl. Herold (2020)

bedingte Zerstörung der Betazellen der Langerhansschen Inseln der Bauchspeicheldrüse (Pankreas) zu einem absoluten Insulinmangel.

Beim Typ-2-Diabetes spielen zwei Faktoren eine Rolle, zum einen eine gestörte Insulinsekretion, zum anderen eine herabgesetzte Insulinwirkung, die so genannte Insulinresistenz. Meist entwickelt sich der Typ-2-Diabetes auf dem Boden des so genannten Wohlstandssyndroms, des metabolischen Syndroms[17]. In der Regel treffen bei diesem Syndrom X die auch als teuflisches Quartett apostrophierten vier Risikofaktoren bei stammbetonter (abdomineller) Adipositas und Bewegungsmangel aufeinander: Fettstoffwechselstörung, Diabetes mellitus, Hypertonie und Hyperurikämie (erhöhter Harnsäurespiegel). Zu Beginn des metabolischen Syndroms führt eine Insulinresistenz der insulinabhängigen Gewebe, wie zum Beispiel der Skelettmuskulatur, zu erhöhten Insulinspiegeln, damit Glukose zellulär verwertet werden kann. Die erhöhten Insulinspiegel (Hyperinsulinämie) wiederum erhöhen das Hungergefühl und verursachen als Folge die Entstehung von Übergewicht und als weitere Folge eine vorzeitige Arteriosklerose.

Zwei Drittel aller Patienten mit KHK leidet dementsprechend an einem Diabetes mellitus oder einer gestörten Glukosetoleranz. Diabetiker haben im Vergleich zu Gesunden ein bis zu 3-fach erhöhtes Risiko, an einer KHK zu erkranken (Edel, 2007).

4.1.5 Lebensalter

Grundsätzlich steigt das Risiko eines Menschen, einen Herzinfarkt zu erleiden, mit steigendem Alter, bei Männern vor allem ab dem 45., bei Frauen ab dem 55. Lebensjahr.

4.1.6 Familiäre Belastung

Trat bei einem Elternteil vor dem 45. Lebensjahr ein Herzinfarkt auf, so haben deren Kinder ein deutlich höheres Risiko für eine Koronare Herzkrankheit als Kinder, deren Eltern nicht davon betroffen sind.

17 Unter einem Syndrom versteht man das gleichzeitige Vorliegen verschiedener Einzelsymptome.

4.1.7 Weitere Risikofaktoren

Weitere Risikofaktoren sind eine so genannte atherogene Diät, d.h. falsche Ernährungsweise, Adipositas und körperliche Inaktivität. Als protektiv gilt heute eine Kostform, die als mediterrane Diät bezeichnet wird. Zahlreiche Studien hatten ergeben, dass die kardiovaskuläre Sterblichkeitsrate der mediterranen Bevölkerung, die sich vorwiegend von Fisch, Käse und Gemüse (weniger Obst) ernährte und fast ausschließlich Olivenöl verwandte, deutlich geringer lag als in Mittel- und Nordeuropa, wo in der täglichen Ernährung mehrfach gesättigte Fettsäuren in Form von Butter, Schmalz, Milch, Fleisch und Wurst aufgenommen wurden. Während Cholesterinstoffwechselstörungen Hauptrisikofaktoren sind, stellen andere Lipidstoffwechselstörungen weniger bedeutsame Risikofaktoren dar, wie z.B. die Hypertriglyceridämie (Triglyceridspiegel > 200 mg/dl oder bei strengerer Bewertung > 150 mg/dl) oder die Lipoprotein(a)-Hyperlipoproteinämie (Lp(a)-Erhöhung > 30 mg/dl). Bei zu hohem Lp(a) wird möglicherweise die Plaquebildung begünstigt. Zu den Risikofaktoren zählt auch die Glukosetoleranzstörung. Hierunter versteht man eine Störung der „Verträglichkeit von Traubenzucker". Geprüft wird die Fähigkeit, auf Zufuhr einer bestimmten Glukosemenge nicht mit einem überproportionalen Blutzuckeranstieg zu reagieren. Das Testverfahren ist der Glukosetoleranztest. Glücklicherweise resultiert nicht aus jeder Glukosetoleranzstörung zwangsläufig ein Diabetes mellitus. Allerdings entwickelt sich aus einer gestörten Glukosetoleranz um den Faktor 10 mal häufiger ein Diabetes mellitus als bei normaler Glukosetoleranz. Auch Entzündungszustände (z. B. Parodontis) können bei Koronarpatienten einen Risikofaktor darstellen. Ein potentieller Indikator hierfür ist das C-reaktive Protein, das vom Körper als unspezifische Antwort auf entzündliche Prozesse und Tumoren gebildet wird und das man mit der Blutkörperchensenkungsgeschwindigkeit vergleichen kann. Weitere Risikofaktoren sind die Thrombophilie (Thromboseneigung) und ein erhöhter Fibrinogenspiegel (Hyperfibrinogenämie). Ein erhöhter Homocysteinspiegel (> 12 µmol/l) gilt nur als Risikoindikator, nicht als eigenständiger Risikofaktor. So können Folsäure und die Vitamine B_6 und B_{12} zwar den Homocysteinspiegel, nicht aber die kardiovaskuläre Mortalität senken.

4.2 Medikamente in der Therapie der Koronaren Herzkrankheit

4.2.1 Standardtherapie zur Prävention eines Herzinfarktes und Reduktion der Letalität

4.2.1.1 Blutplättchenfunktionshemmer

Thrombozytenfunktions- bzw. Thrombozytenaggregationshemmer sollen die Verklumpung (Aggregation) der Blutplättchen (Thrombozyten) zur Vorbeugung und auch bei der Behandlung eines Herzinfarkts hemmen. Sie sollen das Wachstum von Blutgerinnseln in den Arterien (Schlagadern) blockieren. In der Umgangssprache werden sie fälschlicherweise als Blutverdünner bezeichnet.

Acetylsalicylsäure (ASS)

Es handelt sich um eines der ältesten Arzneimittel der Welt. 1897 gelang Felix Hoffmann die Synthese von Acetylsalicylsäure (ASS) in chemisch reiner und haltbarer Form. 1899 erfolgte die Anmeldung von Aspirin® als Warenzeichen. Die lebenslängliche, tägliche Standarddosis bei Koronarer Herzkrankheit beträgt 100 mg. Es gibt eine magenverträgliche Form von ASS (Aspirin protect®). Dieses Präparat ist mikroverkapselt. Die Wirkstofffreigabe erfolgt statt im Magen im Dünndarm.

Clopidogrel

Clopidogrel in einer täglichen Standarddosis von 75 mg stellt eine therapeutische Alternative für Patienten dar, die ASS nicht vertragen. Da es einen anderen Angriffspunkt am Blutplättchen als ASS hat, stellt es in Kombination mit ASS die initiale Basistherapie für Patienten nach Stent-Implantation dar.

4.2.1.2 Lipidsenker (Fettsenker)

Cholesterin-Synthese-Enzymhemmer bzw. CSE-Hemmer werden auch als Statine bezeichnet. Sie hemmen das Schlüsselenzym der Cholesterinsynthese. Sie sind die effektivsten Medikamente in der Reduktion des LDL-Cholesterins im Blut (bis zu 60%) und verringern entscheidend das Herzinfarktrisiko. Typische Nebenwirkungen sind Leberwerterhöhungen und Muskelschmerzen bis zur Auflösung einzelner Muskelzellen. Extreme Belastungen wie Marathonläufe sollten unter CSE-Hemmern daher unterbleiben. Gut zu erkennen sind sie an der Endung -statin im Wirkstoffnamen (z.B. Atorvastatin, Fluvastatin, Lovastatin, Pravastatin, Simvastatin und Rosuvastatin).

Effektiver ist die LDL-Senkung mit PCSK-9 Hemmern. Das Enzym Proproteinkonvertase Subtilisin/Kexin Typ 9 (PCSK9) findet sich vor allem in der Leber. Es bindet zusammen mit LDL-C an LDL-Rezeptoren auf Leberzellen und fördert deren Abbau. PCSK-9 Hemmer sind als 14-tägige Spritze verabreichbare monoklonale Antikörper (Evolocumab, Alirocumab), die sich an PCSK9 binden und dadurch den Abbau von LDL-Rezeptoren verhindern. In der Folge können die LDL-Rezeptoren ungehindert LDL-C eliminieren und der Blutspiegel des LDL-Cholesterins fällt rasant ab (Edel, 2015).

Ezetimib ist ein Cholesterin-Absorptionshemmer im Darm, der gut mit Statinen kombinierbar ist. Fibrate führen primär zu einer Absenkung der Triglyceride, aber auch zu einem Anstieg des HDL-Cholesterins. Typische Nebenwirkungen sind auch Magen-Darm-Beschwerden, Leberwerterhöhungen, Muskelschmerzen und Potenzstörungen, was besonders bei schon vorbestehender Betablockertherapie Probleme verursachen kann (Beispiele: Bezafibrat, Etofibrat, Fenofibrat oder Gemfibrozil).

Weitere Substanzen, die beispielsweise bei Unverträglichkeit der o.a. Medikamente oder bei Spezialindikationen zum Einsatz kommen können, sind die überwiegend in Kombination mit Statinen eingesetzten Gallensäurebinder Colestyramin oder die Nikotinsäure.

4.2.2 Antianginöse Therapie

Betarezeptorenblocker

Betablocker sind Gegenspieler des sympathischen Nervensystems.
Sie senken den Sauerstoffbedarf der Herzmuskulatur überwiegend durch Pulseduktion, weniger durch Blutdrucksenkung sowohl in Ruhe als auch unter Belastung. Dadurch sinkt das Risiko für einen plötzlichen Herztod beim akuten Herzinfarkt und auch bei Postinfarktpatienten. Sie wirken auch antiarrhythmisch. Zu den typischen Nebenwirkungen gehören Bronchialverengung mit Atemnotzuständen, Potenzstörungen, Hypotonie, ausgeprägte Pulsverlangsamung, aber auch höhergradige Reizleitungsstörungen am Herzen. Man erkennt sie an der Endung -lol im Wirkstoffnamen (z.B.: Atenolol, Bisoprolol, Carvedilol, Metoprolol, Nebivolol, Propranolol, Sotalol).

Nitrate und verwandte Substanzen

Nitrate stellen die venösen Kapazitätsgefäße weiter und senken damit den venösen Gefäßwiderstand. Sie senken den Füllungsdruck und die Wandspannung des Herzens und führen dadurch zu einer besseren Blutversorgung der Herzinnenschicht. Sie verbessern allerdings nicht die Prognose, sondern wirken nur symptomatisch, weswegen sie kaum noch bei Herzpatienten auf Dauer eingesetzt werden. Weil sie auch Koronargefäßabschnitte direkt erweitern können, sind sie auch bei Koronarspasmen wirksam. Zu den häufigen unerwünschten Nebenwirkungen zählen massive Kopfschmerzen, Blutdruckabfall und Tachykardien. Mittel der 1. Wahl zur Therapie des Angina pectoris-Anfalls ist das Glyceroltrinitrat (Nitroglycerin), das in Kapseln zum Zerbeißen à 0,8 mg oder als Spray mit 0,4 mg pro Hub zur Verfügung steht. Die Wirkung tritt innerhalb weniger Minuten ein.

Kalziumantagonisten

Wie der Name signalisiert, reduzieren diese Medikamente den Kalziumeinstrom in die Herz- und Gefäßmuskelzellen und dadurch ihre Kontraktilität und ihren Sauerstoffbedarf. Durch die zusätzliche Blutdrucksenkung wird der Sauerstoffbedarf weiter reduziert. Außerdem hemmen sie Koronarspasmen.
Es gibt unterschiedliche Typen von Kalziumantagonisten. Solche vom Diltiazem-Typ oder vom Verapamil-Typ dürfen wegen ihrer herzfrequenzverlangsamenden Wirkung nicht mit Betablockern kombiniert werden. Bei KHK-Patienten verboten ist der Einsatz von Kalziumantagonisten vom Nifedipin-Typ, da diese eine Reflex-Tachykardie auslösen können. Langwirksame Kalziumantagonisten kommen dann zum Einsatz, wenn Betablocker entweder allein nicht ausreichen oder eine Kontraindikation besteht. Man erkennt die Wirkstoffe in der Regel an der Endung –dipin (Beispiele: Amlodipin, Felodipin, Lacidipin, Lercanidipin). Typische Nebenwirkungen sind Gesichtsrötungen und Ödeme der Knöchel- und Unterschenkelregion.

4.2.3 Andere blutdrucksenkende Medikamente

ACE-Hemmer (Angiotensin-Converting-Enzym-Hemmer)

Sie senken Vorlast (Volumenbelastung) und Nachlast (Auswurfwiderstand und Druckbelastung des Herzens) über eine Minderung der Wandspannung der Gefäße und eine Rückbildung pathologischer hochdruckbedingter Herz- und Gefäßwandveränderungen. Ihr Einsatz zielt neben dem Bluthochdruck auf Verbesserung einer bestehenden Herzinsuffizienz und Nierenschutz, wo der Gefäßwiderstand gesenkt und die Eiweißausscheidung reduziert wird. Zu den Nebenwirkungen zählen Schwindel, Kopfschmerzen, Reizhusten und Müdigkeit. Leicht erkennbar sind sie an der typischen Endungssilbe -pril im Wirkstoffnamen (z.B. Captopril, Enalapril, Fosinopril, Lisinopril, Perindopril, Quinapril, Ramipril).

AT-II-Antagonisten (Angiotensin-2-Antagonisten) = Sartane

Der Wirkmechanismus und auch die Nebenwirkungen ähneln jenen der ACE-Hemmer, allerdings tritt der Reizhusten bei ihnen deutlich seltener auf. Sie stellen gewissermaßen eine pharmakologische Weiterentwicklung der ACE-Hemmer dar. Leicht erkennbar sind die AT-II-Antagonisten (= Sartane) an der typischen Endungssilbe -sartan im Wirkstoffnahmen (z.B. Candesartan, Irbesartan, Losartan, Olmesartan, Telmisartan oder Valsartan).

Diuretika

Diuretika („Wassertabletten") bewirken eine gesteigerte Wasser- und Salzausscheidung, weswegen sie auch als Saluretika bezeichnet werden. Man unterscheidet u.a. die stark wirksamen „Schleifendiuretika", erkennbar an der Schlusssilbe -id[18], die schwächer wirksamen Thiazide[19] und kaliumsparende Diuretika[20], die häufig mit Thiaziden kombiniert werden. Eingesetzt werden sie bei Hypertonie, Ödemen, Herzinsuffizienz, Wassereinlagerung bei Leberzirrhose und Niereninsuffizienz (Edel, 2013).

4.2.4 Weitere ausgewählte Medikamente

Antikoagulanzien

Antikoagulation[21] bedeutet Blutgerinnungshemmung. Die entsprechenden Medikamente nennt man Antikoagulantien (Antikoagulanzien). Sie wurden in früheren Jahren zur Prophylaxe von Zweitinfarkten (Reinfarkten) eingesetzt. Der umgangssprachliche Begriff „Blutverdünner" ist nicht korrekt, weil diese Medikamente nur die Wirkung bestimmter Blutgerinnungsfaktoren aufheben, aber nicht das Blut verwässern. Sie reduzieren also nicht die so genannte Viskosität[22] des Blutes.

18 z.B.: Torasemid, Furosemid, Piretanid u.a.

19 z.B.: Hydrochlorothiazid, Xipamid u.a.

20 z.B.: Triamteren, Spironolacton

21 Griech.: anti = gegen; Lat.: coagulatio = Zusammenballung

22 Zähflüssigkeit

Ihr Einsatzgebiet ist die Prophylaxe und Therapie von Thromboembolien. So werden sie bei den Herzrhythmusstörungen Vorhofflimmern und Vorhofflattern eingesetzt, weil bei diesen Erkrankungen ein erhöhtes Embolierisiko besteht. Bei Beinvenenthrombosen oder Lungenembolie soll ein Rezidiv[23] verhindert werden. Bei manchen angeborenen Blutgerinnungsstörungen ist eine lebenslange Gabe indiziert. Weitere Indikationen sind unter anderem eine abnorm reduzierte Beweglichkeit der Herzwände und Ausbuchtungen (Aneurysmen) nach schweren Herzinfarkten, gelegentlich auch in besonderen Fällen eine fortgeschrittene Arteriosklerose der Herz-, Bein- oder Halsgefäße und die lebenslange Blutverdünnung bei mechanischen Herzklappen und tragbaren mechanischen Herzunterstützungspumpen. Nebenwirkungen sind insbesondere Blutungen, was vor allem bei der Bewegungstherapie (Vorsicht bei Kontaktsportarten wie Fußball!) oder bei bestimmten Massageformen Berücksichtigung finden sollte. Typische Vertreter der Wirkstoffgruppe der Cumarine sind das Phenprocoumon (Marcumar®, Falithrom®) und das Warfarin (Coumadin®).

Nachteile dieser Medikamente sind die schlechte Steuerbarkeit der Therapie wegen der tagelangen Halbwertszeit und die Abhängigkeit von der Ernährung, die Notwendigkeit der Kontrolle der Wirksamkeit über regelmäßige Blutentnahmen, das Blutungsrisiko und die mögliche Verschlechterung der Nierenfunktion (Edel, 2017). Neue Präparate zur Thrombembolieprophylaxe sind die NOAKs (neue orale Antikoagulantien), auch DOAKs (direkte orale Antikoagulantien) genannt, weil sie direkt ins Gerinnungssystem eingreifen. Mittlerweile sind vier Substanzen auf dem Markt. Der direkte Thrombinhemmer Dabigatran und die direkten Faktor-Xa-Hemmer Rivaroxaban, Apixaban und Edoxaban. Sie sind zugelassen zur Prophylaxe von Schlaganfällen und systemischen

23 Wiederauftritt

Embolien bei Patienten mit Vorhofflimmern. Ihre Vorteile sind die sofortige Wirkung, die nicht kontrolliert werden muss, die geringere Nierenschädigung und geringe Wahrscheinlichkeit einer schweren Blutung im Magendarmtrakt oder im Gehirn.

Digitalis-Glykoside

Hierunter versteht man die herzwirksamen Glykoside des wolligen Fingerhuts[24] und des roten Fingerhuts[25]. Sie erhöhen die Kontraktilität des Herzens, erhöhen die Erregbarkeit des Herzens, verlangsamen den Puls und verlangsamen die Leitungsgeschwindigkeit. In früheren Jahren wurden sie in Deutschland sehr häufig bei Herzinsuffizienz (Herzschwäche) eingesetzt. Indiziert sind sie beim schnellen Vorhofflimmern (Tachyarrhythmie) und bei einer chronischen Linksherzinsuffizienz in fortgeschrittenen Stadien (s.u.). Häufig eingesetzte Medikamente sind Digitoxin, Beta-Acetyl-Digoxin oder Metildigoxin.
Typische Nebenwirkungen bei Überdosierung sind Übelkeit, Appetitstörungen, Durchfall, Gelbsehen, aber auch Herzrhythmusstörungen, die häufig als Bradykardien mit Herzfrequenzen unter 50/min, manchmal auch als lebensbedrohliche Herzrhythmusstörungen auftreten.

Antiarrhythmika

Hierbei handelt es sich um Substanzen, welche bei Herzrhythmusstörungen eingesetzt werden. Fast alle Antiarrhythmika können aber ihrerseits in besonderen Fällen (z.B. hohe Dosis) auch wieder Herzrhythmusstörungen und sogar Todesfälle verursachen.
Ein typischer Vertreter dieser Gruppe ist das Amiodaron. Es ist Mittel der ersten Wahl bei Reanimation mit Herz-Kreislaufstillstand, sowie KHK-Pateinten mit schwersten Rhythmusstörungen wie Kammertachykardien oder Kammerflimmern während einer Reanimationsbehandlung. Typische Nebenwirkungen betreffen Lunge, Schilddrüse und Augen. Indiziert ist es auch bei schwersten Rhythmusstörungen von Patienten mit hochgradig eingeschränkter Pumpfunktion mit oder ohne AICD[26]. Magnesium und Betablocker können bei manchen Herzrhythmusstörungen helfen.

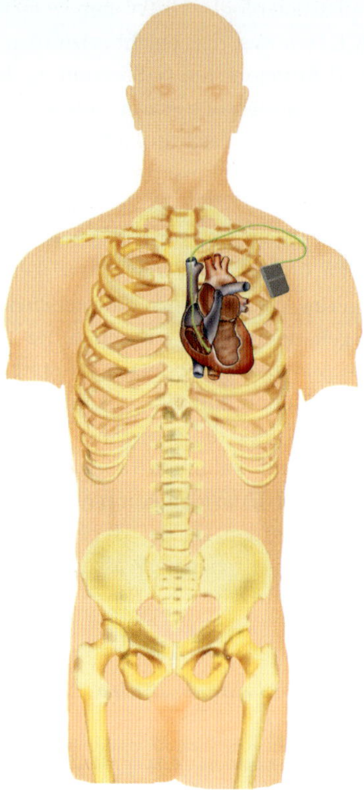

Abb. 11: AICD

24 Digitalis lanata
25 Digitalis purpurea

26 Der AICD Automatische Implantierbare Kardioverter Defibrillator wird ähnlich wie ein Herzschrittmacher implantiert und kann abnorm schnelle Herzrhythmen (z.B. Kammerflimmern) diagnostizieren und therapieren. Durch einen Elektroschock von 10 bis 40 Joule, können der normale Herzrhythmus wiederhergestellt und so ein plötzlicher Herztod abgewehrt werden. Darüber hinaus können bestimmte schnelle Rhythmusstörungen auch durch Überstimulation beendet werden. Das Gerät besitzt neben weiteren Funktionen auch eine normale Schrittmacherfunktion bei bradykarden Rhythmusstörungen.

4.3 Angina pectoris

Bei der Koronaren Herzkrankheit unterscheidet man zwischen der Makro- und der Mikroangiopathie. Erstere stellt die KHK im engeren Sinne dar und dominiert zahlenmäßig in über 90 % aller Fälle. Unter stabilen Plaques versteht man Ablagerungen von Fett, Fresszellen, Muskel- und faserigem Bindegewebe, welche in ihrer Gesamtheit die Verengung der Herzkranzgefäße bedingen und den Blutfluss behindern, sodass die Herzmuskulatur nicht mehr ausreichend mit Sauerstoff und Nährstoffen versorgt werden kann.

Sowohl das Gerinnungs-, als auch das Immunsystem sind an der Entstehung der Gefäßablagerungen beteiligt. LDL-Partikel dringen bei Vorschädigung (alle Risikofaktoren für die KHK) in die Gefäßwand der Arterien ein und gehen dort eine chemische Reaktion mit Sauerstoff ein – es entsteht ranziges Fett, was eine messbare Entzündungsreaktion auslöst (Libby, 2010). Dabei werden Botenstoffe aus der Leber freigesetzt, die bestimmte weiße Blutkörperchen anlocken. Diese dringen in die Gefäßwand ein und werden dort zu Fresszellen (Makrophagen), die im Laufe der Zeit große Cholesterinmengen in sich aufnehmen und zu „Schaumzellen" anschwellen, die mit einer weichen, fettigen, käseartigen Substanz gefüllt sind. Die Schaumzellen schwellen so stark, dass sie irgendwann platzen und zu Fettseen zusammenfließen, was die Gefäßinnenwand immer weiter verdünnt. So entsteht die instabile Plaques, die sehr leicht aufplatzen kann (Libby, 2015). Wenn das geschieht, lagern sich Blutplättchen an die Wunde an und das Gefäß verstopft akut. Ein Herzinfarkt ist die Folge. Ab einer Verminderung des Gefäßdurchmessers von 50% bis 74% spricht man von einer signifikanten Stenose, obwohl sich die meisten Herzinfarkte bei Ruptur einer instabilen Plaques von weniger als 50% ereignen (Falk, 1995). Eine Angina pectoris manifestiert sich in der Regel erst, wenn ein Koronargefäß zu drei Viertel des Gefäßdurchmessers verschlossen ist. Hier spricht der Kardiologe von einer kritischen Koronarstenose. Leitsymptom ist dann der vorwiegend hinter dem Brustbein (retrosternal) lokalisierte Schmerz, der durch physische oder seelische Belastungen ausgelöst werden kann. Innerhalb von fünf Minuten bis zu einer Viertelstunde sollte er aber wieder abklingen oder unter der Einnahme von Nitro nach einer bis zwei Minuten verschwinden.

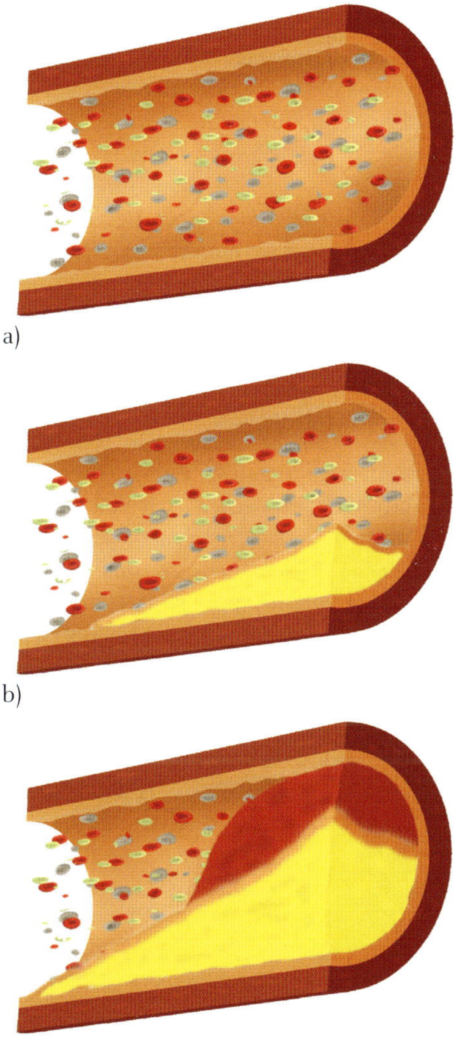

a)

b)

c)

Abb. 12: Plaqueentstehung und Plaqueruptur. In einem normalen Blutgefäß mit glatter Gefäßwand (a) lagern sich Cholesterin und Zellbestandteile in der Gefäßwand ab und engen dadurch das Gefäßinnere ein (b). Durch Einriss einer Plaque und Entstehung eines Blutgerinnsels kommt es zum vollständigen Verschluss des Gefäßes (c).

Bei der koronaren Mikroangiopathie, die in weniger als 10 % der Fälle angetroffen wird, handelt es sich um einen Befall der kleinen, innerhalb der Herzwand gelegenen Koronargefäße, bei der Angina pectoris ohne nachweisbare Stenosen der großen Koronargefäße besteht.
Andere Erkrankungen der Koronargefäße sind Koronarspasmen (Krämpfe) oder Herzmuskelbrücken, die selten auch eine belastungsabhängige Angina pectoris auslösen können, sowie Koronaranomalien (z.B. Fehlabgänge der Koronargefäße) und Koronarfisteln[27].
Zusätzliche Einflussfaktoren für die Manifestation einer Angina pectoris sind Hypertonie, Tachykardie sowie Herzhypertrophie und Herzinsuffizienz. Unter einer Herzhypertrophie versteht man die Zunahme von Herzmuskelmasse bzw. -gewicht infolge der Vergrößerung der Herzmuskelzellen bei unveränderter Anzahl. Je nachdem, welche Herzkammer betroffen ist, unterscheidet man zwischen Links- und Rechtsherzhypertrophie.
Wird das „kritische Herzgewicht" von 500 g übertroffen, dann kann der verdickte Herzmuskel nicht mehr ausreichend mit Blut versorgt werden. In der Folge kann Angina pectoris, im schlimmsten Fall sogar ein Herzinfarkt auftreten. Die Leistungsfähigkeit des Herzens verringert sich. Muss die Herzkammer ständig gegen einen hohen Blutdruck anarbeiten (z. B. bei Klappenverengungen oder Bluthochdruck), so resultiert eine so genannte Druckhypertrophie der Kammerwände. Muss das Herz dagegen stets ein erhöhtes Blutvolumen bewältigen (z.B. bei einer Klappenundichtigkeit), so entsteht eine Volumenhypertrophie mit zusätzlicher Erweiterung der Herzkammer (Dilatation).
Überschreiten Tachykardie und Hypertonie eine bestimmte kritische Grenze, so kann es infolge des Anstiegs der Herzarbeit ebenfalls zu einem Angina pectoris-Anfall kommen. Weitere einen Angina pectoris-Anfall begünstigende Faktoren sind unter anderem zusätzlich zur Koronaren Herzkrankheit vorkommende Aortenklappenfehler, Herzrhythmusstörungen, eine Hypertrophe Kardiomyopathie[28], sowie ein reduziertes Sauerstoffangebot (Blutarmut, Lungenerkrankung, Höheneinfluss u.a.), ein erhöhter Sauerstoffbedarf (Fieber, Schilddrüsenüberfunktion, körperliche Arbeit und Sport oder Drogeneinfluss (Kokain)).
Der Sauerstoffbedarf ist in den Innenschichten des Myokards infolge der höheren Druckbelastung größer als in der Außenschicht, weswegen sich eine Myokardischämie hier auch früher manifestiert.
Leitsymptom einer Angina pectoris (= Stenokardie) ist ein vorzugsweise hinter dem Brustbein (retrosternal) lokalisierter Schmerz, der durch psychophysische Belastung ausgelöst wird und in Ruhe nach 5–15 Minuten aufhören bzw. nach Nitroeinnahme innerhalb von ein bis zwei Minuten abklingen sollte.

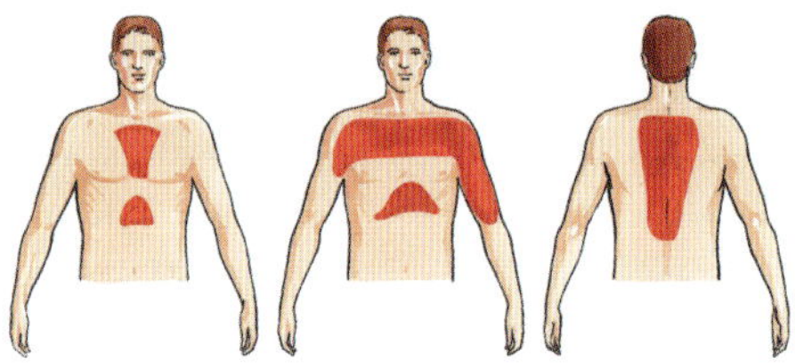

Abb. 13: Möglichkeiten der Schmerzausstrahlung bei Angina pectoris.

Die Schmerzen können dabei in den Hals, Unterkiefer, die Schulter, den linken (manchmal auch in den rechten) Arm bis zu den Kleinfingerspitzen und auch in den Oberbauch ausstrahlen. Verstärkend können kalte Außentemperaturen und ein voller oder bzw. überblähter Magen beim Roemheld-Syndroms wirken.
Man unterscheidet folgende verschiedene Formen der Angina pectoris:

27 Unter einer Koronarfistel versteht man eine abnorme Verbindung zwischen einer Koronararterie und einer Herzhöhle oder einer Koronarvene bzw. einer Hohl- oder Lungenvene.

28 Die Hypertrophe Kardiomyopathie ist erblich bedingt und charakterisiert durch eine meist asymmetrische Verdickung der Muskulatur der linken Herzkammer. Bei einigen Patienten findet unter Belastung eine Verengung (Obstruktion) der linksseitigen Ausflußbahn statt. Die Betroffenen klagen häufig über Luftnot unter Belastung und sind nicht selten durch gefährliche Herzrhythmusstörungen bedroht.

4.3.1 Stabile Angina pectoris

Man definiert sie als jede regelmäßig durch körperliche Anstrengung oder andere Mechanismen auslösbare Angina pectoris.

Angina pectoris-Klassifikation der Canadian Cardiovascular Society	
0	Stumme Ischämie
I	Keine Angina pectoris unter normaler Belastung, aber bei schwerer körperlicher Anstrengung
II	Geringe Beeinträchtigung der normalen, körperlichen Aktivität durch Angina pectoris
III	Erhebliche Beeinträchtigung der normalen, körperlichen Aktivität durch Angina pectoris
IV	Angina pectoris bei geringster körperlicher Belastung oder Ruhe-Angina pectoris

4.3.2 Instabile Angina pectoris

Jede Erstangina gilt definitionsgemäß als primär instabile Angina pectoris, wogegen für die sekundär instabile Angina pectoris zunehmende Schwere, Häufigkeit und Dauer der Schmerzanfälle (Crescendo-Angina) charakteristisch sind. Typisch sind aber auch ein zunehmender Bedarf an antianginösen Medikamenten, sowie die Ruhe-Angina pectoris.

Braunwald-Klassifikation der Angina pectoris – Schweregrad	
I	Neu aufgetretene, schwere oder zunehmende Angina pectoris, keine Ruhe-Angina
II	Ruhe-Angina pectoris im letzten Monat, aber nicht in den letzten 48 Stunden
III	Ruhe-Angina pectoris in den letzten 48 Stunden

Braunwald-Klassifikation der Angina pectoris – Klinische Differenzierung	
A	Extrakardiale Ursachen (Anämie[29], Infekt, Fieber, Hypotonie[30], Tachyarrhythmie[31], schwere Schilddrüsenüberfunktion, respiratorische Insuffizienz[32]
B	Primär instabil ohne extrakardiale Ursachen
C	Postinfarktangina innherhalb von 14 Tagen

Als wichtigsten Laborwert bestimmt der Arzt in der Klinik bei instabiler Angina pectoris das hochsensitive Troponin T oder Troponin I (hs-Trop T od. I). Sollte dieser Test negativ ausfallen, muss er nach vier bis sechs Stunden wiederholt werden.

4.3.3 Akutes Koronarsyndrom

Hierbei wird klinisch unterschieden zwischen einer instabilen *Angina pectoris* ohne Troponin-Anstieg und den Begriffen NSTEMI sowie STEMI.

NSTEMI (engl.: non ST-segment-elevation myocardial infarction = Nicht-ST-Hebungs-Myokardinfarkt) ist die Bezeichnung für einen laborchemisch bestätigten Herzinfarkt (Troponin-Anstieg) ohne infarkttypische EKG-Bewegungen.

Der STEMI (= ST-segment-elevation myocardial infarction = ST-Hebungs-Myokardinfarkt) stellt dagegen den typischen Herzinfarkt mit erhöhten Troponin- und Herzenzymwerten und den infarkttypischen EKG-Veränderungen dar.

29 Blutarmut

30 Erniedrigung des systolischen Blutdrucks unter 100 mm Hg und des diastolischen Blutdrucks unter 60 mm Hg

31 Kombination aus zu schneller Herzaktion (Tachykardie) und einer absoluten Arrhythmie (z.B. beim Vorhofflimmern)

32 Ausgeprägte Störung der äußeren (mechanischen) Atmung mit einer Minderbelüftung der Lungenbläschen, was eine Verschlechterung der Blutgaswerte nach sich zieht.

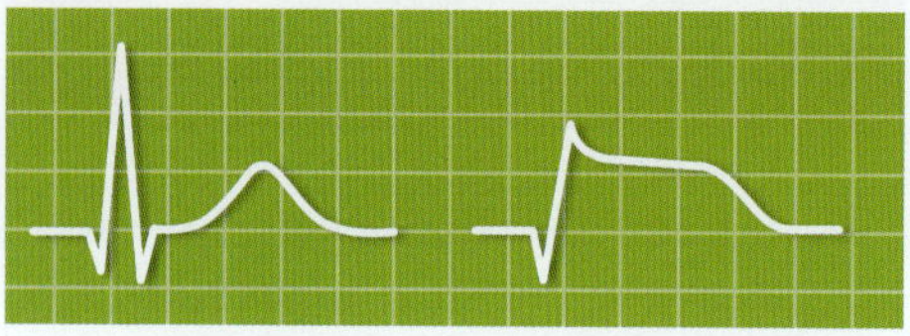

normales EKG ST-Streckenhebung

Abb.14: ST-Strecken-Elevation (ST-Streckenhebung) im EKG.

Eine Sonderform der Angina pectoris ist die *Prinzmetalangina (= vasospastische Angina)*, benannt nach ihrem Erstbeschreiber Myron Prinzmetal (1908-1987). Oft zeigt die Herzkatheteruntersuchung bei diesen Patienten Koronarstenosen, in deren Bereich es zu vorübergehenden Durchblutungsstörungen durch einen Krampf (passageren Vasospasmus) kommen kann. Dabei findet man eine reversible Hebung der ST-Strecke ohne Herzenzymentgleisung. Diese Gefäßspasmen dauern zwischen Sekunden bis zu Minuten, treten belastungsunabhängig auf (häufig in den frühen Morgenstunden) und können als schlimmste Konsequenz zu einem Herzinfarkt führen.

Die *Angina nocturna* stellt eine nachts aus dem Schlaf heraus auftretende Angina pectoris mit oder ohne Luftnot (Dyspnoe) dar.

Bei der *„Walking through Angina“* handelt es sich demgegenüber um eine Angina pectoris zu Beginn einer Belastung, die aufgrund der Freisetzung vasodilatierender Metabolite bei weiterer körperlicher Belastung wieder verschwindet. Die Verwechslung mit anderen Ursachen des Thoraxschmerzes liegt hierbei natürlich nahe.

MERKE:

Während die stabile Angina pectoris durch Herzsport gebessert wird, ist die instabile Angina pectoris aufgrund des hohen Infarktrisikos eine absolute Indikation zur Klinikeinweisung mit Arztbegleitung!

Brustschmerzen können auch vielfältige andere Ursachen haben, beispielsweise Herzrasen, hypertone Krisen, Aortenklappenfehler, die bereits erwähnte Hypertrophe Kardiomyopathie, die Perimyokarditis[33] oder einen Mitralklappenprolaps[34]. Zu den nichtkardialen Ursachen gehören Erkrankungen der Lunge bzw. des Lungen/Rippen-Fells (u.a. Lungenembolie, Bronchialkarzinom, Spontanpneumothorax[35]), des Mediastinums[36] (Entzündungen, Tumoren, Aortendissektion[37]), der Speiseröhre (u.a. Refluxkrankheit[38]), Erkrankungen an Rippen, Brustwirbelsäule oder Nerven (u.a. das Tietze-Syndrom[39], Gürtelrose, Rippenfrakturen, Thoraxtrauma), Abdominalerkrankungen (Bauchspeicheldrüsenentzündung, Gallenkolik u.a.), sowie funktionelle Thoraxschmerzen (Da Costa-Syndrom), die differentialdiagnostisch bei untypischen Verläufen ausgeschlossen werden müssen.

Typische Angina pectoris-Anfälle sprechen zwar für eine Koronare Herzkrankheit, ihr Fehlen schließt sie dagegen besonders beim weiblichen Geschlecht nicht aus, da die Beschwerden nicht so typisch sind wie bei Männern (Edel, 2007).

Hat sich noch kein Infarkt ereignet, so fällt das Ruhe-EKG selbst bei schwerer Koronarsklerose in der Hälfte der Fälle unauffällig aus. Ein besonderer Stellenwert kommt daher

---

33 Bei der Perimyokarditis besteht neben der Entzündung des Herzmuskels (Myokarditis) auch eine Entzündung des Perikards (Perikarditis).

34 Beim Mitralklappenprolaps (Barlow-Syndrom) liegt eine Vorwölbung der Mitralklappensegel in der Systole vor. Man findet ihn bei ca. 5 % der erwachsenen Bevölkerung. Männer sind seltener betroffen als Frauen.

35 Pneumothorax = Luftansammlung im Brustfellraum, z.B. nach Platzen von Lungenbläschen

36 Das Mediastinum ist der mittig in der Brusthöhle liegende Raum, der vorne vom Brustbein und hinten von der Wirbelsäule begrenzt wird.

37 Unter einer Aortendissektion versteht man eine akute Wühlblutung zwischen innerer und mittlerer Schicht der Gefäßwand.

38 Refluxkrankheit = Rückfluss des Speisebreis aus dem Magen in die Speiseröhre

39 Schmerzhafte Schwellung an der Knorpel-Knochen-Grenze der oberen Rippen

der Anamnese und der Stress-Echokardiographie (Kombination aus Belastungs-EKG mit Herzultraschall) zu.

4.4 Herzinfarkt (Myokardinfarkt)

Der Herzinfarkt ist eine Form des akuten Koronarsyndroms und ist definiert als eine ischämische Myokardnekrose auf dem Boden einer KHK. Die Plaqueruptur mit thrombotischem Koronargefäßverschluss führt in der Regel zum Infarkt.

Geographische Unterschiede der Myokardinfarktinzidenz[40] (in n / 100.000/Jahr)	
Japan	< 100
Frankreich, Mittelmeerländer, Schweiz	100 – 200
Deutschland, N-Amerika, Niederlande, Polen, Österreich	ca. 300
Dänemark, Skandinavien	300 – 400
England, Irland, Ungarn	400 – 500
Finnland, Nordirland, Schottland	> 500

Als Auslöser gelten plötzliche Kraftanstrengungen und Stresssituationen mit größeren Blutdruckschwankungen. 40 % aller Infarkte entfallen auf die Morgenstunden zwischen 6:00 Uhr und 12:00 Uhr wegen einer höheren Gerinnungsaktivität in diesem Zeitintervall. Das Infarktrisiko bei instabiler Angina pectoris wird mit 20 % beziffert.

Charakteristisch ist ein lang anhaltender Angina pectoris-Anfall, der weder durch Ruhe noch durch Nitroglyceringabe zu beherrschen ist. Allerdings verläuft rund ein Fünftel aller Infarkte stumm. Bei 40 % aller Infarktpatienten stellt der Infarkt die Erstmanifestation der KHK dar. Diabetiker, Frauen und Senioren zeigen oft nicht die erwarteten typischen Beschwerden, sondern Oberbauchschmerzen oder ein unerklärliches Unwohlsein (Edel, 2007). Zum klinischen Erscheinungsbild gehören ein ausgeprägtes Schwächegefühl, Angst und vegetative Symptome wie Übelkeit, Erbrechen, Schweißausbrüche, Dyspnoe, eventuell auch subfebrile Temperaturen.

Lebensbedrohliche Herzrhythmusstörungen kommen in 95% aller Fälle vor. Manchmal findet man auch einen Blutdruckabfall mit Hirnfunktionsstörungen.

Das EKG kann unauffällig sein und bleiben. Im Echokardiogramm treten infarktbedingte regionale Wandbewegungsstörungen auf.

Als gefährlichster Zeitraum gelten die ersten 48 Stunden. 40 % der Patienten versterben vor dem zweiten Postinfarkttag. Die häufigste Todesursache ist das Kammerflimmern, die zweithäufigste das Pumpversagen (kardiogener Schock). Die Sauerstoffversorgung sistiert. Bewusstlosigkeit tritt nach 15 – 20 Sekunden, nach drei bis fünf Minuten der Hirntod ein. Weitere Komplikationen sind das Lungenödem, andere Formen von Herzrhythmusstörungen, Papillarmuskelabrisse oder Einrisse der Herzscheidewand.

Beim geringsten Verdacht auf einen Herzinfarkt ist sofort der Notarzt zu rufen (Tel. 112).

Auch bei den Überlebenden beeinflusst vor allem die Größe des Herzinfarkts Lebensqualität und Lebensdauer des Patienten. Je schneller die adäquate Therapie (PTCA/Stenting) verfügbar ist, desto geringer wird der Verlust an Herzmuskulatur ausfallen.

Je nach betroffener Herzwand unterscheidet man Vorder-, Hinter-, Seitenwand- und Spitzenwandinfarkt. Ohne Therapie stirbt der von dem betroffenen Koronargefäß versorgte Herzmuskelanteil ab. Hier entsteht dann eine Infarktnarbe, die sich nicht mehr kontrahieren kann, aber auch keine Stenokardien mehr verursacht. Der Funktionsausfall muss von dem übrig gebliebenen gesunden Herzmuskelgewebe übernommen werden. Das Herz baut sich um, was als „remodeling" bezeichnet wird. Fällt das Narbengebiet groß aus, so kann sich eine Aussackung, ein so genanntes Aneurysma bilden, häufig im Bereich der Vorderwandspitze. Eine typische Komplikation ist die Ausbildung von Thromben (ca. 50 % der Fälle).

40 in Anlehnung an Herold (2020)

Außerdem wird die Herzkammer durch diesen Prozess größer, „ausgelatschter". Man spricht hier von einer Dilatation oder auch von einer sogenannten ischämischen Kardiomyopathie, die mit einer Herzinsuffizienz einhergeht.

4.5 Herzinsuffizienz

Unter Herzinsuffizienz versteht man die Unfähigkeit des Herzens, das vom Körper benötigte Herzzeitvolumen bei normalem enddiastolischem Kammerdruck zu fördern.
KHK Hypertonie und Herzinfarkt sind die drei häufigsten Ursachen. Ein akute Herzinsuffizienz im Rahmen eines Herzinfarktes kann sich im Verlauf von Stunden bis Tagen entwickeln, eine chronische Herzinsuffizienz dagegen im Verlauf von Monaten bis Jahren. Versagen die physiologischen Kompensationsmöglichkeiten oder die Therapie, so dekompensiert die Herzinsuffizienz.
Man unterscheidet in Abhängigkeit von der hauptsächlich betroffenen Kammer:

4.5.1 Linksherzinsuffizienz

Diese manifestiert sich als so genanntes Rückwärtsversagen in Form von Luftnot (Dyspnoe), initial als Belastungs-, später als Ruhedyspnoe und als Tachypnoe (beschleunigtes Atmen), Orthopnoe (nur in aufrechter Haltung unter Inanspruchnahme der Atemhilfsmuskulatur kompensierbare Luftnot), Asthma cardiale (nächtlicher Husten bei anfallsweiser Orthopnoe), Lungenödem (Rasseln über der Brust, schaumiger Auswurf, Orthopnoe) und Zyanose (blaurote Verfärbung von Lippen, Bindehaut und Nagelbett aufgrund mangelhafter Sauerstoffsättigung des Blutes). Bei dominierendem Vorwärtsversagen manifestiert sich die Linksherzinsuffizienz als Leistungsminderung, Schwächegefühl oder zerebraler Funktionsstörung bei Älteren.

4.5.2 Rechtsherzinsuffizienz

Infolge einer Rückstauung in den großen Kreislauf kommt es zu einer sichtbaren Venenstauung der Hals- und Zungengrundvenen, zur Gewichtszunahme infolge Wassereinlagerung und zu Ödemen an den abhängigen Körperpartien, d.h. Fußrücken, Unterschenkeln, Knöchelregion und bei Bettlägerigen auch im Bereich des Kreuzbeins. Treten die Ödeme anfangs nur abends auf, so findet man sie in späteren Stadien immer. Ödeme des Körperstamms werden als Anasarka bezeichnet. Appetitlosigkeit, Blähungen und Verdauungsstörungen, sowie Auszehrung (kardiale Kachexie) weisen auf eine Stauungsgastritis, eine vergrößerte Leber, Ikterus (Gelbsucht) und Aszites (Ansammlung von Flüssigkeit in der freien Bauchhöhle) auf eine Stauungsleber hin. Auch Stauungsnieren können vorkommen.

4.5.3 Globale Herzinsuffizienz

als Kombination von Links- und Rechtsherzinsuffizienz.
Typisch sind eine ausgeprägte Herzvergrößerung mit relativen Klappeninsuffizienzen (Schließunfähigkeit), Nykturie (vermehrte nächtliche Harnausscheidung aufgrund der nächtlichen Rückresorption von Ödemen, tachykarde Herzrhythmusstörungen, sowie Flüssigkeitsansammlungen im Brustfellraum (Pleuraergüsse, meist auf der rechten Seite).

Die New York Heart Association (NYHA) definierte vier weltweit anerkannte Stadien der Herzinsuffizienz[41]:

NYHA-Stadium	Subjektive Beschwerden	Belastbarkeit Ergometrisch	Maximale Sauerstoffaufnahme (ml/kg/min)
I	Beschwerdefreiheit, normale körperliche Belastbarkeit	≥ 150 Watt (> 1,5 – 2 Watt/kg KG)	> 25
II	Beschwerden bei stärkerer körperlicher Belastung	bis 100 Watt (> 1 – 1,5 Watt/kg KG)	15 – 25
III	Beschwerden schon bei leichter körperlicher Belastung	bis 50 Watt (1 Watt/kg KG)	5 – 15
IV	Beschwerden in Ruhe	keine Belastungsuntersuchung möglich	< 5

Es gibt keine Korrelation zwischen dem Grad der Pumpfunktionsstörung des Herzens (linksventrikuläre Dysfunktion), bestimmt über die Echokardiographie und der körperlichen Leistungsfähigkeit (Coats, 2001). Daher im Herzsport immer an der NYHA-Klassifikation orientieren, da sie die momentane Leistungsfähigkeit des Patienten gut darstellt. In der Skelettmuskulatur der Patienten mit chronischer Herzinsuffizienz findet man eine Abnahme der Mitochondrien (Zellkraftwerke, die die Muskeln mit Energie versorgen) und der langsamen, ausdauernden, roten Typ-I-Fasern zugunsten der schnelleren, weißen Typ-IIb-Fasern[42]. Außerdem besteht eine Dysbalance zwischen Regeneration und Abbau der Skelettmuskeln mit progredientem, alters- und krankheitsunabhängigen Muskelmasseverlust (Muskelatrophie). Inaktivität verstärkt diese kardial bedingte Atrophie noch weiter. Es ist unbestritten, dass Menschen mit Herzschwäche im NYHA-Stadium I–III trainieren können und sollten. Einzelheiten würden den Umfang dieses Buches sprengen. Es sei hier auf die Publikation eines der Autoren verwiesen (Edel, Trainingstherapie bei Herzinsuffizienz, Forschungsstand 2017).

41 Vgl. Herold (2020)
42 Vgl. Halle et al. (2008)

5 Untersuchungs- und Behandlungsmethoden

5.1 Belastungs-EKG

Das Ruhe-EKG wird zunächst im Liegen mit zwölf Ableitungen registriert, um viele Herzmuskelabschnitte beurteilen zu können. Sechs Ableitungen werden über Arme und Beine und sechs weitere über die Brustwand registriert.
Bei bedeutsamer Koronarer Herzerkrankung wird unter kontrollierten Bedingungen (in der Regel Fahrradergometrie oder Laufbandergometrie) infolge der dynamischen Belastung eine verminderte Sauerstoffversorgung des Herzmuskels im Sinne einer Ischämie ausgelöst, die sich in Form einer charakteristischen EKG-Veränderung manifestiert, der horizontalen oder deszendierenden reversiblen ST-Strecken-Senkung von mindestens 0,1 mV in den sogenannten Extremitätenableitungen oder mindestens 0,2 mV in den Brustwandableitungen.

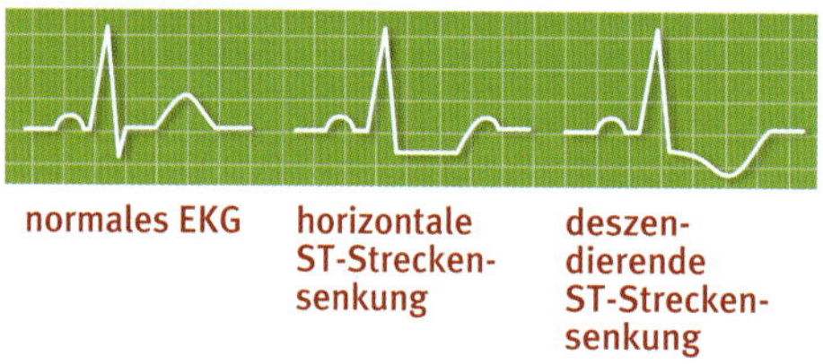

Abb. 15: Normales EKG, horizontale und deszendierende ST-Streckensenkung im Vergleich.

Beim Belastungs-EKG muss stets ein Arzt anwesend sein.
In Abhängigkeit von der jeweiligen Fragestellung wird bei Koronarpatienten bei der Fahrradergometrie die Belastung in 25-Watt-Stufen mit einer Belastungszeit von zwei Minuten pro Stufe gesteigert. Grundsätzlich kann die Belastung auch auf einem Laufbandergometer erfolgen (Laufen, Gehen), wobei sich hier Blutdruck- und EKG-Registrierung schwieriger gestalten. Bei Behinderungen der unteren Extremitäten findet gelegentlich das weniger verbreitete Handkurbelergometer Verwendung.

Eine ST-Streckenhebung über 0,1 mV kann auch durch Koronarspasmen bei einer Prinzmetalangina ausgelöst werden.

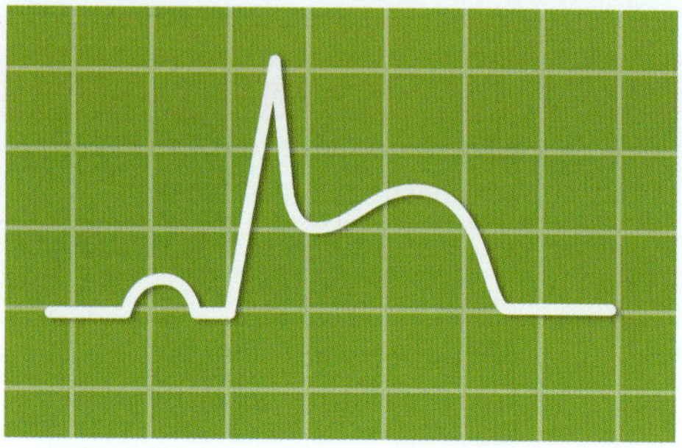

Abb. 16: ST-Strecken-Hebung bei Prinzmetalangina.

Auch bestimmte Medikamente wie Digitalis oder Antidepressiva können ST-Strecken-Senkungen induzieren. Die Sensitivität (prozentualer Anteil von Koronarpatienten mit positivem Testergebnis) steigt mit der Belastungsintensität und der erreichten Herzfrequenz in Abhängigkeit von der Zahl und dem Ausprägungsgrad der Koronarstenosen[43]. Ein unauffälliges Belastungs-EKG hat keinen hohen diagnostischen Wert, wenn nicht mindestens die submaximale Herzfrequenz[44] angestrebt wird. Doch auch dann kommt es noch zu einem Fünftel falsch negativer Testergebnisse, d.h. einem negativen Testergebnis trotz kritischer Koronarstenosen. Die Einstellung mit einer bestimmten Vormedikation (u.a. Digitalis), vorbestehende EKG-Veränderungen (Linksschenkelblock, Schrittmacher-EKG), sowie die Unmöglichkeit einer Ausbelastung aufgrund orthopädischer Beschwerden (z.B. vorzeitiger Abbruch wegen Knie- oder Hüftschmerzen) schränken die Aussagekraft des Belastungs-EKGs stark ein. Seine Spezifität liegt bei etwa 80 %. Falsch positive Befunde (d.h. verdächtige ST-Streckensenkungen ohne Vorliegen einer bedeutsamen Koronarstenose) finden sich

43 Vgl. Herold (2020)
44 Maximale Herzfrequenz = 220 minus Lebensalter; submaximale Herzfrequenz = 200 minus Lebensalter

fast bei der Hälfte aller belasteten Frauen, aber nur bei einem Viertel der Männer. Sie sind nicht selten durch eine hypertensive Herzkrankheit verursacht. Das allgemeine Risiko von schweren Zwischenfällen beträgt 1-2 pro 10.000 Testungen und 1 Todesfall auf 42.000 Belastungen[45]. Deshalb darf diese Untersuchung in der ärztlichen Praxis auch nur unter Reanimationsbereitschaft durchgeführt werden.

Neben dem Nachweis einer Myokardischämie als Folge einer Koronaren Herzerkrankung dient das Belastungs-EKG der Erfassung belastungsabhängiger Herzrhythmusstörungen, der Beurteilung der Leistungsfähigkeit sowie der Untersuchung des Blutdruck- und Pulsverhaltens unter körperlicher Belastung. Bei der Spiroergometrie kann in Ergänzung zu den bereits aufgeführten Untersuchungsgrößen des Belastungs-EKGs noch der Gasstoffwechsel (u.a. der Sauerstoffverbrauch) auf den verschiedenen Belastungsstufen gemessen werden. Die Testperson trägt während der Belastung eine Gesichtsmaske, an der entsprechende Apparaturen zur Registrierung des geatmeten Luftvolumens sowie der Analyse der Zusammensetzung der ausgeatmeten Luft angeschlossen sind. Erfasst werden unter anderem Atemminutenvolumen, Sauerstoffaufnahme, Kohlendioxidabgabe, Atemfrequenz und Atemzugvolumen. Beurteilt werden können Ausdauerleistungsfähigkeit, Energiestoffwechsel während körperlicher Belastung und kardiopulmonale Leistungsfähigkeit.

5.2 Weitere Belastungs-Untersuchungsmethoden

Mit dem Langzeit-EKG (meist über 24 Stunden) werden ischämiebedingte ST-Senkungen und Rhythmusstörungen unter den Bedingungen der Alltagsbelastung erfasst (u.a. auch Angina nocturna und stumme Ischämien).

Die Belastung bei der Belastungsechokardiographie (= Stress-Echokardiographie) kann ergometrisch wie beim Belastungs-EKG oder mittels Pharmakagabe erfolgen. Mit dem Herzultraschall werden hier systolische Wandbewegungsstörungen als Folge einer Ischämiereaktion erfasst. In Abhängigkeit von der Erfahrung des Untersuchers sind Sensitivität und Spezifität dieses Verfahrens als sehr hoch einzustufen.

Mit der Myokardszintigraphie wird nach der Injektion von radioaktivem Technetium 99m oder Thallium 201 deren Verteilung im Herzmuskel in Ruhe und unter Belastung bestimmt[46].

5.3 Herzkatheteruntersuchung

Grundsätzlich ist hier zwischen Links- und Rechtsherzkatheter zu unterscheiden. Beim Rechtsherzkatheter wird ein dünner biegsamer Schlauch über eine Vene des rechten Arms zum rechten Herzen vorgeschoben[47]. Darüber können Drücke und die Pumpleistung des Herzens in Ruhe und unter Belastung gemessen werden.

Im Unterschied zum Rechtsherzkatheter wird beim Linksherzkatheter die A. radialis handgelengsnah oder die A. fermoralis com.[48] (seltener in der Ellenbeuge[49]) punktiert und darüber der Katheter über die große Körperschlagader (Aorta) bis in die linke Herzkammer eingeführt.

45 Vgl. Herold (2020)

46 Weitere Verfahren, deren Darstellung den Rahmen dieses Einführungstextes sprengen würden, sind die Positronen-Emissions-Tomographie (PET), das Stress-MRT und die MRT-Spektroskopie.

47 Bei dem auch als Einschwemmkatheter bezeichneten Verfahren wird die Katheterspitze mit einem aufblasbaren Ballon an der Spitze mit dem Blutstrom von der rechten Herzkammer bis in die Lungenarterie geschwemmt.

48 Zugang nach Judkins

49 Zugang nach Sones

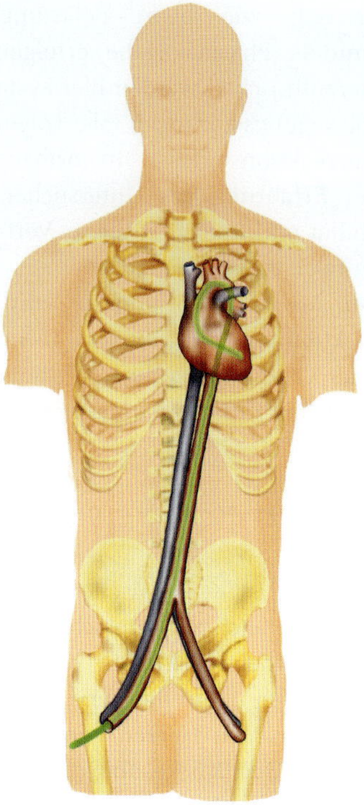

Abb. 17: Linksherzkatheter: Zugang über die Leiste.

Für die Darstellung der Herzkranzgefäße, die so genannte Koronarangiographie, wird der Katheter in die rechte bzw. linke Herzkranzarterie geschoben. Mit Kontrastmittel können nun die zuvor unsichtbaren Herzkranzgefäße auf einem Monitor sichtbar gemacht werden. Mit Kontrastmittel kann auch die linke Herzhälfte und damit die Pumpfunktion des linken Herzens dargestellt werden (Lävokardiogramm). Außer der Herzkranzgefäßdarstellung werden u.a. Herzklappenfehler, Löcher in den Herzscheidewänden und weitere angeborene Herzmissbildungen diagnostiziert.
Während des Herzkatheters, der auch als Goldstandard der Koronargefäßdiagnostik gilt, können im Unterschied zu anderen Methoden auch therapeutische Interventionen durchgeführt werden. Hierzu gehört die vom deutschen Kardiologen Andreas Roland Grüntzig (1939-1985) 1977 entwickelte Ballondehnung bzw. die Perkutane transluminale Koronarangioplastie (PTCA), bei der ein Herzkatheter mit einem 6 bis 20 bar aufblasbaren Ballon an der Spitze in die rechte oder linke Herzkranzarterie vorgeschoben werden kann. Wenige Tage nach dem Eingriff kann ein Herzpatient wieder an dem Training seiner Gruppe teilnehmen. Die entsprechenden Punktionsstellen sollten zuvor vom betreuenden Arzt inspiziert werden. Eine Weiterentwicklung der konventionellen Ballonkatheter stellen die medikamenten-beschichteten Ballonkatheter (drug-eluting balloon / drug-coated balloon) dar. Bei ihnen ist die Ballonoberfläche mit einem immunsuppressiven Arzneimittel beschichtet, welches an der Stelle der Gefäßverengung aufgetragen wird. Es soll die Gefäßaufweitung pharmakologisch unterstützen.
Der von dem deutschen Kardiologen Ulrich Sigwart 1987 erstmals beschriebenen Stent handelt es sich dagegen um ein Implantat, das in die Wand eines Koronargefäßes mittels Ballon hineingepresst wird, um die Gefäßwand lebenslang ringsum abzustützen. Es handelt sich um ein kleines Gittergerüst in Röhrchenform aus Metall. Wiederverengte Stents können immer wieder dilatiert werden.

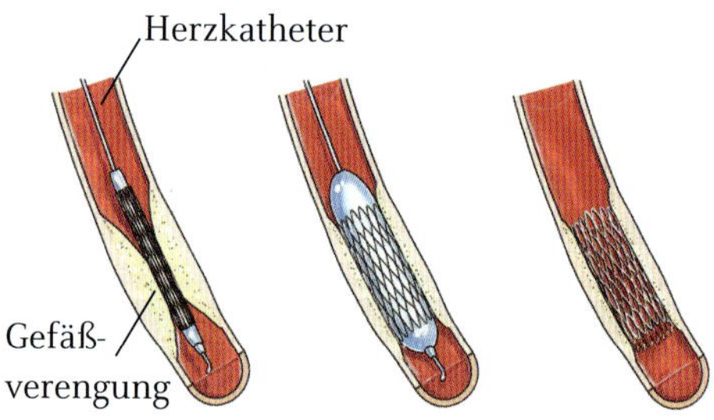

Abb. 18: Funktionsweise einer Ballondilatation mit Stenting.

Eine Weiterentwicklung stellt die Verwendung von Gefäßstents dar, die kleinere Mengen von immunsuppressiven Substanzen freisetzen können, welche die Zellneubildung hemmen (drug eluting stents = DES). Sie reduzieren zwar die Rate der Re-Interventionen, erhöhen aber auch das Risiko einer Stentthrombose, weil die Endothelbildung verzögert verläuft.
Deshalb soll bis zu einem Jahr nach

DES-Stent-Implantation die Plättchenhemmung dual erfolgen, d.h. mit zwei Medikamenten: ASS 100 mg und 75 mg Clopidogrel. Neben dem Einsatz in Notfallsituationen nach Ballonaufdehnungen (wie z.B. Einrissen der Gefäßwandinnenschichten, d.h. so genannten Dissektionen) wird mit der Verwendung von Stents vor allem auf eine Reduktion der hohen Restenoseraten nach der PTCA gehofft[50].

5.4 Bypass-Operation

Indikationen für die Bypass-Operation (operative Koronarrevaskularisation) sind die bedeutsame Hauptstammstenose der linken Koronararterie, die symptomatische Drei-Gefäß-Erkrankung mit komplexen Stenosen, die symptomatische Zweigefäßerkrankung mit stammnahen Stenosen von RIVA und Rcx oder die Drei- bzw. Zweigefäßerkrankung mit Beteiligung des stammnahen RIVA. Die operative Sterblichkeit beträgt immer noch 1 – 3 %.

Das Prinzip der Operation basiert auf der Schaffung eines Umgehungswegs für das fast verschlossene Herzkranzgefäß mittels eines „Brückengefäßes", bei dem es sich um eine körpereigene Arterie aus dem Brustraum, die linke und/oder rechte A.(thoracica) mammaria interna (= LIMA- oder RIMA-Bypass) oder eine körpereigene Vene, die aus dem Beinbereich stammt, handelt. Grundsätzlich können aber auch andere Arterien oder Venen Verwendung finden. Die LIMA wird an ihrer Abgangsstelle (linke A. subclavia) belassen und auf den RIVA jenseits der Engstelle aufgenäht. Die Brückengefäße (RIMA und/oder Venenbypass) werden als T-Graft auf alle Herzkranzgefäße aufgenährt, die über diesen Bypass versorgt werden sollen. Im Fall eines Venenbypasses spricht man von einem Aortocoronaren Venenbypass (ACVB). In einigen Herzzentren wird versucht, zusätzlich zum ACVB besonders verkalkte Herzkranzgefäße bezüglich der Verkalkungen auszuräumen, was auch als Endarteriektomie bezeichnet wird, bevor das Brückengefäß aufgenäht wird[51]. Der Zugang zum Herzen erfolgt über eine Längsspaltung des Brustbeins (Sternum), die so genannte Sternotomie. Dieser Zugangsweg wird auch für andere Operationen am offenen Herzen[52] gewählt, wie beispielsweise beim Herzklappenersatz. Postoperative Thoraxbeschwerden gehen häufig auf verspannte und verkürzte Muskelstrukturen im Schulterbereich sowie Blockierungen der Brustwirbelsäule, der Rippen und des Schulter-Schlüsselbeinbereichs zurück. Intensive Dehnübungen der Brustkorbmuskulatur dürfen erst nach 6 – 8 Wochen aufgenommen werden, wenn das dann zusammengewachsene Sternum wieder ausreichend stabil ist. Die Bauchlage sollte bei gymnastischen Übungen erst drei Monate nach der Operation eingenommen werden.

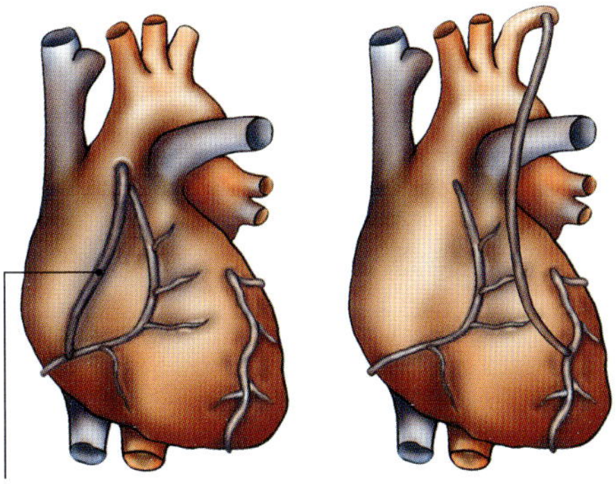

Abb. 19: links: ACVB, rechts: LIMA-Bypass.

50 Andere interventionelle Kathetermethoden sind von eher begrenzter Bedeutung und werden bei speziellen Indikationen eingesetzt, wie z.B. der Rotablator. Er wird zur Aufweitung oder Wiedereröffnung von verengten, stark verkalkten bzw. verschlossenen Herzkranzgefäßen eingesetzt. Ein diamantenbesetzter kleiner Bohrkopf erzeugt durch sehr hohe Umdrehungszahlen beim Schleifbohrvorgang Mikropartikel, die die Gefäßperipherie in der Regel nicht verstopfen können. Weitere Verfahren sind u.a. die Laser- und die Ultraschallangioplastie.

51 Vgl. Brusis et al. (2002)

52 dabei auch in der Regel Stilllegung des Herzens unter Verwendung der Herz-Lungen-Maschine. Bei bestimmten minimal invasiven Verfahren kann auch auf die Sternotomie verzichtet und direkt am schlagenden Herzen gearbeitet werden.

6 Reanimations-basismaßnahmen

Die neuen Reanimationsempfehlungen aus dem Jahr 2017 stellen eine Adaptation der Leitlinien des European Resuscitation Council (ERC) und des International Liason Comitee on Resuscitation (ILCOR) auf Deutschland dar. Vor allem bei Ersthelfern soll eine Vereinfachung der Empfehlungen eine höhere Akzeptanz finden. Beim Auffinden einer leblosen Person soll zunächst das Bewusstsein durch laute Ansprache und leichtes Rütteln an den Schultern geprüft werden.

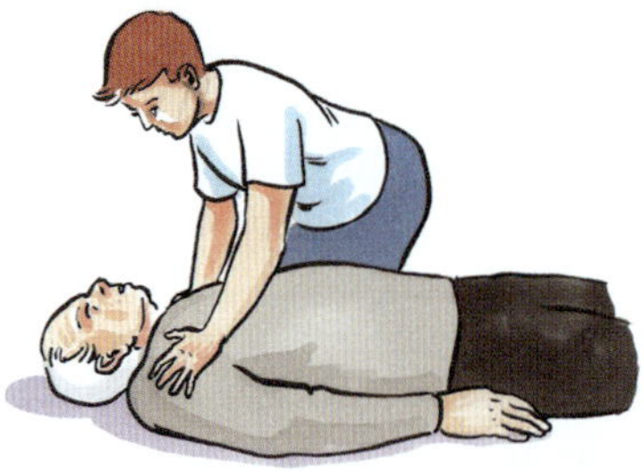

Abb. 20: Bewusstseinsprüfung durch laute Ansprache und leichtes Rütteln an den Schultern.

Als unmittelbare Folge müssen zur Atemkontrolle durch Halsüberstrecken die Atemwege frei gemacht werden.

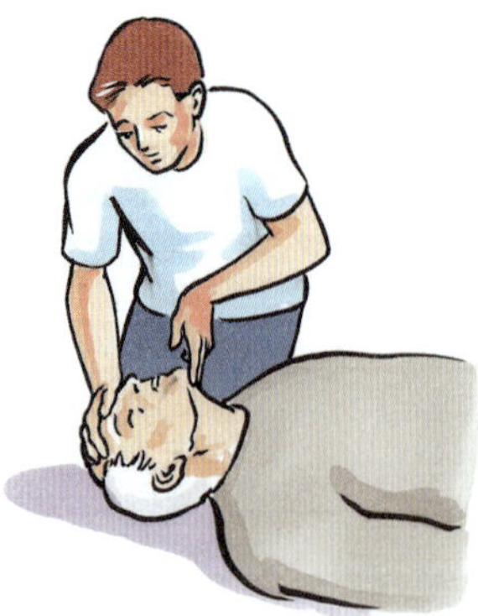

Abb. 21: Atemkontrolle: Freimachen der Atemwege durch Halsüberstrecken.

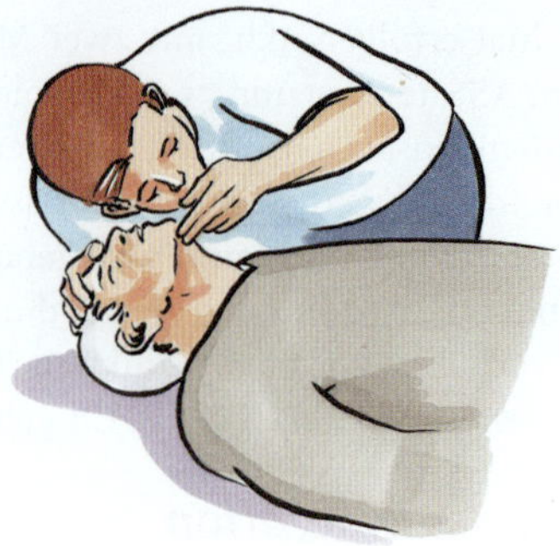

Abb. 22: Überprüfung des Vorliegens einer normalen Atmung durch Sehen, Hören, Fühlen.

Die Maßnahmen der Atemkontrolle (Inspektion der Brustkorbbewegungen, Kontrolle von Atemgeräuschen, Fühlen von Luftbewegungen am Ohr) sollen nicht mehr als zehn Sekunden in Anspruch nehmen. Die aus dem Stillstand resultierende Schnappatmung ist ein Zeichen des Kreislaufstillstands und darf nicht fehlinterpretiert werden.

Mit dem Erkennen von Bewusstlosigkeit und Fehlen einer normalen Atmung muss der Notruf gesetzt oder veranlasst werden (Tel.: 112).

Die Reanimation durch medizinische Laien wird unverzüglich ohne Pulskontrolle begonnen. Weil es viele Laien erhebliche Überwindung kostet, mit der Atemspende als Mund-zu-Mund- oder Mund-zu-Nase-Beatmung zu beginnen und eine früh durchgeführte, möglichst nicht unterbrochenen Herzdruckmassage ein zentraler Stellenwert zukommt, wird nach den jüngsten Reanimationsempfehlungen unmittelbar mit der Herzdruckmassage als erster Basismaßnahme begonnen. Da 80% der plötzlichen Herzkreislaufstillstände kardialen Ursprungs sind, muss zunächst ein adäquater Druck und Blutfluss erzeugt werden.

Die Atemspende durch Laienhelfer ist nicht mehr zwingend erforderlich. Studien zeigten eine vergleichbare Effektivität mit und ohne Atemspende auf (Iwami, SOS-KANTO Study group, 2007). Der Druckpunkt für die Herzdruckmassage wird in der Mitte des Brustkorbs, d.h. auf der unteren Hälfte des Brustbeins gesucht.

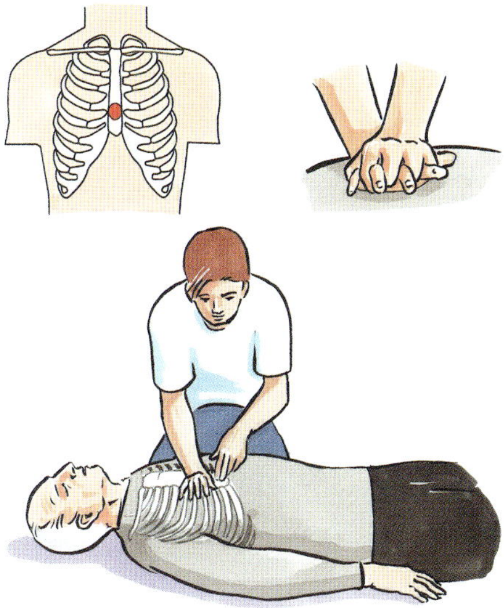

Abb. 23: Druckpunkt: Brustkorbmitte.

Neu im Vergleich zu den bisherigen Empfehlungen ist das Verhältnis von Kompression zu Beatmung mit 30:2 bei Erwachsenen und Kindern. Bei Erwachsenen entfallen also die bisher gelehrten anfänglichen zwei Beatmungen. Sofort wird mit 30 Kompressionen begonnen.

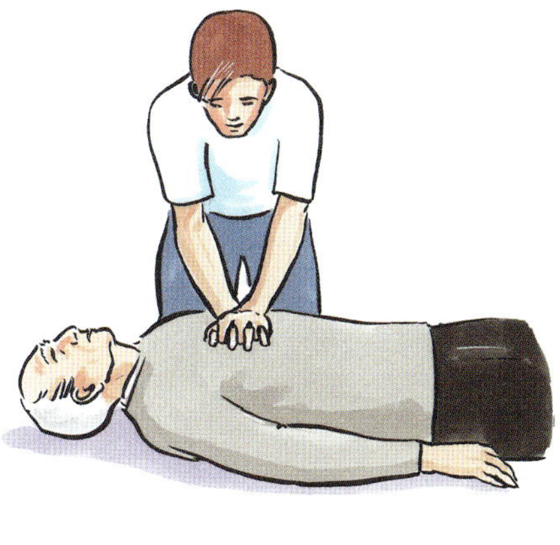

Abb. 24: Handhaltung: Handballen auflegen, darüber die zweite Hand.

Das Brustbein des Leblosen soll senkrecht mit gestreckten Armen 4 bis 5 cm in Richtung Wirbelsäule mit einer Frequenz von 100/min gedrückt werden.

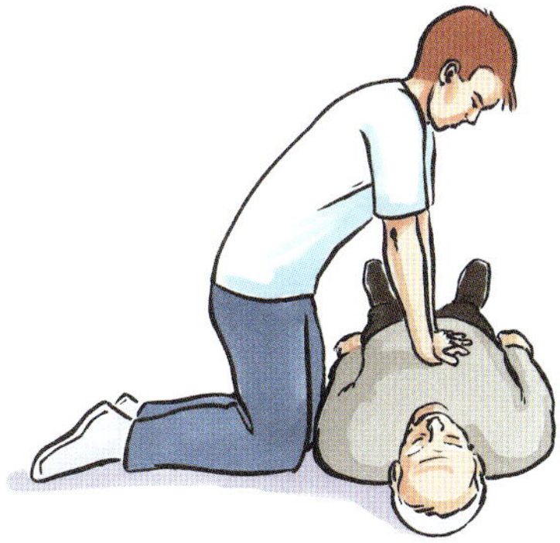

Abb. 25: mit gestreckten Armen senkrecht auf das Brustbein drücken (Frequenz 100/min).

Nach jeder Thoraxkompression wird das Brustbein (Sternum) vollständig entlastet, ohne den Kontakt zwischen Hand und Sternum aufzugeben.

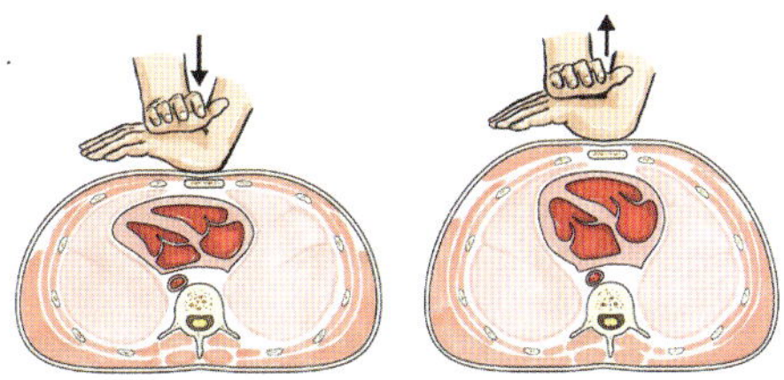

Abb. 26: Thoraxkompression mit „Ausquetschen" des Herzens zwischen Brustbein und Wirbelsäule mit einer Bewegungsamplitude von 4 bis 5 cm.

Die Atemspende wird als Mund-zu-Mund- oder als Mund-zu-Nase-Beatmung durchgeführt.

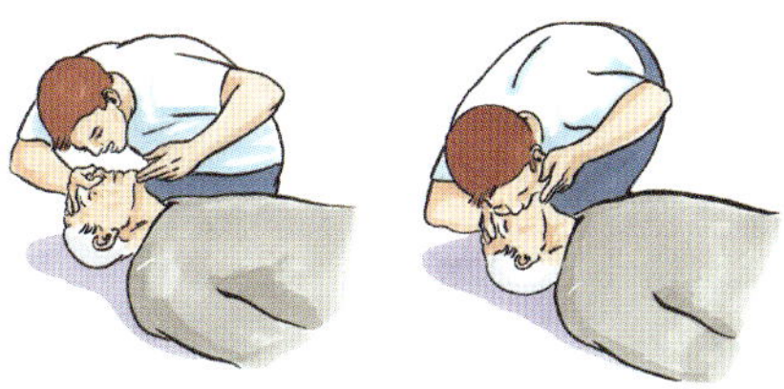

Abb. 27: Nase zuhalten, Mund-zu-Mund-Beatmung jeweils zweimal, Frequenz 1 Sekunde pro Beatmung.

Jede Notfallbeatmung dauert etwa eine Sekunde, um einer Hyperventilation vorzubeugen, die weitere Gefährdungen des Patienten nach sich ziehen könnte (erhöhter intrathorakaler Druck bei gleichzeitiger Minderdurchblutung der Herzkranzgefäße und Hirnarterien und Gefahr der Magenbeatmung mit drohender Aspiration). Vor der Beatmung wird keine routinemäßige Kontrolle des Mund- und Rachenraums durchgeführt, sondern nur, wenn die Beatmung misslingen sollte, bzw. wenn Atemhindernisse zu erkennen wären.

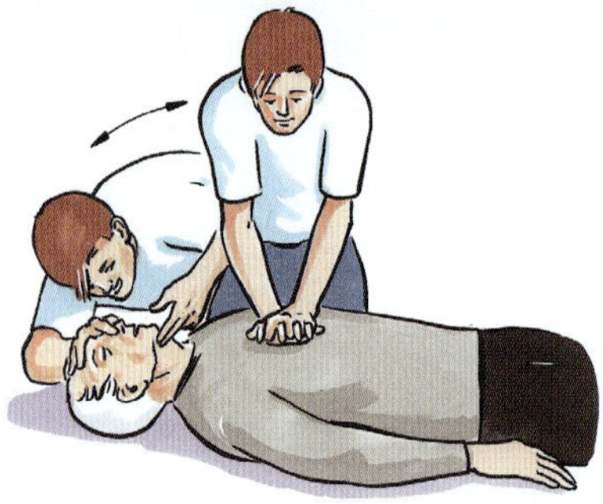

Abb. 28: Wechsel von Atemspende und Herzdruckmassage.

Die neuen Empfehlungen unterstellen also, dass in den ersten Minuten beispielsweise bei einem Herzstillstand infolge eines Herzinfarktes die Zirkulation für das Überleben entscheidend ist und sich im Blut noch ausreichend Sauerstoffreserven befinden, bis nach der ersten 30er Serie Herzdruckmassage dann die erste Atemspende erfolgt.

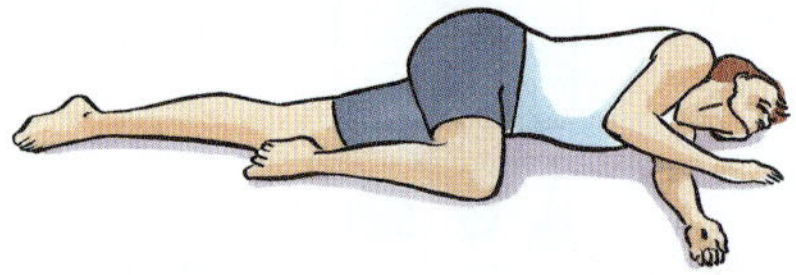

Abb. 30: Stabile Seitenlage.

Weil einem Herzkreislaufstillstand gerade in der Herzgruppe meist eine pulslose ventrikuläre Tachykardie oder ein Kammerflimmern zugrunde liegen, muss aufgrund der Präsenz eines Arztes auch die frühzeitige Defibrillation in die Basisreanimation mit einbezogen werden.

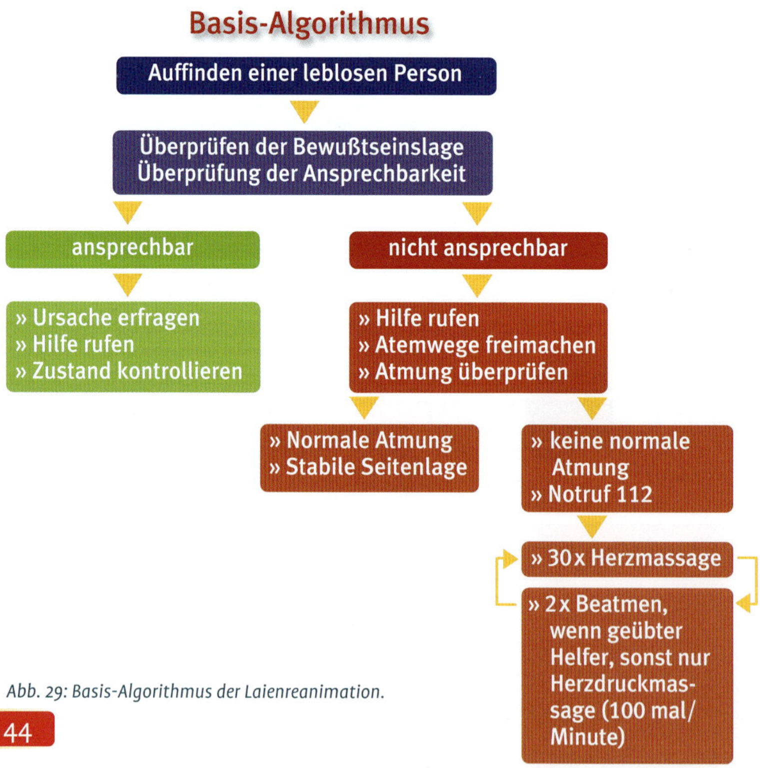

Abb. 29: Basis-Algorithmus der Laienreanimation.

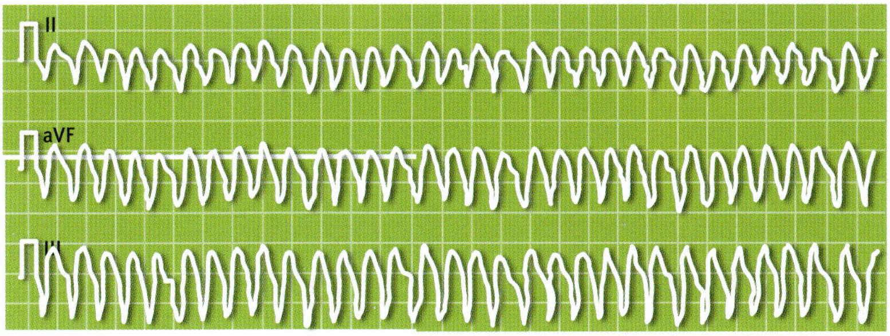

Abb. 31: Ventrikuläre Tachykardie in den Ableitungen II, aVF und III, breite Kammerkomplexe (> 120 ms), Hf > 100/min, regelmäßiges Bild mit konstanter Zykluslänge.

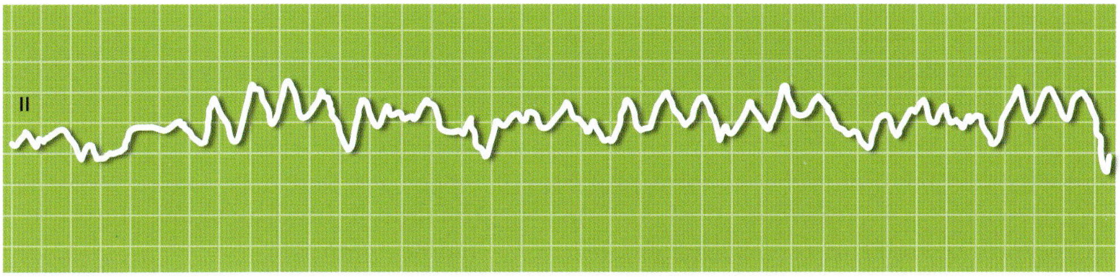

Abb. 32: Kammerflimmern, Flimmerwellen mit einer Frequenz über 320/min.

Durch die in den meisten Gruppen verfügbaren automatisierten externen Defibrillatoren (AED) kann eine erhöhte Reanimationsquote erzielt werden. Nach den neuesten Richtlinien wird ein einzelner Schock, geräteabhängig bei monophasischen Defibrillatoren mit einer Maximalenergie von 360 Joule und bei biphasischen Defibrillatoren mit einer Energie zwischen 120 und 200 Joule abgegeben. Sofort im Anschluss werden zunächst wieder für zwei Minuten die Basisreanimationsmaßnahmen fortgeführt. Erst nach 5 Zyklen (30 : 2) erfolgt eine Pulskontrolle. Wenn der Kreislaufstillstand nicht beobachtet wurde und länger als 4 – 5 Minuten zurückliegt, werden vor der ersten Defibrillation grundsätzlich zunächst zwei Minuten Basisreanimation (5 Zyklen 30:2) empfohlen. Beim beobachteten Kreislaufstillstand, was ja beispielsweise beim Zusammenbruch während des Herzsports der Fall wäre, muss sofort defibrilliert werden. Basismaßnahmen können nur eine Überbrückung für den Einsatz von Defibrillator und Medikamenten darstellen. Beim Eintreffen des Notarztes und der Rettungssanitäter erfolgen dann die erweiterten Maßnahmen der Reanimation, auf die im Rahmen dieses Büchleins nicht näher eingegangen werden kann (u.a. Legen eines venösen Zugangs u.s.w.).

Die Notfallausrüstung im Herzsport

Das Wichtigste zuerst:
Für die in Herzgruppen erforderliche Notfallausrüstung gibt es (noch) keine rechtsverbindlichen Vorschriften. Erfahrung und Vorbildung der betreuenden Ärzte bilden daher die Grundlage für den Umfang der Notfallausrüstung.
Für die Zulassung einer Herzgruppe muss eine Notfallausrüstung vorhanden sein. Wie aber sollte diese Notfallausrüstung aussehen? Im Folgenden haben wir ein paar elementare Grundregeln zusammengestellt. Die Befüllung des Notfallkoffers regelt DIN 13232 in ihrer aktuell gültigen Form vom Mai 2011. Dort schreiben die Module A und B die Ausrüstung für die Notfallversorgung erwachsener Patienten vor. Außerdem muss im Herzsport ein Defibrillator zur Verfügung stehen. Wir empfehlen immer, ein Notfallhandy einsatzbereit zu halten. Darüber hinaus sollten Arzneimittel vorgehalten werden, die der betreuende Arzt im Notfall verabreichen kann, um den Betroffenen bis zum Eintreffen des Notarztes bzw. des Rettungswagens zu versorgen.
Unsere Empfehlungen beruhen auf dem derzeitigen Wissensstand und sind als Vorschlag zu verstehen. Über die Erforderlichkeit einzelner Teile der Notfallausrüstung kann man geteilter Meinung sein (z.B. Intubationsbesteck). Der medikamentöse Bereich wurde in den letzten Jahren auf der Grundlage neuer Studien erheblich abgespeckt und basiert auf der aktuellen ERC Leitlinie (European Resuscitation Council, 2018). Die Entscheidung für die einzelnen Elemente der Notfallversorgung (s.u.) liegen in der Verantwortung der die Herzgruppe betreuenden Ärzte.
Der Fachhandel bietet DIN-gemäße Notfallausrüstungen an. Im Einzelnen sind dies:

- **Hilfsmittel zur Diagnostik:**
  Hierzu zählen: Stethoskop, Blutdruckmessgerät sowie ein Blutzuckermessgerät mit Zubehör.
- **Ge- und Verbrauchsmaterial:**
  Material zur Wundversorgung führen wir hier nicht auf, da in jeder Sporthalle ein Betriebsverbandkasten nach DIN 13157 vorgehalten werden muss.
- **Hilfsmittel zur Infusionstherapie:**
  Jeweils 5 Braunülen der Größen weiß, grün und rosa
  5 Braunülenpflaster
  1 Verbandschere
  1 Flasche Hautdesinfektionsspray
  1 Staubinde
  3 Infusionsbestecke
  Kanülen: Jeweils 10 Stück Größe Nr. 1 und Größe Nr. 12
  Spritzen: Jeweils 5 Stück 2 ml, 5 ml, 10 ml und 1 x 20 ml
  Infusionen: 2 x 500 ml Vollelektrolytlösung
- **Hilfsmittel zur Absaugung, Intubation und Beatmung:**
  Eine Vorhaltung dieser Utensilien ist nur dann sinnvoll, wenn ein notfallerprobter, regelmäßig intubierender Arzt die Herzgruppe betreut.
  1 Einführungsstab
  1 Magillzange
  1 Ambu Beutel
  1 Beißschutz (Gummikeil)
  2 Atemmasken verschiedener Größen
  1 Pean Klemme
  Laryngoskop mit Ersatzbatterien
  2 Guedeltubi verschiedener Größen
  2 x 1 Tubus Größe 7,0
  2 x 1 Tubus Größe 8,0
  Larynxtubus Suction, Notfallset

Beispiele mit ausführlichen Angaben zum Inhalt von Notfallkoffern finden sich unter www.mbs-medizintechnik.com. Die Notfallversorgung könnte mit einer geeigneten Ausrüstung komplett abgedeckt werden. Die Sinnhaftigkeit eines überdimensionierten Notfall-Arsenals, aber auch die Kosten der Erst- und Folgebeschaffungen sollten im Auge gehalten werden. Wir empfehlen deswegen, so wenig wie möglich und so viel wie nötig in das Notfallequipment zu investieren. Die Ärzte der jeweiligen Herzgruppe entscheiden letztendlich über die notwendigen Utensilien der von ihnen bestmöglich zu leistenden Erstversorgung. Wir haben in Deutschland ein sehr gut organisiertes Rettungssystem. Im Rahmen der Notfallversorgung geht es um die lebensrettende Überbrückung der wenigen Minuten bis zum Eintreffen der Rettungskräfte.

Automatisierter externer Defibrillator (AED)

Bei einem Zwischenfall mit Herz-Kreislaufstillstand im Rahmen einer Herzgruppe kann nach heutiger Rechtsprechung in einem Prozess eine Verurteilung wegen Fahrlässigkeit erfolgen, wenn kein funktionsfähiger Defibrillator vorhanden ist.

Ein Defibrillator muss verfügbar sein. In nahezu allen Herzgruppen ist dies ein AED (Automatischer Externer Defibrillator). Diese Geräte arbeiten halbautomatisch, das heißt, der Benutzer wird vom Gerät akustisch mit klaren Handlungsanweisungen durch die Notfallsituation geführt. Bei Neuanschaffung oder Ersatzbeschaffung sollten nur noch diese Geräte bevorzugt werden, da sie auch von Laien (z. B. Übungsleiter/innen) nach Schulung und Einweisung eingesetzt werden können. Die Neuanschaffung und Folgebeschaffung (in Hessen nach 10 Jahren) wird in allen Landesverbänden finanziell durch die Landesorganisationen unterstützt, unter deren Verwaltung die Herzgruppe gemeldet ist. Herzgruppen ohne Defibrillator werden nicht zugelassen.

Einzelne Hersteller verfügen über ein eigenes Vertriebs- und Servicesystem. Andere vertreiben ihre Produkte über den Handel. Es empfiehlt sich, verschiedene Angebote einzuholen und Sonderkonditionen abzufragen. Eine Nachfrage bei der Geschäftsstelle der jeweiligen Landesorganisation zu den in Frage kommenden AED`s kann weiterhelfen. Hier kann zu Liefer-, Garantie- und Servicebedingungen der einzelnen Geräte möglicherweise eine unabhängige Beratung erfolgen.

Seit 2017 fallen die AED`s unter die Medizinprodukt Betreiberverordnung (MPBetreibV, 2017[53]). Wichtig für AED-Betreiber (das ist der Käufer des Gerätes) in der neuen Verordnung ist § 11, die sicherheitstechnischen Kontrollen (STK), denn seit dem 1. Januar 2017 gelten die für AED`s gerätetypischen STK-Befreiungen nicht mehr. Bisher hatten AED-Hersteller die Befreiung von der STK mit Modelleinführung des jeweiligen Gerätes erhalten. Diese fußte auf den regelmäßigen Selbsttests und die AED`s galten als wartungsfrei. Diese gerätetypische Befreiung hat der Gesetzgeber gestoppt. Jetzt besteht alle 2 Jahre eine generelle STK-Pflicht. Das Ergebnis der STK muss ins Medizinproduktebuch eingetragen werden. Es muss eine Einweisung durch den Gerätelieferanten vor Ort erfolgen, mit Dokumentation der Eingewiesenen und Datum. Für die regelmäßigen Kontrollen ist der AED-Betreiber verantwortlich.

Medikamente, die der betreuende Arzt im Notfall appliziert

Die hier dargestellte Liste wurde zwischen den verantwortlichen Ärzten der Gesellschaft für Prävention und Rehabilitation von Herz-Kreislauferkrankungen in Hessen abgestimmt. Sie bildet die Basis-Medikamente ab. Die jeweiligen Herzgruppenärzte können diese Liste jederzeit erweitern. Von einer Kürzung raten wir ab. Wir raten dazu, für die Notfallmedikamentenliste der Herzgruppe eine Excel-Tabelle zu führen, die das Verfalldatum der Medikamente enthält. Für den AED bietet sich eine Zeile mit Notfallnummer des Herstellers, des Ansprechpartners vor Ort und dem STK-Prüfdatum an.

---

53 MP BetreibV wurde 2017 novelliert; Betreiber ist der Sportverein, welcher den AED angeschafft hat; Beauftragter ist eine vom Sportverein bestimmte Person i. d. R. der ÜbungsleiterIn; beauftragter Einweiser ist die vom Hersteller beauftragte Person; Anwender ist der Ersthelfer der Herzgruppe; STK-Befreiung von Defibrillatoren gab es bis 2017 - gilt heute nicht mehr.

Medikament	Stück	Indikation/Cave	Verfalldatum
Oral/inhalative Verabreichung			
Bayotensin akut Phiole	2	Hypertensive Krise (RR > 220 mmHg systol.)	
ASS 500 mg Tablette	2	Akutes Koronarsyndrom	
Nitrolingual Akut Spray	1	Akutes Koronarsyndrom – nicht bei hypertensiver Krise mit neurologischen Symptomen!	
Berotec®/Salbutamol Dosieraerosol	1	Asthmaanfall, Obstruktion bei Anaphylaxie	
Traubenzucker	4	Hypoglykämie – wenn ansprechbar	

Intravenöse/intramuskuläre Verabreichung			
Adrenalin 1mg/1ml Ampulle oder Adrenalin Autoinjektor 300 mg (Erwachsene)	2/1	bei Anaphylaxie intramuskulär	
Amiodaron 200 mg/Ampulle	2	Reanimation, alle Formen von Herzstillstand	
NaCl 0,9% 500 ml	2	Infusion zur Volumen-, Medikamentengabe	
NaCl 0,9% 10 ml	4	Lagekontrolle, Verdünnung	
Glucose 20% 10 ml	5	Hypoglykämie, stark venenreizend! Sinnvoll = in laufende Infusion injizieren	
Metroprolol-Tartrat 5 mg/Ampulle	1	Hypertonie, Tachykardie	
Prednisolon 250 mg Pulver	1	Allergische Reaktion mit Dyspnoe	

Notfalltool	Stück	Zu beachten	Prüfung
Automatischer externer Defibrillator	1	MPBetreibV 2017: alle 2 Jahre sicherheitstechnische Kontrolle (STK)	erfolgt am:
Hersteller:			fällig am:
Tel. HOTLINE Hersteller:			
Tel. Außendienstmitarbeiter			

7 Sportphysiologische Grundlagen des Herzsports

Aufgrund einer Reihe sorgfältiger Metaanalysen[54] gilt die positive Beeinflussung der koronaren Herzkrankheit durch Training als gesichert. Sowohl die kardiovaskuläre Morbidität[55], als auch Mortalität[56] lassen sich durch Training reduzieren. Die Basis stellt die Minimierung der wesentlichen Risikofaktoren, d.h. der Blutfette (HDL-Erhöhung, LDL-Erniedrigung), des Diabetes mellitus, des arteriellen Hypertonus und des metabolischen Syndroms dar. Diese Risikofaktoren bedrohen vor allem unsere Gefäße. Allgemeingut ist daher schon die Gleichsetzung des persönlichen biologischen Alters und des Alters der Gefäße eines bestimmten Menschen. Körperlich Inaktive weisen eine um 50% höhere Inzidenz der Koronaren Herzkrankheit auf als sportlich Aktive. Der regelmäßige Sport führt weiterhin zu einer Abnahme der Aktivität des sympathischen Nervensystems, zu einem niedrigeren Puls sowie einer Abnahme des Sauerstoffverbrauchs bei gleicher körperlicher Belastung und dadurch zu einer ökonomischeren Herzarbeit. Gerinnungssystem und Kohlenhydratstoffwechsel werden positiv beeinflusst. Die Muskulaturzunahme bewirkt eine Abnahme der Insulinresistenz. Auch psychische Beschwerdebilder (emotionale Labilität, Reizbarkeit, Depressionen, Angst, etc.) werden unter der Sporttherapie besser.

Der Arterioskleroseprozess gilt heutzutage als entzündlicher Prozess (Libby, 2015) und auch als Folge genetischer Veranlagung und der oben angeführten Risikofaktoren. Er beginnt gewöhnlich als Folge einer Schädigung des Endothels, der einlagigen Zellschicht, die das ganze Gefäßsystem als Innenschicht auskleidet und quantitativ etwa der Fläche von sechs Tennisplätzen entsprechen soll. Es handelt sich dabei um ein aktives Organ, das die Gefäßweitstellung, sowie den Fluss von Molekülen (u.a. Nährstoffen) durch die Gefäßwand reguliert und die Blutgerinnung, die Blutgefäßneubildung und die Interaktion zwischen Zellen und Matrix an und innerhalb der Gefäßwand steuert. Mit Hilfe von Botenstoffen wie dem Stickstoffmonoxid (NO) steuert das Endothel den Gefäßtonus[57]. Ist die Funktion des Endothels gestört, so spricht man von der so genannten Endotheldysfunktion, die als Vorstadium atherosklerotischer Plaques und von Koronarstenosen gilt[58].

Als Test für den Nachweis einer Endotheldysfunktion gilt die Injektion des Transmitters[59] Acetylcholin während einer Koronarangiographie. Ist die Funktion normal, so folgt auf die Injektion eine Dilatation des Koronargefäßes. Dies wird über Stickstoffmonoxid (NO) vermittelt. Es führt zu einer Relaxation[60] der glatten Muskelzellen und somit zur Weitstellung des Gefäßes. Ist dieser Ablauf gestört, folgt auf die Acetylcholingabe die pathologische Konstriktion des Herzkranzgefäßes. Untersuchungen haben die Restituierbarkeit[61] der gestörten Funktion durch Sport[62] gezeigt. Bereits ein vierwöchiges Fahrradergometertraining von täglich 10 Minuten bei 80 % der maximalen Herzfrequenz erbrachte eine Normalisierung der Endotheldysfunktion bei Koronarpatienten.

54 Unter einer Metaanalyse versteht man die Zusammenfassung mehrerer Primärstudien, die alle quantitative, statistische Methoden einsetzen.

55 Krankenstand, zahlenmäßiges Verhältnis zwischen den an im vorliegenden Fall kardiovaskulären Erkrankungen erkrankten und gesunden Personen einer definierten Bevölkerung

56 Verhältnis der Zahl der im vorliegenden Fall kardiovaskulär bedingten Todesfälle zur Gesamtzahl der statistisch berücksichtigten Personen (Gesamtbevölkerung)

57 Vgl. Muster / Zielinski (2006)

58 Vgl. Graf / Halle (2007)

59 Substanzen, die bei der Erregungsübertragung an den Berührungsstellen der Grenzflächen zwischen Nerv und Muskel (Synapse) freigesetzt werden.

60 Entspannung

61 Wiederherstellbarkeit

62 Vgl. Hansel / Simon (2007)

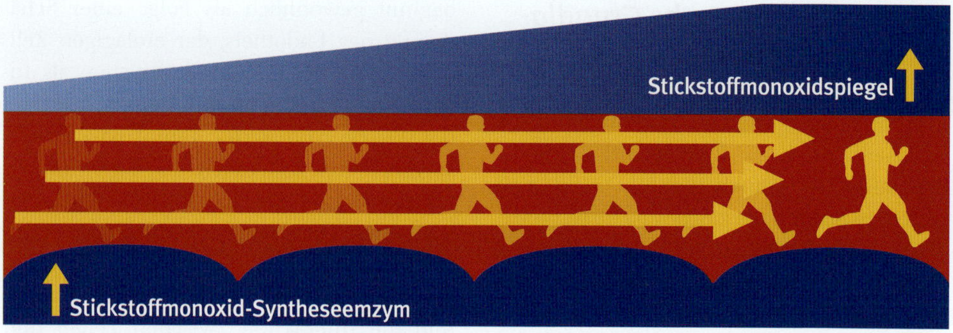

Abb. 33: Die Scherkraft der laminaren Blutströmung bei sportlicher Belastung stimuliert das Stickstoffmonoxid bildende Enzym im Endothel der Blutgefäße. Außerdem werden andere potenziell schädigende Faktoren gehemmt. Modifiziert nach Muster / Zielinski (2006)

Der Prozess der Endotheldysfunktion geht der Makroangiopathie um Jahre voraus. Die Vasodilatation der Herzkranzgefäße, die bei Koronarpatienten gestört ist, wird durch ein Gleichgewicht von Stickstoffmonoxidproduktion und -inaktivierung determiniert. Gegenspieler von Stickstoffmonoxid sind freie Radikale, die mit NO interagieren und es auf diese Weise auch inaktivieren können. Bestimmte (nicht) enzymatische antioxidative Schutzmechanismen der Zellen können den Überschuss freier Radikale abbauen und auf diesem Weg die Inaktivierung von Stickstoffmonoxid minimieren. Durch körperliches Training kann die bei Koronarpatienten bestehende Dysbalance zwischen Stickstoffmonoxidproduktion und –inaktivierung korrigiert werden, mit dem Ergebnis einer höheren Stickstoffmonoxidverfügbarkeit.

Eine Metaanalyse mit den Daten von 8400 Patienten kam zu dem Ergebnis, dass ein trainingsbasiertes Rehabilitationsprogramm bei Patienten mit Koronarer Herzkrankheit nach erfolgreicher Revaskularisierung mit PTCA oder Bypass-Operation die kardiovaskuläre Mortalität um 31% reduzieren konnte.

Prof. Dr. Hambrecht und seine Mitarbeiter publizierten 2004 darüber hinaus eine Studie, die ein körperliches Ausdauertraining in seiner Effektivität direkt mit einer Koronardilatation mit Stenting bei 101 männlichen, jeweils optimal medikamentös eingestellten Koronarpatienten verglich. In der Sportgruppe wurde 12 Monate lang täglich mindestens über 20 Minuten auf einem Fahrradergometer trainiert. Ein Jahr nach Studienbeginn wiesen die trainierten Patienten ein signifikant höheres ereignisfreies Überleben auf (88 % vs. 70 %). Außerdem hatte das Training zu einer um 16% höheren maximalen Sauerstoffaufnahme geführt[63].

Körperliches Training gilt sowohl in der Primär-, als auch in der Sekundärprävention der KHK als etablierte Behandlungsmethode.

Die erhöhte Bioverfügbarkeit von Stickstoffmonoxid zur Korrektur der Endotheldysfunktion bei körperlichem Training wird aufgrund tier- und zellkulturexperimenteller Studien auf repetitive, auf das Endothel wirkende Scherkräfte zurückgeführt.

Verschiedene Studien, die den Einfluss körperlichen Trainings auf eine Regression von Koronarstenosen untersuchten, erbrachten zwar nachweisbare, aber quantitativ eher geringfügige Veränderungen. In einer Studie betrug die Regression der Arteriosklerose durch Training (3 h/Woche + Nikotinkarenz + vegetarische Diät) 3,1 % (im Vergleich zu einer Progression der Arteriosklerose von 11,8 % in der Kontrollgruppe). In einer anderen Untersuchung wurde die Stenoseregression mit 0,045 mm (im Vergleich zu einer Progression um 0,024 mm in der Kontrollgruppe) beziffert. In der Heidelberger Regressionsstudie verhinderte die Kombination aus Training

63 Vgl. Hansel / Simon (2007)

und herzgesunder Diät eine Progression, während die Progression in der Kontrollgruppe mit 0,13 mm pro Jahr beziffert wurde[64].
Zur Kollateralenbildung liegen in verschiedenen Studien dagegen eher uneinheitliche Ergebnisse vor. Unklar ist zur Zeit auch, ob körperliches Training einen bedeutsamen Einfluss auf die Regeneration von Gefäßschäden durch eine Subpopulation von Knochenmarksstammzellen hat, die sogenannten zirkulierenden endothelialen Progenitorzellen, welche diese Aufgabe wahrnehmen, deren Funktion aber bei Koronarpatienten eingeschränkt ist.
Vor Beginn der Trainingstherapie sollte die vollständige myokardiale Revaskularisierung stattgefunden haben. Weiterhin sollte sich jeder Patient einem Belastungs-EKG, am besten sogar einer symptomlimitierten Spiroergometrie, zur Beurteilung der kardiopulmonalen Belastbarkeit unterzogen haben. Hierbei sollen belastungsabhängige Ischämien und Herzrhythmusstörungen erfasst werden. Hambrecht und Mitarbeiter empfehlen unter teilstationären Bedingungen bzw. in ambulanten Rehabilitationszentren zu Beginn für zwei Wochen das Training auf dem Fahrradergometer mit sechs Trainingseinheiten pro Tag mit einer Belastungsdauer von 10 Minuten bei 70 % der maximalen Sauerstoffaufnahme. Vorgeschaltet wird eine Aufwärmphase von 2 Minuten, in der die Belastungsintensität alle 30 Sekunden bis zum Erreichen des Zielwertes langsam gesteigert wird. Nachgeschaltet wird die so genannte „Cooling-down"-Phase nach Trainingsende, in der die Belastungsintensität stufenweise abgebaut wird. Nach zwei Wochen wird die Verbesserung der kardiopulmonalen Leistungsfähigkeit mittels Spiroergometrie erfasst, um Richtlinien für das Heimergometertraining vorzugeben. Ein Fahrradergometertraining von 20 Minuten Dauer pro Tag an 5 Tagen pro Woche mit einer Belastungsintensität von 70 % der maximalen Sauerstoffaufnahme bewirkt bei Koronarpatienten mit uneingeschränkter Kammerfunktion eine Steigerung der physischen Belastbarkeit um ein Fünftel. Darüber hinaus sollten die Patienten einmal pro Woche an der ambulanten Herzgruppe teilnehmen[65]. Die übliche Struktur der Herzgruppen in Deutschland gewährleistet eine Trainingsfrequenz von ein- bis zweimal pro Woche mit einer Stundendauer zwischen 60 bis 90 Minuten für 90 Übungseinheiten (Edel, 2017).
Bei Patienten nach akutem Herzinfarkt mit erfolgreicher Revaskularisierung sollte das Training zunächst überwacht in einer Rehaeinrichtung amb. oder stationär stattfinden. Ab dem 30. Lebensjahr nehmen bis zum Rentenalter Muskelmasse und -kraft um etwa ein Drittel ab, weswegen vor allem Senioren ausreichender muskulärer Belastungsreize bedürfen.
Ein zusätzliches Krafttraining sollte aber nur in Kombination mit einem Ausdauertraining angeboten werden, weil eine Senkung der Mortalität durch ein alleiniges Krafttraining bisher nicht eindeutig dokumentiert werden konnte. Die Belastbarkeit der Patienten sollte dazu bei über 1,4–1,5 Watt pro Kilogramm Körpergewicht liegen. Ebenso sollte keine Einschränkung der linksventrikulären Funktion vorliegen[66]. Ein derartiges Krafttraining sollte mit eher niedriger Intensität (30–60 % der maximal willkürlichen Kontraktionskraft) und einer hohen Wiederholungszahl von 15-20 Wiederholungen mit einer Trainingsfrequenz von 2–3 Einheiten pro Woche betrieben werden. Der Blutdruckanstieg ist dem bei einem moderaten aeroben Ausdauertraining analog[67]. Acht bis zehn verschiedene Übungen sollten mit je einem Satz anfangs trainiert werden. Die Steigerung der Trainingsgewichte sollte nicht über einem bis 2,5 kg pro Woche für die Armübungen, bzw. 2,5 bis 5 kg pro Woche für die Beinübungen liegen[68]. Auf Übungen mit maximalem Krafteinsatz (auch Halte-

64 Vgl. Halle et al. (2008)

65 Vgl. Halle et al. (2008)
66 Vgl. Halle et al. (2008)
67 Vgl. Bjarnason-Wehrens et al. (2004)
68 Vgl. Meyer / Foster (2004)

arbeit) sollte verzichtet werden, weil hier der so genannte Pressdruck eingesetzt wird, der auch als Valsalvamanöver bezeichnet wird. Das Pressen beruht auf einer Ausatmungsbewegung gegen die verschlossene Stimmritze.

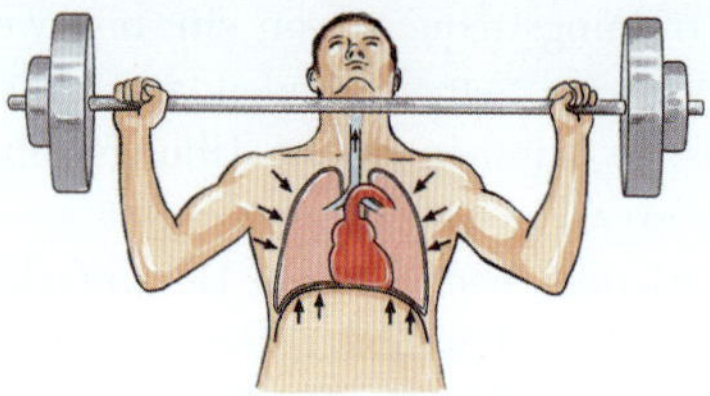

Abb. 34: Valsalva-Manöver (Ausatmung gegen geschlossene Stimmritze), Blutdruckspitze zu Beginn und reduziertes Herzminutenvolumen in der Folge.

Der damit verbundene hohe Druck im Brustraum soll der Muskulatur einen festen Ansatz für das Ausführen der Kraftübung geben. Dieser hohe Druck addiert sich aber zum Druck im Herz-Kreislauf-System und kann vor allem bei Hypertonikern zu gefährlichen Blutdruckspitzen mit Rupturgefährdung für vorgeschädigte Blutgefäße führen. Durch den erhöhten Druck im Brustraum strömt auch zu wenig Blut nach. Das Herzminutenvolumen kann sinken und dadurch auch die Koronargefäßdurchblutung. Nach dem Pressen folgt auf einen kürzer dauernden Blutdruckabfall ein Wiederanstieg mit gegenregulatorischem Herzfrequenzabfall. Alle diese Kreislaufreaktionen sollten dem Herzpatienten erspart bleiben[69].

Die großen amerikanischen kardiologischen und sportmedizinischen Gesellschaften (American College of Sports Medicine, American Heart Association) empfehlen zusätzlich zu einer aktiven Lebensweise ein körperliches Training mäßiger Intensität mit vorrangig dynamischer Belastung im symptomfreien und ischämiefreien Bereich mit vier bis fünf Trainingseinheiten pro Woche (besser täglich) von jeweils 30 – 40 Minuten Dauer (mindestens 20 Minuten)[70]. Die Trainingsherzfrequenz sollte zwischen 60 und 85 % der maximalen Herzfrequenz liegen. Eine Orientierung bietet hier beispielsweise die Karvonen-Formel (s.u.), die heutzutage als einzige Formel zur Berechnung der Trainingsintensität benutzt wird.

Da viele Koronarpatienten mit einem Betablocker therapiert werden, ist die alleinige Orientierung zur Trainingsintensitätsvorgabe an der Herzfrequenz für diese Personengruppe problematisch. Man kann sich hier als alternative Vorgabe an dem Bereich 50 – 70 % der maximalen Leistungsfähigkeit in Watt ersatzweise orientieren[71].

Auch bei Patienten bei chronischer Herzinsuffizienz ließ sich in mehreren Studien eine Zunahme der maximalen Sauerstoffaufnahme durch Ausdauertraining um 15 – 20 % dokumentieren, ohne dass sich eine erhöhte trainingsbedingte Mortalität im Rahmen belastungsinduzierter Arrhythmien oder Dekompensationen gezeigt hätte. Die European Society of Cardiology berichtete sogar von einer Abnahme der Mortalität um 35 %[72]. Die positiven Effekte des Trainings umfassen offensichtlich neben einer Verbesserung der Endotheldysfunktion und antientzündlichen Wirkungen die Veränderung der Skelettmuskelfaserzusammensetzung von weißen zu roten Muskelfasern.

Diese unerwünschte Veränderung der Skelettmuskulatur gilt als Folgeerscheinung der Kombination von niedrigerem Herzzeitvolumen, körperlicher Schonung sowie vorprogrammiertem Zelltod (Apoptose) bei chronischer Herzinsuffizienz. Die zusätzliche Reduktion der peripheren Durchblutung ergibt sich zum einen aus dem erhöhten Sympathikotonus, zum anderen aus der reduzierten Fähigkeit zur arteriellen Gefäßweitstellung wegen der o.a. endothelialen Dysfunktion. Diese pathologischen Veränderungen verursachen zusammen die erniedrigte muskuläre sowie kardiovaskuläre Leistungsfähigkeit der Patienten mit Herzinsuffizienz.

Prof. Dr. Hambrecht empfiehlt als gut steuerbare Therapie bei Herzinsuffizienz das Fahr-

69 Vgl. Brusis et al. (2002)
70 Vgl. Halle (2004)
71 Vgl. Hansel / Simon (2007)
72 Vgl. Halle et al. (2008)

radergometertraining. Zuvor sollten die Ursachen der Herzinsuffizienz geklärt, die potentielle Indikationsstellung einer ICD-Implantation[73] überprüft und bei KHK eine Revaskularisierung durchgeführt worden sein.
Unter ärztlicher Überwachung und stationären Bedingungen erfolgt der Trainingsbeginn mit vier bis sechs Trainingseinheiten pro Tag (Dauer 5 – 10 Minuten bei 60 % der maximalen Sauerstoffaufnahme mit 2-minütiger Aufwärm- und Cool-down-Phase, Ruhezeiten zwischen den Einheiten von minimal einer Stunde). Im Anschluss wird die Leistungsfähigkeit spiroergometrisch überprüft. Das pulsüberwachte Heimergometertraining sollte dann an fünf Tagen pro Woche für 10 – 20 Minuten bei 40-60% der maximalen Sauerstoffaufnahme, flankiert von einer Einheit Gruppentraining pro Woche (leichte Gymnastik, Atemtraining, Ballspiele ohne Wettkampfcharakter) von einer Stunde Dauer, durchgeführt werden. Der Einsatz des Krafttrainings wird bei Herzinsuffizienzpatienten immer noch kontrovers diskutiert[74] (Edel, 2017).
Nach Priv.-Doz. Dr. Katharina Meyer sollte es aber in Form des dynamisch-konzentrischen Krafttrainings[75] einen festen Platz im Therapieregime der stabilen chronischen Herzinsuffizienz einnehmen. Dabei sollten aber das Belastungs-Pausen-Verhältnis bei mindestens 1 : 2, die Anzahl der Wiederholungen pro Satz bei etwa 6 – 10, die Kontraktionsintensität bei 50 – 60 % (anfangs 40 – 50%) des Einer-Wiederholungs-Maximums (1 RM = 1 repetition maximum), die Satzanzahl pro Übung zwei und die Zahl der Übungen 4 – 6 betragen und die Dauer der jeweiligen Belastungsphasen bei über einer Minute liegen. Übungsbeispiele wären der Biceps- und Triceps-Curl, Beinstrecken, Kniebeugen und Beinpresse im Sitzen oder die Schulterpresse und das Drücken für die Brustmuskeln im Sitzen. Eine Alternative zum konventionellen Krafttraining könnte in Zukunft wahrscheinlich das dynamisch-exzentrische Training[76] darstellen[77].
Nach drei Monaten Trainingstherapie sollten erneut echokardiographische Verlaufskontrolle sowie Spiroergometrie durchgeführt werden, als Basis für weitere an den aktuellen Status anzupassende Trainingsempfehlungen[78].

7.1 Risiko körperlicher Belastung

Todesfälle beim allgemeinen Sporttreiben können zunächst als natürlich, nicht natürlich (in erster Linie Unfälle) oder als ungeklärt klassifiziert werden. Nach der Analyse von rund 3000 Todesfällen deutscher Vereinssportler über einen Zeitraum von zwei Jahrzehnten, welche der Erstautor zusammen

73 Der Implantierbare Cardioverter-Defibrillator ist ein kleines Gerät, das unterhalb des Schlüsselbeins, seltener im Bauchraum, implantiert wird, die Herzrate überwacht und mittels Abgabe elektrischer Impulse gefährliche Herzrhythmusstörungen behandelt. Die Elektroden werden über das Venensystem in die rechte Herzkammer eingeführt. Sensoren überwachen permanent die elektrischen Herzaktionen. Beim Kammerflimmern erfolgt mit 30 Joule Energie die Schockabgabe.

74 Vgl. Halle et al. (2008)

75 Charakteristisch für das dynamisch-konzentrische (früher: auxotonische bzw. isotonische) Krafttraining ist das Bewegen einer Last durch Muskelkontraktion. Seine Vorteile liegen nach de Marées (2002) in der Verbesserung der lokalen dynamischen Muskelausdauer, optimierter Koordination und einer sportartnäheren bzw. disziplinspezifischeren Anwendbarkeit. Seine Nachteile liegen in der relativ kurzen Belastung einzelner Muskelgruppen trotz langer Übungszeit sowie einem geringeren initialen Kraftzuwachs in definierten Gelenkwinkelstellungen im Vergleich zum isometrischen Training, das sich als statisches Krafttraining durch relativ kurzdauernde Muskelanspannung gegen unüberwindliche Widerstände definiert. Bei isometrischer Haltearbeit über drei Minuten in Form des so genannten „Handgrips" wurde bei Herzinsuffizienten schon bei nur einem Drittel der maximalen Kontraktionskraft eine akute Überlastung des linken Ventrikels registriert.

76 Beim dynamisch-exzentrischen Krafttraining wirkt auf die betroffene Muskelgruppe eine Last ein, deren Gewichtskraft die Kontraktionskraft des Muskels überwiegt, so dass er gedehnt wird. Dabei müssen entweder das eigene Körpergewicht oder Lasten, welche die individuelle Maximalkraft übertreffen, abgefangen werden. Alltagsbeispiele für die Oberschenkelmuskulatur stellen Abbremsvorgänge beim Berg- oder Treppabgehen oder das Hinsetzen dar.

77 Vgl. Muster / Zielinski (2006)

78 Vgl. Halle et al. (2008)

mit dem Arzt und Juristen Prof. Dr. med. Markus Parzeller vom Zentrum der Rechtsmedizin der Johann Wolfgang Goethe-Universität Frankfurt am Main durchführte, beträgt bei Männern die jährliche Inzidenz eines traumatischen Todesfalls ca. 0,3 /100.000 Sportler und eines kardiovaskulären Todesfalls ca. 1/100.000 Sporttreibende[79].

Hinsichtlich der genauen Todesursachen ergibt sich bei den jüngeren (bis 34 Jahre alten) ein anderes Krankheitsspektrum als bei den älteren (ab 35 Jahre alten) Athleten.

Bei den im deutschsprachigen Europa obduzierten älteren Sportlern[80] dominierte die Koronare Herzkrankheit, bei den jüngeren ebenfalls eine bis zum Todeszeitpunkt unerkannte KHK, gefolgt von einer entzündlichen Herzmuskelerkrankung (beispielsweise im Rahmen eines übergangenen grippalen Infekts). Ähnlich fiel in den Untersuchungen unserer Arbeitsgruppe das Todesursachenspektrum der SportlerInnen bei den im Laufe von Jahrzehnten in Frankfurt am Main durchgeführten Sektionen aus[81].

Während die Koronare Herzkrankheit bei den älteren Sportlern auf der ganzen Welt die Haupttodesursache darstellt, bestehen bei den jüngeren Athleten bedeutsame geographische Unterschiede. Im deutschsprachigen Mitteleuropa versterben die meisten jüngeren SportlerInnen an der KHK oder an einer unerkannten Myokarditis (Herzmuskelentzündung), in den USA dagegen an einer hypertrophen Kardiomyopathie[82], die vor allem Athleten afrikanischer bzw. afroamerikanischer Herkunft betrifft. Auch die in den letzten Jahren häufig vor laufender Kamera in Europa während eines Fußballspiels verstorbenen Spieler waren nicht selten afrikanischer oder afroamerikanischer Herkunft. Die Hypertrophe Kardiomyopathie ist gekennzeichnet durch eine in der Regel asymmetrische Verdickung der Muskulatur der linken Herzkammer. Bei einem Teil der Betroffenen findet unter Belastung eine räumliche Beeinträchtigung der Ausflussbahn der linken Herzkammer statt.

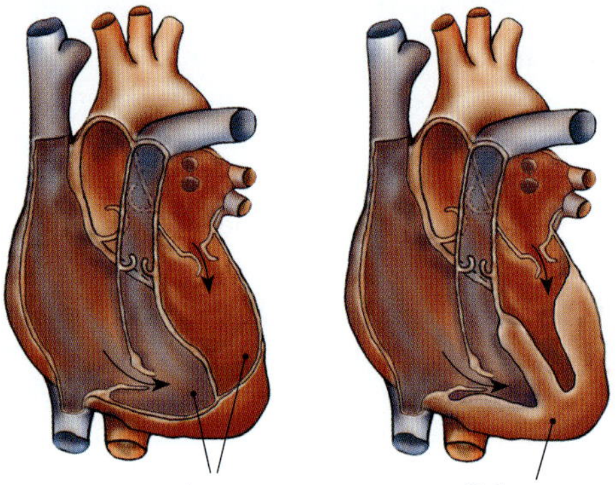

Abb. 35: Dilatative (links) und Hypertrophe (rechts) Kardiomyopathie im Vergleich.

Es kommt zu einer zunehmenden Versteifung des Herzmuskels. Unter Belastung drohen Luftnot und lebensgefährliche Herzrhythmusstörungen.

79 Vgl. ENGELHARDT (2016)

80 Internationale Befragung aller Institute für Pathologie und Gerichtsmedizin in Deutschland, Österreich und der Schweiz über einen Zweijahreszeitraum durch die Frankfurter Arbeitsgruppe (Vgl. RASCHKA 2000)

81 Vgl. ENGELHARDT (2016)

82 Unter Kardiomyopathien versteht man direkte Erkrankungen des Herzmuskels, die nicht Folge anderer Erkrankungen (Hypertonie, Herzklappenerkrankungen u.s.w.) sind. Sie gehen mit mechanischen Funktions- oder Herzrhythmusstörungen einher und verursachen häufig eine inadäquate Hypertrophie oder Erweiterung (Dilatation) der Herzkammern. Sie führen oft zum Tod oder einer deutlichen Behinderung durch Herzversagen. Bei der dilatativen Kardiomyopathie erweitert sich zunächst die Herzkammer, im Endstadium folgen auch die anderen Herzhöhlen, weshalb das Herz im Endstadium gerne mit einem schlaffen Sack verglichen wird. Das Herz kann sich nur noch mit Einschränkung zusammenziehen. Die Herzwände sind in der Regel nicht oder nur geringfügig verdickt. Die häufigsten Ursachen hierfür sind abgelaufene Herzmuskelentzündungen sowie der Alkoholmissbrauch. Es gibt aber auch angeborene Formen. Als sekundäre Formen gelten die Ischämische (dilatative) Kardiomyopathie als Folge der KHK oder das klinische Spätstadium eines so genannten Hochdruckherzens. Diese Krankheit stellt einen häufigen Grund für Herztransplantationen dar.

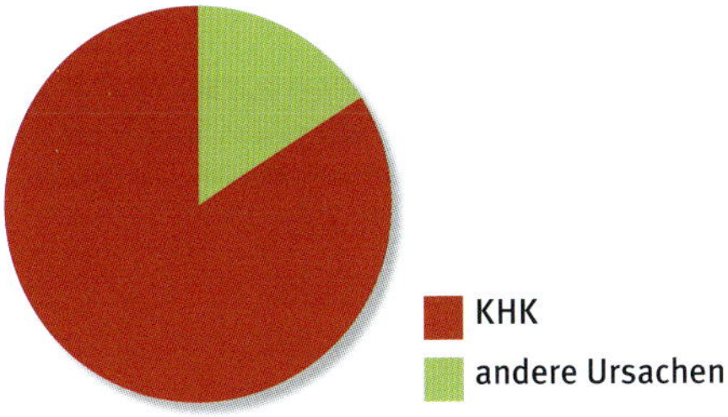

Abb. 36: Internationale Obduktionsstudie (Deutschland, Österreich, Schweiz), ältere Sportler ab 35 Jahre.

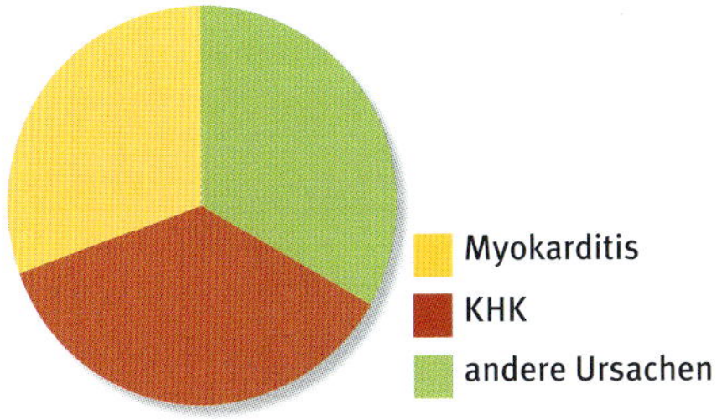

Abb. 37: Internationale Obduktionsstudie (Deutschland, Österreich, Schweiz), jüngere Sportler bis 34 Jahre.

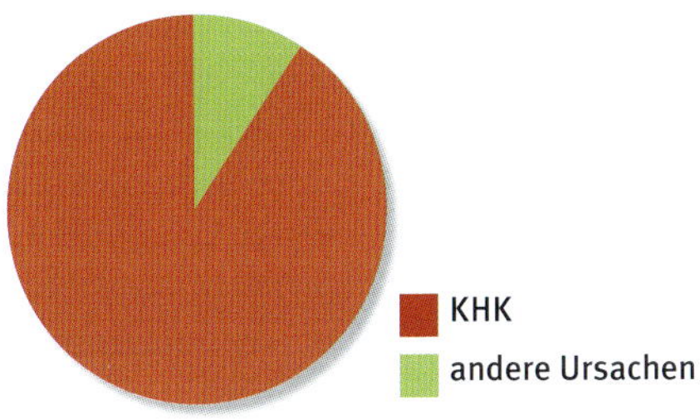

Abb. 38: Frankfurter Obduktionsstudie, ältere Sportler ab 35 Jahren.

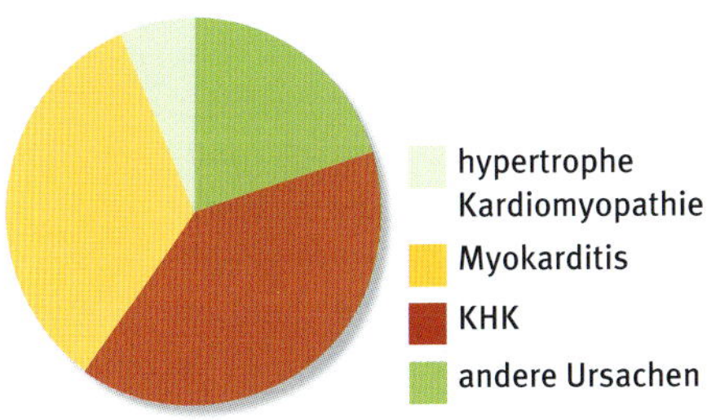

Abb. 39: Frankfurter Obduktionsstudie, jüngere Sportler bis 34 Jahre.

In Norditalien dominiert neben der koronaren Herzkrankheit bei Sporttodesfällen jüngerer Athleten vor allem die lebensbedrohliche Herzrhythmusstörungen auslösende rechtsventrikuläre Kardiomyopathie (arrhythmogene rechtsventrikuläre Dysplasie) mit einer zu einem hohen Anteil erblich bedingten fettigen Degeneration der Muskulatur der rechten Herzkammer, die sich in Folge erweitert. In China werden bei Sektionen verstorbener Athleten vor allem eine Koronare Herzkrankheit, das Marfan-Syndrom[83] und die Myokarditis entdeckt.

Im Herz- bzw. Koronarsport sind derartige Zwischenfälle glücklicherweise eher selten wie Befragungen der Herzgruppen in Hessen ergeben (Edel, 2007). In der anfangs aufgeführten Untersuchung zu kardiovaskulär verursachten Todesfällen im deutschen Vereinssport steht der zusammen mit anderen Sportarten unter der Rubrik Rehabilitations- und Behindertensport aufgelistete Herzsport erst an achter Stelle der zehn am häufigsten betroffenen Sportarten hinter den aufgrund ihrer hohen Mitgliederzahlen dominierenden Sportarten Fußball, Tennis, Tischtennis, Kegeln, Turnen, Handball und Leichtathletik.

Als Hauptrisiken des Koronarsports gelten zweifellos die Induktion eines akuten Herzinfarktes sowie von höhergradigen ventrikulären Herzrhythmusstörungen aufgrund einer myokardialen Ischämie unter Belastung. Vor der Trainingstherapie muss daher die Revaskularisation erfolgen!

Weil das Risiko des plötzlichen Herztodes bei Koronarsportlern mit 0,3 pro 100.000 Trainingsstunden geringfügig jenes gesunder, Sport treibender Personen überschreitet, muss für das Herzgruppentraining immer (!) ein Arzt anwesend sein.

---

83 Beim Marfan-Syndrom (A.-B.Marfan, Pariser Kinderarzt 1858-1942) handelt es sich um eine vererbte Bindegewebserkrankung mit Veränderungen des Habitus (lange, schmale Extremitäten, Trichterbrust, nichtfamiliärer Großwuchs, langer schmaler Kopf, weiche Haut, überstreckbare Gelenke, Leistenbrüche u.s.w.), der Augen (u.a. Luxation der Linsen u.s.w.) sowie des Herzkreislaufsystems (u.a. Erweiterungen der Aorta, Rupturgefahr!).

7.2 Belastungssteuerung

Grundsätzlich werden objektive (Pulsfrequenz, Atemfrequenz, EKG, Laktat, spiroergometrische Kenngrößen), sowie subjektive Belastungskriterien (Selbsteinschätzung, Hautfarbe, Schweiß, Wohlbefinden) unterschieden.

Steuert man die Trainingsintensität über die beim Belastungs-EKG erreichte maximale Wattzahl, so kann unter Umständen nur das Ergometertraining korrekt quantifiziert werden.

Üblicherweise sollte die Atemfrequenz im Koronarsport 30 bis 35 Atemzüge pro Minute nicht überschreiten. Als einfache Faustregel gilt das allseits bekannte Motto: „Laufen ohne zu schnaufen“[84].

Die Borg-Skala kann bei der Quantifizierung der subjektiv empfundenen Luftnot des Herzsportlers während bzw. kurz nach der Belastung helfen. Auf einer Skala von 6 – 20 (ältere Borg-Skala) oder von 1-10 (neuere Borg-Skala) kann der Patient sein Belastungsempfinden beschreiben:

Neuere Borg-Skala:

Skalenwert	Anstrengungsgrad
0	**überhaupt keine Dyspnoe** (Atemnot)
0,5	**sehr, sehr milde** (praktisch kaum wahrnehmbar)
1	**sehr milde**
2	**milde**
3	**mäßig**
4	**recht schwer**
5	**schwer**
6	
7	**sehr schwer**
8	
9	**sehr, sehr schwer** (fast maximal)
10	**maximale Dyspnoe**

84 Vgl. Brusis et al. (2002)

Ältere Borg-Skala:

Skalenwert	Anstrengungsgrad
6	**überhaupt keine Dyspnoe** (Atemnot)
7	**extrem leicht** (sehr sehr leicht)
8	
9	**sehr leicht**
10	
11	**leicht**
12	
13	**etwas schwer** (etwas anstrengend)
14	
15	**schwer**
16	
17	**sehr schwer**
18	
19	**extrem schwer** (sehr, sehr schwer)
20	**größtmögliche Anstrengung**

Als optimaler Trainingsbereich gelten in der älteren Borgskala die Skalenwerte 11 bis 14.

Ein übermäßiges Erröten der Haut, starkes Schwitzen bzw. eine fahle, aschgraue oder gelbliche Hautfarbe können konstitutionell bedingt sehr variabel ausfallen und müssen nicht unbedingt mit dem Anstrengungsgrad korrelieren.

Als weitere objektive Belastungskriterien gelten für die verschiedenen Übungen auch die sogenannten Belastungsnormativa. In der Trainingswissenschaft werden sie auch als Komponenten der Trainingsbelastung bezeichnet. Dazu zählen die Stärke des einzelnen Belastungsreizes (Reizintensität), das zeitliche Verhältnis von Belastungs- und Erholungsphasen (Reizdichte), die Einwirkdauer eines einzelnen Reizes oder einer Reizserie (Reizdauer), Dauer und Zahl der Reize pro Trainingseinheit sowie die Zahl der Trainings-einheiten pro Woche (Trainingshäufigkeit)[85].

85 Vgl. Weineck (2009)

7.2.1 Leistungsdiagnostik

Mit dem Verfahren der *Spiroergometrie* (Laufband, Fahrrad- oder Drehkurbelergometrie) werden die maximale Sauerstoffaufnahme pro Minute, die der menschliche Körper aufnehmen, transportieren und verwerten kann, die Kohlendioxidabgabe, die sogenannte anaerobe Schwelle und andere Kenngrößen wie das Atemminutenvolumen bestimmt.

Hierbei werden bei 100% der maximalen Herzfrequenz auch 100% der maximalen Sauerstoffaufnahme, bei 50% der maximalen Herzfrequenz aber nur 28% der maximalen Sauerstoffaufnahme und bei 80% des Maximalpulses etwa 70% der maximalen Sauerstoffaufnahme erzielt[86]. Die maximale Sauerstoffaufnahme hängt nicht nur vom Trainingszustand, sondern auch von weiteren äußeren Einflussfaktoren (Belastungsart, Ausmaß der eingesetzten Muskelmasse, Körperposition, Sauerstoffpartialdruck, Klima) und inneren Faktoren (Herzminutenvolumen, Gasaustausch, Blutvolumen, Sauerstoffverbrauch, Muskelfaserzusammensetzung, aber auch dem Vorliegen bestimmter kardiopulmonaler Erkrankungen u.a.), sowie von Körpergewicht, Konstitution, Alter und Geschlecht ab.

Relativiert auf das Körpergewicht des Koronarsportlers, kann man auch die relative maximale Sauerstoffaufnahme pro Kilogramm Körpergewicht berechnen. Als sehr gute Werte würden bei über 50-jährigen Männern (Frauen) über 50 Jahren relative Sauerstoffaufnahmen ab 40 bis 45 ml/kg Körpergewicht, als sehr schlechte Werte unter 25 (21) ml/kg gelten.

Mit Hilfe der maximalen Sauerstoffaufnahme sowie der maximalen Herzfrequenz, aber auch der streckenbezogenen Bestzeit kann die allgemeine, aerobe[87] Langzeitausdauer, bei der im Allgemeinen mehr als 1/7 bis 1/6 der Gesamtmuskulatur beansprucht werden und die auch Belastungszeiten über eine halbe Stunde ermöglicht, noch weiter unterteilt werden. So liegt die Belastungsintensität der Grundlagenausdauer 1 (GA-1) bei 75-85% der maximalen Herzfrequenz und 70-85% der maximalen Sauerstoffaufnahme, was vor allem die aerobe Leistungsfähigkeit trainiert. Von der Belastungsintensität wird der Grundlagenausdauerbereich 2 (GA-2), in dem bei 85-95% der maximalen Herzfrequenz und Sauerstoffaufnahme trainiert wird, nur noch vom wettkampfspezifischen Bereich übertroffen.

Im Kompensationsbereich des Regenerationstrainings liegt dagegen die Belastungsintensität nur bei 60-75% des Maximalpulses und 60-70% der maximalen Sauerstoffaufnahme[88].

Wird ein Patient beispielsweise auf dem Fahrradergometer ansteigend belastet, so nimmt das Atemminutenvolumen (Produkt aus Atemfrequenz pro Minute und Atemzugvolumen) ab einem bestimmten Bereich überproportional zu. In diesem Bereich kommt es auch zu einem überproportionalen Anstieg der Wasserstoffionenkonzentration und des Laktatspiegels (Laktat = Salz der Milchsäure). Man bezeichnet diesen Bereich auch als die anaerobe[89] Schwelle. Sie ist mit verschiedenen Methoden der so genannten *Laktatdiagnostik* aber auch spiroergometrisch bestimmbar. Nach dem Verfahren der so genannten Mader-Schwelle liegt sie bei einer Laktatkonzentration von exakt 4 mmol pro Liter Blut. Tritt keine oder eine nur unwesentliche Laktatproduktion auf, so wird die Belastung als überwiegend aerob[90] bezeichnet.

Für das Ausdauertraining wird ein Belastungsniveau unterhalb dieser Schwelle empfohlen. Dabei sollten die Laktatkonzentrationen der Herzpatienten 3,5 mmol/l nicht überschreiten!

86 Vgl. Muster / Zielinski (2006)

87 Luftsauerstoff benötigend

88 Die Professoren Hottenrott und Neumann (2002) beziffern die empfohlenen prozentualen Trainingsanteile für Ausdauerleistungssportler mit 50% GA-1, 15% GA-2, 30% Kompensation sowie 5% Wettkampfintensität, wobei der GA-1-Anteil für Breiten-, Freizeit- und Gesundheitssportler wesentlich höher liegt. Bezüglich der Trainingsmethoden (Dauer-, Intervall-, Wiederholungs- und Wettkampfmethode) sei an dieser Stelle auf umfassendere trainingswissenschaftliche Lehrbücher verwiesen.

89 anaerob = keinen Luftsauerstoff benötigend

90 Luftsauerstoff benötigend

7.2.2 Belastungspuls

Zur optimalen Trainingsherzfrequenz gibt es unterschiedliche Empfehlungen verschiedener Autoren, die in der folgenden Tabelle zusammengefasst sind (Edel, 2018):

Formel	Autor(en)
Hf_{Ruhe}+0,7 (Hf_{max}–Hf_{Ruhe})	Karvonen (1957)
Hf_{Ruhe} + 60 bis 70 Schläge/min	Hellerstein (1968)
Hf bei 60 bis 70% der VO_{2max}	WHO (1968)
170 Schläge/min – Lebensalter	Baum (1971)
70% der Hf_{max}	Weidener (1974)
70–90% der Hf_{max}	Mellerowicz (1975)
Hf_{Ruhe}+[(220–Alter)–Hf_{Ruhe}]*0,65	Lagerström (1978)
180–Lebensalter + 10 (Anfänger)	Greinert (1979)
190–Lebensalter + 10 (Fortgeschrittene)	Greinert (1979)
(Hf_{max}-Hf_{Ruhe})*60% + Hf_{Ruhe}	Halhuber (1982)
170–0,5*Lebensalter + 10	Schmidt (1983)
170–Lebensalter (Jüngere)	Mellerowicz (1982)
180–Lebensalter (Trainierte)	Mellerowicz (1982)
Hf_{max}–(0,45* Hf_{Ruhe})	Martin (1991)
Hf_{Ruhe} +(0,5 bis 0,8)*(Hf_{max}– Hf_{Ruhe})	Villiger (1993)
210–0,8*Lebensalter	Lange-Anderson (1994)

Weidemann und Meyer (1991) empfehlen darüber hinaus in ihrem Lehrbuch eine Differenzierung der relativen Trainingsherzfrequenz nach den Abbruchgründen des diagnostischen Belastungs-EKGs:

60% der Hf_{max} bei schlechter linksventrikulärer Pumpfunktion und 75-80% der Hf_{max}, wenn beispielsweise bei jüngeren Infarktpatienten eine relativ hohe Ausbelastungs-Herzfrequenz erzielt wurde.

Ein grundsätzliches Problem dieser Formeln liegt darin begründet, dass sie statistisch nur auf rund zwei Drittel der Sportler passen und sich im Einzelfall Abweichungen von mehr als 15 Schlägen pro Minute ergeben können.

7.2.3 Grundsätzliche Anmerkungen zur Pulsmessung

Unter dem im vorhergehenden Abschnitt vorgestellten Trainingspuls versteht man die Zielherzfrequenz, die bei Belastung nicht überschritten werden sollte, unter dem Ausgangspuls die Herzfrequenz vor Belastung. Der eigentliche Ruhepuls ist dagegen der vor dem Aufstehen noch im Bett gemessene Puls. Unter dem Begriff Erholungspuls wird der Puls in den ersten Minuten nach der Belastung beschrieben. Mit dem Nachbelastungspuls ist eine grobe Beurteilung der Grundlagenausdauer möglich. Geht der Puls innerhalb der ersten drei Minuten bis auf 100/min zurück, so geht man von einer guten bis sehr guten, beim Rückgang innerhalb von fünf Minuten von einer noch befriedigenden Grundlagenausdauer aus. Auch mit der Herzfrequenz bei fünf Minuten nach Belastungsende lässt sich die Grundlagenausdauer rubrizieren: schlecht (über 130/min), ausreichend (130-120/min), befriedigend (120-115/min), gut (115-105/min), sehr gut (105-100/min) sowie Hochleistungszustand (unter 100/min)[91].

Die Pulsmessung findet grundsätzlich an Körperstellen statt, an denen eine Arterie dicht unter der Haut verläuft. Für Messungen im Sport eignet sich vor allem die A. radialis am Handgelenk. Man legt den Zeige- und Mittelfinger leicht 2-3 cm vom Handgelenk körperwärts entfernt auf dem Knochen der Speiche auf, und kann hier die Pulswelle, welche vom

91 Vgl. Muster / Zielinski (2006)

Herzschlag ausgelöst wird, gut ertasten. Gewöhnlich zählt man über 15 Sekunden, multipliziert das Ergebnis mit vier und erhält so den Minutenpuls. Ist der Herzschlag unregelmäßig, so ist von Herzrhythmusstörungen auszugehen. Dann sollte die Herzfrequenz über volle 60 Sekunden gemessen werden.

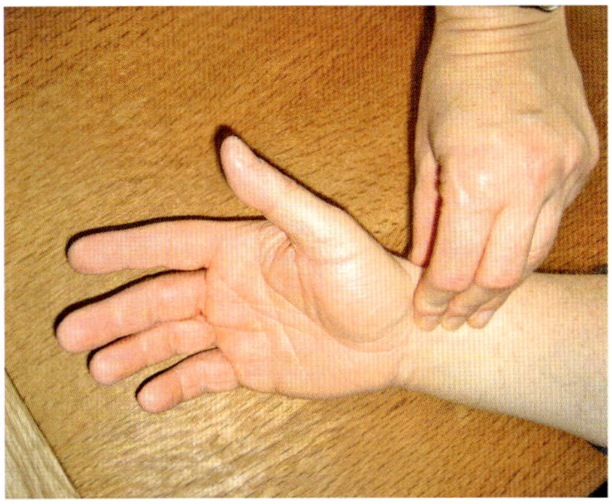

Abb. 40: Korrekte Pulsmessung am Handgelenk.

Sind die am Handgelenk gemessenen Pulsschläge des Patienten nicht identisch mit den im EKG nachweisbaren Erregungsimpulsen, so spricht man von einem Pulsdefizit.

Am elegantesten ist jedoch die Herzfrequenzmessung mit den modernen, finanziell immer erschwinglicheren Pulsuhren, die aus einem nicht mehr obligaten Brustgurt und einer Anzeige am Handgelenk bestehen. Die während der körperlichen Belastung fortlaufende Pulsanzeige ermöglicht überhaupt erst eine direkte Belastungspulskontrolle. Außerdem können Belastungsober- oder -untergrenzen einprogrammiert werden, die optisch und/oder akustisch vor einer Über- oder Unterforderung warnen, aber auch bei Unregelmäßigkeit auf Herzrhythmusstörungen hinweisen können.

Die Trainingspulsmessung an der Halsschlagader sollte nach Auffassung des Erstautors aus zwei wesentlichen Gründen unterbleiben:

1. An der Gabelungsstelle der Halsschlagader (A. carotis) befinden sich im Bereich des Karotissinus, d.h. einer Erweiterung der Teilungsstelle der Karotisarterie in einen inneren und äußeren Ast, sensible Druck(Baro)-Rezeptoren, welche den Blutdruck messen. Ein Blutdruckanstieg reizt die Rezeptoren und führt als Reflexantwort über den so genannten Karotissinusreflex (Hering-Reflex) über Äste des Nervus vagus zu einer Herzfrequenz- und Blutdrucksenkung. Beim so genannten Karotissinus-Syndrom ist der Reflex pathologisch verstärkt, sodass schon Alltagsbelastungen wie das Rasieren oder das Tragen eines sehr engen Kragens zu einem konsekutiven Herzstillstand oder einem massiven Blutdruckabfall mit Synkope führen können. Man nennt daher auch einen steifen, vorne offenen, hohen Stehkragen eines Herrenoberhemds „Vatermörder". Im klinischen Karotissinusdruckversuch wird der Reflex unter kontrollierten Bedingungen überprüft. Besondere Bedeutung im Kampfsport hat der Reflex bei Boxtreffern im Halsbereich und beim Würgen im Judo. Da die Häufigkeit des Karotissinussyndroms bis zu einem Viertel der älteren Menschen betrifft, sollte eine Pulsmessung an dieser Stelle möglichst beim Koronarsport unterbleiben.

2. Befinden sich im Karotisgefäßbereich größere Plaques, so könnten durch den ungewohnten Druck auch Teile abgerissen werden und so im Hirn größere oder kleinere Embolien mit den Folgen eines Schlaganfalls auslösen, weswegen eine Pulsmessung an dieser Stelle ebenfalls unterbleiben sollte.

7.2.4 Formen des Ausdauertrainings

In der Aufbauphase wird ein systematisches Geh- oder Lauftraining im Gruppenverband als allgemeines aerobes dynamisches Ausdauertraining mit Walking oder Joggen als Haupttrainingsformen durchgeführt. Eine interessante Form ist hierbei der so genannte *Dreieckslauf*, der bei schönem Wetter im Freien oder auch in der Halle durchgeführt werden kann[92].

92 Vgl. Brusis et al. (2002)

Dazu muss ein Dreieck markiert werden (s. Abb. 41), beispielsweise durch schwarze (Punkte A und B) und verschiedenfarbige Kegel (Punkte C_1 bis C_5), wobei diese Farben unterschiedliche Leistungsstärken repräsentieren sollen. Die Rundenzeit muss für alle Teilnehmer gleich lang sein, beispielsweise eine Minute.

Während die Strecke A bis B für alle Teilnehmer gleich lang ist, verlängert sich die Laufstrecke von B nach A über C. Dies hängt davon ab, wie weit der Kegel C von der Grundstrecke A – B entfernt gesetzt wurde. Es resultieren Strecken mit zunehmender Lauflänge. Dabei sollen die Leistungsstärkeren längere Distanzen zurücklegen. Nach der Hälfte der verabredeten Zeit kann ein Signal gesetzt werden, das dem Teilnehmer erlaubt, seine Leistung in Abhängigkeit seiner Entfernung zum Wendepunkt C besser einschätzen zu können, um sein Tempo anschließend zu erhöhen oder zu drosseln. Psychologisch wichtig ist bei diesem Gemeinschaftslauf das Gefühl, subjektiv eine gleichwertige Leistung erbracht zu haben, da alle Teilnehmer unabhängig von ihrer individuellen physischen Leistungsfähigkeit zum gleichen Zeitpunkt wieder im Ziel eintreffen können.

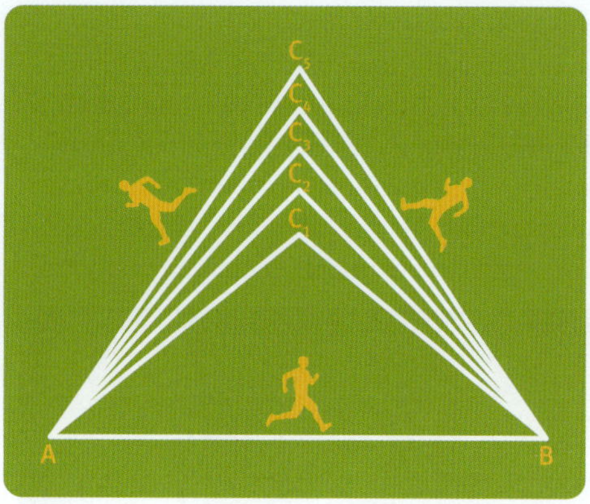

Abb. 41: Dreieckslauf als Lauftraining zur individuellen Belastung im Gruppenverband. Modifiziert nach Lagerstrøm (2002), in Brusis et al. (2002)

Eine Variation des Dreieckslaufs stellt der Viereckslauf dar.

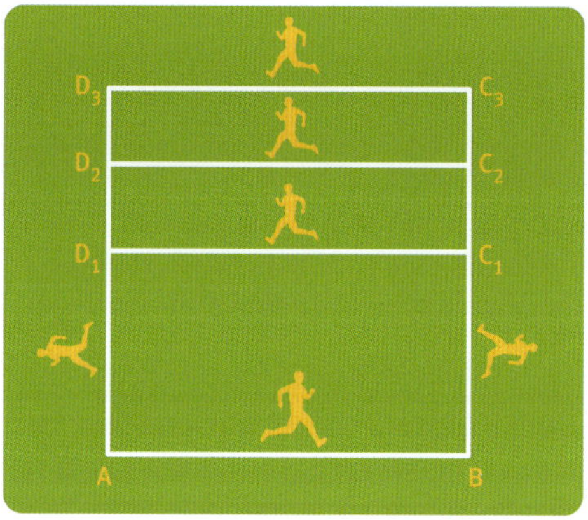

Abb. 42: Viereckslauf als Lauftraining zur individuellen Belastung im Gruppenverband.

Therapiegruppeneinteilung und ausgewählte Trainingsinhalte

Gruppeneinteilung	Belastbarkeit in Watt/kg KG	Inhalte
Aufbaugruppe	bis 0,2	Atemtherapie, Koordinations- u. Haltungsschulung u.a.
Hockergruppe	0,2 – 0,5	Hockergymnastik in Kleingruppen, kleinere Spiele u.a.
Übungsgruppe	0,5 – 1,0	Gymnastik im Stehen/Gehen, Wassergymnastik u.a.
Trainingsgruppe	1,0 – 1,5	Nordic Walking, Joggen, Radfahren, Schwimmen u.a.
Sportgruppe	> 1,5	Größere Spiele (Volleyball, Prellball), Exkursionen u.a.

Eine technisch einfachere Variante ist der so genannte *Pendellauf* (Abb. 43), bei dem alle Teilnehmer in ihrem individuellen Lauftempo zunächst in die gleiche Richtung laufen. Auch diese Organisationsform kann sowohl in der Halle, als auch im Freien stattfinden. Es erfolgt innerhalb eines vorgegebenen Zeitrahmens nach der Hälfte der Zeit ein Signal, worauf die Teilnehmer umdrehen und wieder Richtung Start zurücklaufen müssen. Wenn jeder Läufer sein Tempo bis zum Ende gleich einhält, erreicht die gesamte Gruppe erneut gemeinsam das Ziel.

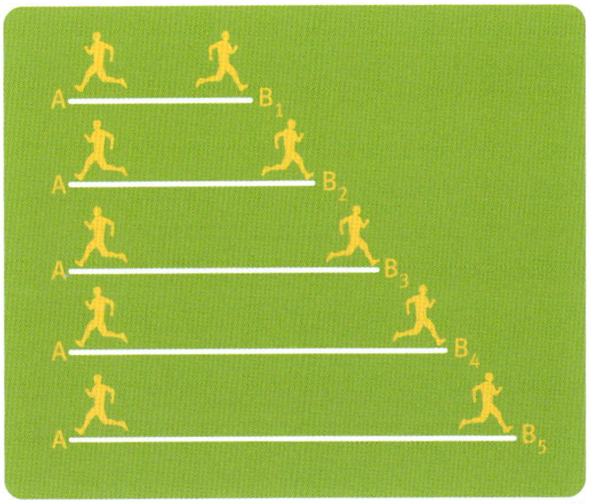

[93]

Abb. 43: *Pendellauf als Lauftraining zur individuellen Belastung im Gruppenverband.*

Auch für das Laufen in Rundbahnen (beispielsweise auf der Aschenbahn) kann die Gruppe so eingeteilt werden, dass die Leistungsschwächeren die kürzere Distanz auf der Innenbahn und die Stärkeren die äußeren, längeren Strecken bewältigen müssen, sodass die Gruppe wieder gemeinsam startet und zum Ende des Laufs auch wieder am selben Punkt zusammenkommt (Abb. 44).

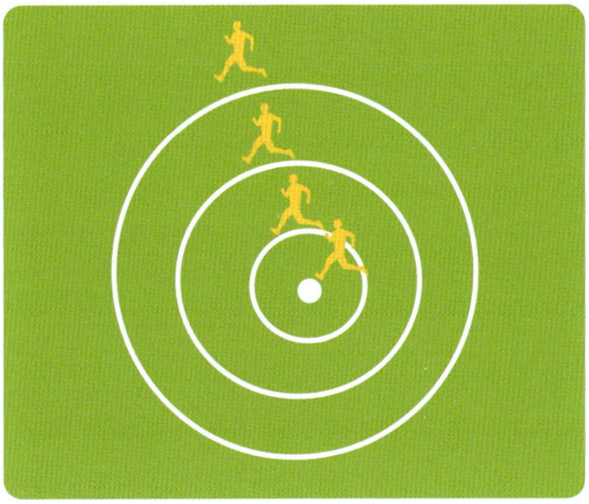

Abb. 44: *Rundbahnenlauf als Lauftraining zur individuellen Belastung im Gruppenverband.*

Eine exemplarische Aufteilung der Stundeninhalte im Herzsport nach den einzelnen Phasen der Rehabilitation liefert das „Kölner Modell“:

Die Stundenelemente sind nummeriert von 1 bis 10:

1. Aufwärmen
2. Koordinationsübungen
3. Dehnübungen
4. Kraftübungen
5. Lockerungsübungen
6. Entspannungsübungen
7. Ausdauertraining (in der Übungsgruppe nur lokale Ausdauer)
8. Übungs- und Spielformen
9. Spiele
10. Standardbelastung, ggf. Gespräch

Adaptationsphase bzw. Phase I
(Dauer: Wochen)
Stundenaufbau aus Elementen 1-3, 5-7, 10

Aufbauphase bzw. Phase II
(Dauer: Monate)
Stundenaufbau aus Elementen: 1-8, 10

Stabilisationsphase bzw. Phase III
(Dauer: Jahre)
Stundenaufbau aus Elementen: 1-10

93 Vgl. Brusis et al. (2002)

8 Herzsport im Wasser

Beim Schwimmen und der Bewegungstherapie im Wasser wirken eine Reihe physikalischer Einflussgrößen.
Unter dem Begriff der Immersion wird das Eintauchen des menschlichen Körpers in ein flüssiges Medium (in der Regel Wasser) verstanden.
Zu den positiven Einflussfaktoren eines Aufenthalts im Wasser zählt der Auftrieb. Nach dem Prinzip des Archimedes verliert ein Körper im Wasser soviel an Gewicht, wie die von ihm verdrängte Flüssigkeit wiegt. Konsekutiv erfolgt eine Entlastung des aktiven und passiven Bewegungsapparates. Der nunmehr fast schwerelose Körper wiegt dann nur noch ein bis drei Kilogramm.
Während Patienten mit guter kardialer Belastbarkeit schon seit längerem Schwimmtraining und Aquajoggen sowie Wassergymnastik betreiben, war man bei schwerer Herzinsuffizienz oder größeren Infarktarealen eher zurückhaltend.
Der auf der Körperoberfläche beim Eintauchen lastende Wasserdruck hängt von der Wassertiefe und der Körperposition ab. Ragt beispielsweise nur noch der Kopf aus dem Wasser, so resultiert ein Druckgradient, weil der Druck in der Lunge dem Druck an der Wasseroberfläche entspricht.

Neben den schwerkraftbedingten Änderungen ergeben sich auch noch bedeutsame Einflüsse der Immersion auf den Wärmehaushalt. Aufgrund der 25-mal höheren Wärmeleitfähigkeit des Wassers wird beispielsweise eine Temperatur von 25° C an der Luft als angenehm, im Wasser eher als kühl empfunden[94]. Als thermoneutral gilt für den Menschen eine Wassertemperatur von 34 bis 35° C, d.h. in diesem Süßwasser-Temperatur-Bereich kann die Körperkerntemperatur beim Aufenthalt in diesem Medium konstant gehalten werden. Das Wasser wird hier weder als kalt noch als warm empfunden. Bei leichten Schwimmübungen darf die Wassertemperatur auch um ein bis zwei Grad niedriger liegen, bei höherer Belastungsintensität sogar um bis zu sechs Grad darunter. Temperaturen über 36° C erhöhen die Wärmebelastung des Organismus und damit die Herzarbeit. Temperaturen unter 34° C und darunter steigern den Energieumsatz, aber auch den peripheren Widerstand sowie den arteriellen Blutdruck und konsekutiv auch den Sauerstoffbedarf der Herzmuskulatur, was bei entsprechender Vorschädigung Ischämien und auch Herzrhythmusstörungen provozieren kann[95].
Bei der Immersion kommt es in Abhängigkeit von der Eintauchtiefe des Körpers (Abb. 45) zu einer graduellen Volumenumverteilung im Niederdrucksystem, zu dem die Venen, das rechte Herz, der Lungenkreislauf und die linke Herzkammer während der Füllungsphase (Diastole) zählen. Auf das Niederdrucksystem entfallen 85 % des Blutvolumens, auf das arterielle System 15%. Als Folge der extravaskulären Kompression der Venen durch den hydrostatischen Druck und Flüssigkeitsverlagerungen aus den abhängigen Körperpartien resultiert ein erhöhter venöser Rückstrom mit einer bedeutsamen Zunahme (ca. 0,7 l) des zentralen Volumens sowie des Herzvolumens (ca. 180 ml)[96]. Der Druck im Thorax steigt um 4 bis 5 mmg Hg, der zentrale Venendruck um 12 bis 18 mmg Hg, der arterielle Blutdruck um bis zu 10 mm Hg (Abb. 45)[97].

94 Vgl. Almeling et al. (1998)

95 Vgl. Weidemann / Meyer (1991)
96 Vgl. Meyer / Bücking (2005)
97 Vgl. Almeling et al. (1998)

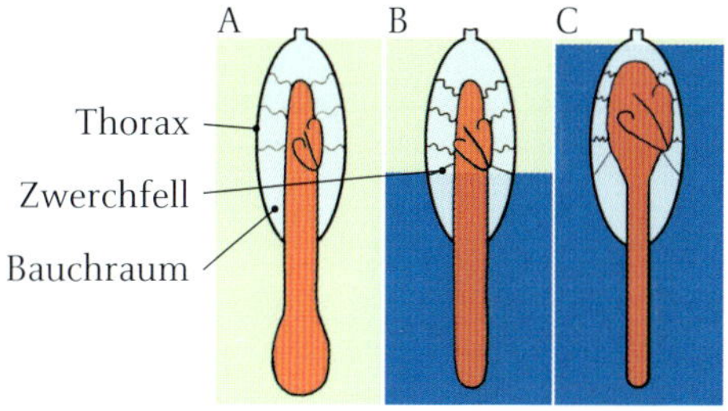

Abb. 45: Prinzip der Volumenumverteilung im so genannten Niederdrucksystem von der Peripherie in den Thoraxraum durch die Immersion: **A** - aufrecht stehender Mensch (Orthostase), **B** - Immersion bis Zwerchfellhöhe, **C** - Immersion bis zum Hals. Die Druckverhältnisse in der Lunge werden durch die Schlangenlinien symbolisiert. Von A bis C nimmt das Blutvolumen im Brustkorb um 0,7 l zu. Modifiziert nach ALMELING / BÖHM / WELSLAU (1998)

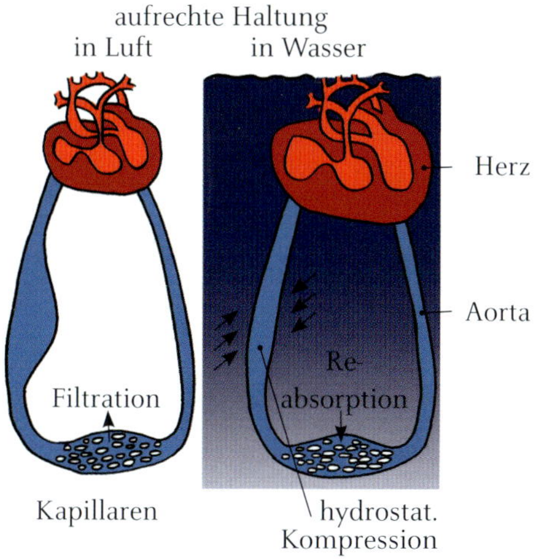

Abb. 46: „Überfüllung" der körperabhängigen Venen beim stehenden Menschen mit Flüssigkeitsfiltration aus den Kapillaren und relativ kleinem kardialen Füllungsvolumen (linke Bildseite). Kompression des venösen Gefäßsystems durch die hydrostatischen Kräfte bei Immersion in aufrechter Position bis zum Hals und Bluttransport in den Brustkorb (Thorax) mit Anstieg des zentralvenösen Drucks und des kardialen Füllungsvolumens; Rückresorption von Gewebsflüssigkeit zur kompensatorischen Erhöhung des Blutvolumens (rechte Bildseite). Modifiziert nach ALMELING / BÖHM / WELSLAU (1998)

Bei halstiefer Immersion verursacht eine Wassersäule von 100 cm also einen Druck von 76 mm Hg auf die Körperoberfläche. Bei 135 cm Eintauchtiefe liegt der hydrostatische Druck bei 100 mg Hg in vertikaler Position. Beim Schwimmen variiert der Druck in Abhängigkeit von der Körperposition zwischen 40 und 60 mm Hg auf der Körperoberfläche. Dieser Druck komprimiert die oberflächlichen Venen mit der Folge einer Blutvolumenverschiebung von den Venen der Extremitäten (vor allem der unteren Extremität) und des Abdomens in Richtung Brustkorb und Herz[98].

Das Schlagvolumen des Herzens nimmt um etwa ein Drittel zu, der periphere Venendruck dagegen um rund ein Drittel ab.

Äußerlich erkennt man das am Verschwinden der oberflächlichen Hautvenenkonturen, wenn man beispielsweise die Hand in das Wasser eintaucht.

Durch die Verlagerung des Blutes in zentrale Körperbereiche werden Strukturen im Thorax gedehnt, wodurch es zu einer hormonell oder neuronal vermittelten vermehrten kompensatorischen Urin- und Natriumaussscheidung über die Nieren kommt (Gauer-Henry-Reflex).

Führt die Immersion bis zum Beckenkamm noch zu wenig bedeutsamen Blutvolumenverschiebungen, so nimmt das zentrale Blutvolumen beim Eintauchen des Körpers bis zum Hals schon um 700 ml zu. Zwischen 180 und 240 ml dieses Volumens belasten das Herz, was zu einer Vergrößerung der Vorhöfe und Herzkammern führt.

98 Vgl. WEIDEMANN / MEYER (1991) und MEYER / BÜKKING (2005)

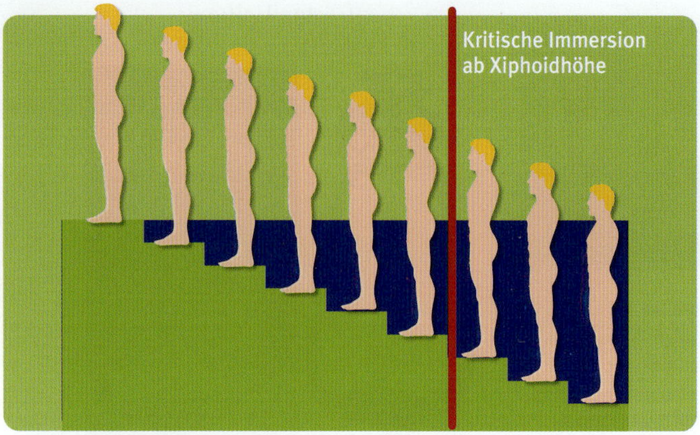

Abb. 47: Kritische Immersion ab Eintauchen bis Zwerchfellhöhe (Diaphragma / Xiphoidhöhe).

Innerhalb von sechs Sekunden soll sich das Herzvolumen so um ein Drittel vergrößern.
Patienten nach mäßig schwerem oder schwerem Myokardinfarkt zeigten unter halstiefer Immersion in aufrechter Körperposition pathologische mittlere Lungenarterien- sowie Lungenkapillardruckwerte. Auch beim langsamen Schwimmen (20–25 m/min) fielen diese Lungenarterien- bzw. -kapillardruckwerte höher aus als bei einer Fahrradergometrie im Liegen unter 100 Watt. Bei schwerer Herzinsuffizienz war bei halstiefer Immersion sogar eine Abnahme des Schlagvolumens zu beobachten[99].
Bei entsprechender Vorschädigung kann das betreffende Herz leicht von dieser Aufgabe überfordert sein. Es drohen Angina-pectoris-Anfälle und Herzrhythmusstörungen.
Intensive Wassertherapie bzw. Schwimmen sollte auf Patienten beschränkt bleiben, die eine linksventrikuläre Ejektionsfraktion (Auswurffraktion) über 50 % in der Standardechokardiographie aufweisen und außerdem geübte Schwimmer sind. Als Konsequenzen empfiehlt Priv.-Doz. Dr. Katharina Meyer in ihrem Lehrbuch zur Gewährleistung größtmöglicher Sicherheit für den schwimmenden Koronarsportler Wassertemperaturen von 32-33° C (auf keinen Fall Temperaturen unter 27° C), eine Mindestbelastbarkeit von 1,2 bis 1,5 Watt pro Kilogramm Körpergewicht bei Patienten mit guter Schwimmtechnik und bis zu 2 Watt pro Kilogramm Körpergewicht bei Patienten mit schlechter Schwimmtechnik, die zusätzlich eine Korrektur ihrer Schwimmtechnik erfahren sollten.
Grundsätzlich kommen beim Schwimmen lebensbedrohliche Herzrhythmusstörungen sowie der plötzliche Herztod häufiger als bei anderen Belastungen vor, bedingt durch die Volumenbelastung des Herzens, höhere Stresshormonspiegel (u.a. infolge des Temperatureinflusses), die Belastungsintensität und gelegentlich auch schlechtere Schwimmtechnik. Dabei ist den meisten Patienten das Brustschwimmen am stärksten vertraut. Nachteile bestehen jedoch in einem relativ hohen Energieverbrauch und in einer höheren orthopädischen Belastung (Hals- und Lendenwirbelsäule sowie Kniegelenke). Als vorteilhafter gilt diesbezüglich das Rückenschwimmen, bei dem allerdings das Orientierungsvermögen schlechter und die Gefahr von Zusammenstössen im Schwimmbad größer ist.

99 Vgl. Meyer / Bücking (2005)

9 Sportanthropologische Aspekte zum Training mit Adipösen[100]

Nach dem Ernährungsbericht der Deutschen Gesellschaft für Ernährung sind 20 % der Deutschen übergewichtig und 5 % adipös. Bezüglich der Ätiologie der Adipositas ist man sich heute darüber einig, dass sie etwa zur Hälfte vererbt ist. Die persönliche Umgebung (Familie und Beruf) sollen etwa 20 % und weitere Umweltbedingungen etwa 30 % ausmachen. Leider verringert sich beim Abnehmen nur das Gewicht, nicht dagegen die Zahl der Fettzellen. Für den Übungsleiter von besonderer Bedeutung ist, dass sich nicht nur die Bewegungsgeschwindigkeit, sondern auch das Körpergewicht und damit die Konstitution auf den Energieverbrauch auswirken.
Ein Koronarsportler verbraucht also desto mehr Energie bei der Fortbewegung, je schwerer er ist. Dies gilt für Gehen, Laufen, Radfahren und andere Bewegungsformen, bei denen man sich aktiv unter Muskelkrafteinsatz vorwärts bewegt.

Potenziert werden diese Belastungsunterschiede noch durch geländeabhängige Faktoren wie Geländesteigung und Bodenbeschaffenheit.

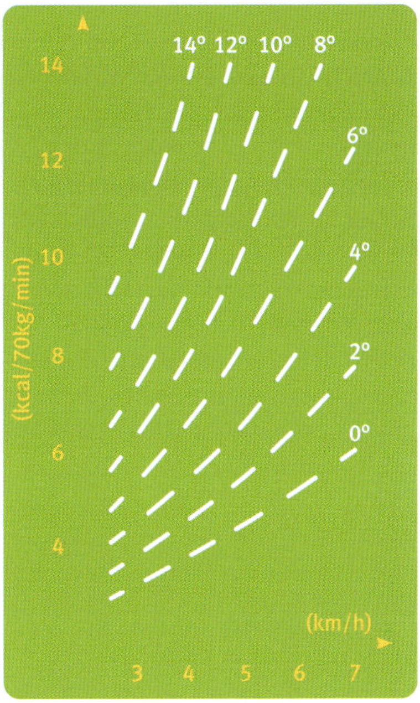

Abb. 49: Energieverbrauch pro Minute einer 70 kg schweren Person beim Gehen mit unterschiedlicher Geschwindigkeit auf unterschiedlich steil ansteigenden Wegen. Modifiziert nach MILZ / GRÜNEWALD *(1972), zitiert nach* BRUSIS *et al. (2002)*

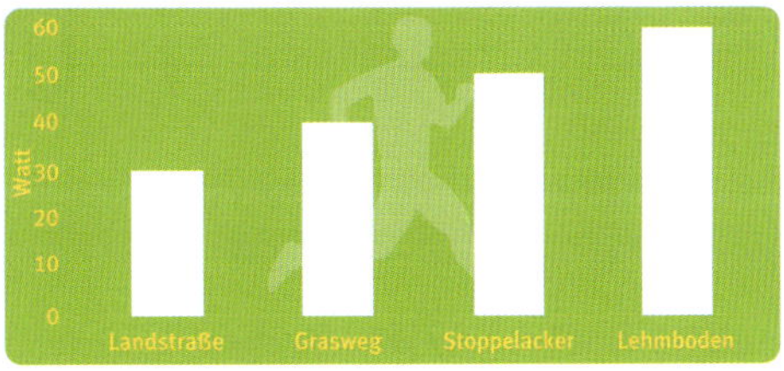

Abb. 50: Abhängigkeit der Wattleistung von der Wegbeschaffenheit bei einer 70 kg schweren Person, Gehgeschwindigkeit 4 km/h. Modifiziert nach MILZ / GRÜNEWALD *(1972), zitiert nach* BRUSIS *et al. (2002)*

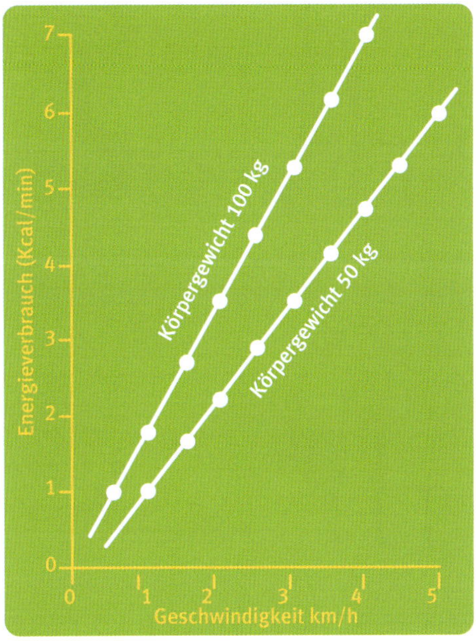

Abb. 48: Gehgeschwindigkeit, Energieverbrauch und Konstitution. Modifiziert nach WILLIAMS *(1997), zitiert nach* RASCHKA *(2006)*

100 Der Begriff Adipositas leitet sich vom lateinischen Wort „adeps" (= Fett) ab.

Unabhängig von ihrer Rolle als kardiovaskulärem Risikofaktor birgt die Adipositas auch eine Reihe sportphysiologischer und biomechanisch-anthropometrischer Nachteile, wie beispielsweis die sogenannte Weichteilsperre. Bei androider Fettverteilungsform behindert der Bauch beispielsweise das Vorbeugen, da für ihn Raum zwischen den Beinen benötigt wird.
Will der Übergewichtige in Rückenlage die Knie anziehen, so gelingt dies nur durch Öffnen der Beine. Bei der gynoiden Form der Fettsucht bereitet dagegen das Übereinanderschlagen der Beine Schwierigkeiten. Um im Stehen ein Bein zu beugen und das obere Sprunggelenk fassen zu können, braucht man als Hilfsmittel ein elastisches Seil beziehungsweise Theraband® oder Handtuch.
Beim Walking, Nordic Walking, Joggen oder Radfahren können sich bei dicken Beinen leicht die Oberschenkel gegeneinander wund scheuern. Analoges gilt für zu dicke Oberarme bei Pendelbewegungen der Arme wie beim Laufen (Joggen). Als Gegenmaßnahmen sollte man Leggins oder den Oberarm einhüllende Trainings-Shirts tragen.
Viele Adipöse leiden an massiven Überlastungserscheinungen des Bewegungsapparates (Wirbelsäule, Kniegelenke). Bei einem Knorpelschaden im Bereich der Kniescheiben (Chondropathia patellae) gelingen manche Dehn- oder Kräftigungsübungen nur mit Schmerzen. Hilfreich ist hier die Unterpolsterung beim Vierfüßlerstand.
Essentiell für Übergewichtige sind weiterhin Gleichgewichtsübungen im Stand und auf dem Pezzi-Ball®. Rücken, Bauch- und Beinmuskulatur müssen schwerpunktmäßig trainiert werden (z.B. Beinhebeübungen im Stehen, Hilfe durch Gleichgewichtsstabilisation mit Hilfe der Stuhllehne). Mit dem so genannten Dreibeiner im Unterarmstütz können die Gesäß- und rückseitigen Oberschenkelmuskeln trainiert werden.

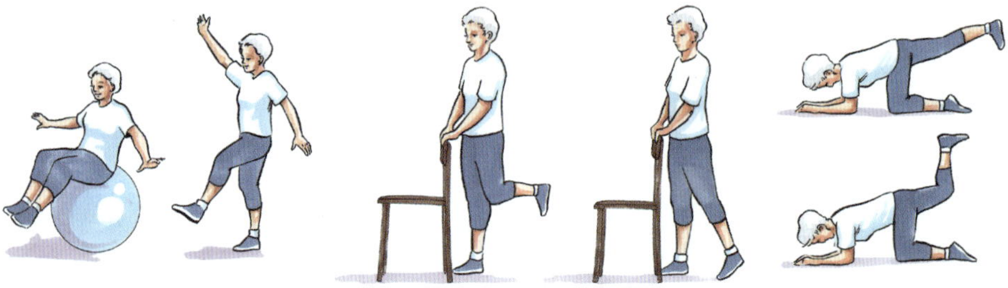

Abb. 51: Gleichgewichtsübungen auf dem Pezzi-Ball und im Stehen sowie Beinhebeübungen im Stehen und im Unterarmstütz.

Aufgrund der problematischen Gleichgewichtsstabilisation bei Adipositas ist für Dehnübungen im Stehen die Zuhilfenahme eines Stuhl oder einer Wand zum Abstützen angezeigt. Wenn man mit der Hand die Füße nicht erreichen kann, wird ein Handtuch oder ein Theraband® zu Hilfe genommen, das um das obere Sprunggelenk geschlungen wird. Diese Übung kann auch in Bauchlage im Liegen durchgeführt werden.

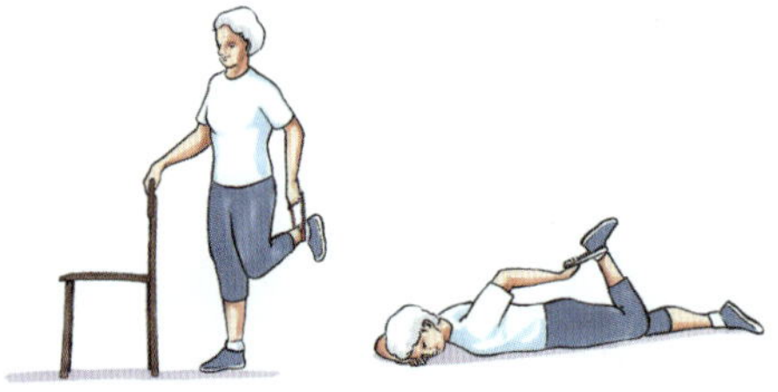

Abb. 52: Dehnübung für die vordere Oberschenkelmuskulatur mit Hilfsseil.

Manche Probleme der Adipositas im Sport resultieren aus der in Relation zum Körpergewicht kleineren Körperoberfläche des Pyknikers im Vergleich zum Leptosomen.

So bestehen beim Sport erschwerte Möglichkeiten für den Pykniker, Wärme von seinem größeren Körperkernareal über die kleine Schale nach außen abzugeben.
Entsprechend kommt es bei Übergewichtigen zu einer früheren und stärkeren Schweißproduktion.

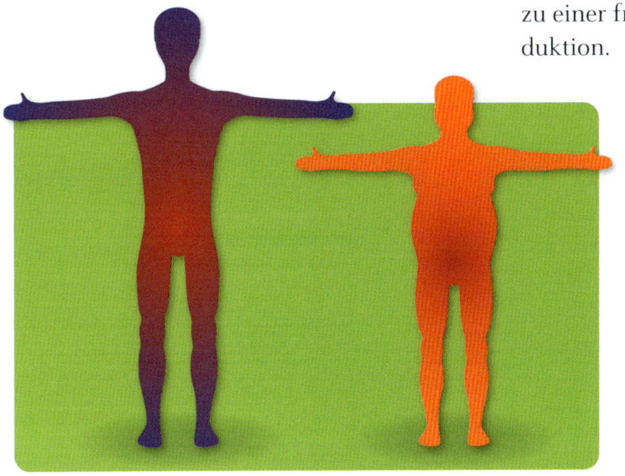

Abb. 53: Temperaturregulationsvoraussetzungen von Leptosomem und Pykniker unter sportlichen Belastungsbedingungen.

10 Verletzungsprophylaxe im Herzsport

Prof. Dr. Unverdorben und Dr. Edel ermittelten eine Verletzungshäufigkeit von 11,1% im Koronarsport, wobei sich über 80 % der Verletzungen bei den Spielen ereignen[101].

Nach Untersuchungen des Erstautors stellt in allen Ballspielsportarten, vor allem aber im Volleyball, das Umknicken im Sprunggelenk, die Sprunggelenksdistorsion bzw. die Sprunggelenksverstauchung, einen wesentlichen Schwerpunkt dar. Eine Möglichkeit der biologischen Verletzungsvorsorge ist das so genannte propriozeptive Training[102], das sich sehr gut in den Gymnastikteil der Herzsportstunde integrieren lässt.

Durch ein konsequentes propriozeptives Training sollte es möglich sein, auch im Zustand körperlicher Erschöpfung Winkeländerungen der Gelenke, die eine traumatisierende Grenze überschreiten zu drohen, präventiv zu vermeiden.

Die einfachste Art eines propriozeptiven Trainings der Sprunggelenke ist die Balanceübung auf einer Wippe, die jedoch nur eine Ebene der propriozeptiven Wahrnehmungsfunktion fordert. Noch effektiver sind Gleichgewichtsübungen auf einem sogenannten Therapiekreisel[103].

Ein propriozeptives Training der Kniegelenke sollte das Kniegelenk beim Gehen aus möglichst unterschiedlichen Winkeln beanspruchen, was sich schon dadurch realisieren ließe, dass der Sportler sich nicht nur auf einer ebenen Fläche, sondern auch auf nachgiebigen Böden (Trampolin, AirTramp®, Weichboden, Schnee, Sand, Gras etc.) gehend fortbewegt.

Eine weitere präventive Trainingsmöglichkeit stellt das sogenannte „physiologische Tapen" dar, worunter man Übungen zur Stabilisation einer bestimmten Gelenkfunktion versteht. Für das Kniegelenk empfiehlt sich allgemeines Krafttraining der Oberschenkelmuskulatur. Für das Sprunggelenk eignet sich eine spezielle Kräftigung der Peronaealmuskeln, die den inneren Fußrand senken. Weil das Umknicken im Sprunggelenk meist nach außen erfolgt, kann eine spezifische Kräftigung dieser vom Wadenbein entspringenden Muskelgruppe dem typischen Unfallmechanismus entgegenwirken. Kräftigende Übungen für die Peronaeusgruppe sind beispielsweise das Fußkantengehen auf der Innenkante des Fußes und das Wadenheben.

---

101 Vgl. Brusis et al. (2002)

102 Unter Propriorezeptoren bzw. Propriozeptoren im engeren Sinne versteht man Mechanorezeptoren, die als sensible Endorgane auf den Zustand und Zustandsänderungen des Halte- und Bewegungsapparats ansprechen, insbesondere die so genannten Muskelspindeln, Sehnenorgane sowie Rezeptoren in Gelenkkapseln, Faszien und der Knochenhaut. Im weiteren Sinne wird auch das Gleichgewichtsorgan dazu gerechnet. In der Gleichgewichtsregulation ist das propriozeptive System eng mit dem Mittelhirn und dem Kleinhirn verknüpft.

103 Vgl. Raschka (1993)

11 Rubrizierung geeigneter und nicht geeigneter Sportarten für Trainings- und Übungsgruppenteilnehmer

Welche Sportarten während des Koronarsports, aber auch bei individueller Betätigung über das Angebot des Ambulanten Herzsports hinaus, für die Herzpatienten geeignet sind, hängt zunächst von den individuellen Vorerfahrungen, d.h. dem Grad der Technikbeherrschung der jeweiligen Sportart ab, was einen wesentlichen Faktor für die individuell erfahrene Anstrengungsintensität darstellt (z.B. beim Schwimmen).
Darüber hinaus gibt es aber auch eine Reihe von äußeren Einflüssen wie den Umgebungsdruck beim Schwimmen und durch das Lebensalter bedingte individuelle Reaktionsweisen. So reagieren Ältere bei ähnlichen Belastungen wegen ihrer starreren Gefäße mit einem stärkeren Druckanstieg, aber einer geringeren Steigerung des Herzminutenvolumens[104]. Bedingt durch ihre Grunderkrankung reagieren Hypertoniker auch mit bedeutsam höheren Druckanstiegen bei gleicher Belastungsintensität. Bezüglich der betriebenen Sportart ergibt sich das folgende Schema der Kreislaufreaktionen nach Prof. Dr. Dr. Graf:

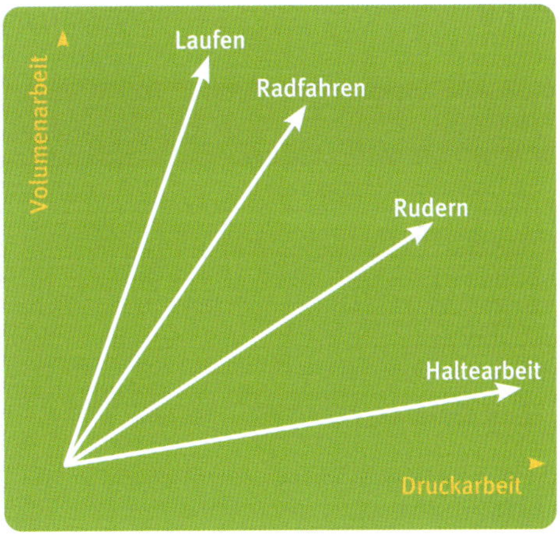

Abb. 54: Kreislaufreaktionen bei verschiedenen Belastungsformen. Modifiziert nach Graf

Steht eher die Muskelverkürzung im Vordergrund (z.B. beim Joggen), so wird die Herzarbeit vor allem durch das Pumpvolumen bestimmt. Dominiert der Krafteinsatz (Gewichtheben), so wird betont Druckarbeit geleistet. Die Kreislaufreaktion hängt folglich vom Verhältnis der Muskelverkürzung zur Spannungsentwicklung ab. Diese physiologischen Rahmenbedingungen können durch individuelle Disposition (Alter, Hypertonie) oder äußerliche Faktoren (Schwimmen) entsprechend verschoben werden.

Die nachfolgenden Tabellen listen in Anlehnung an das Handbuch der Herzgruppenbetreuung geeignete und weniger geeignete Sportarten für Herzsporteilnehmer auf[105]:

104 Vgl. Brusis et al. (2002)

105 Vgl. Brusis et al. (2002)

11.1 Bewertung der Sportarten für die Trainingsgruppe

Sportart	gut geeignet	geeignet	kaum geeignet	nicht geeignet
Badminton / Federball		X		
Bergwandern		X		
Boccia / Krocket	X			
Curling / Eisstockschießen	X			
Golf	X			
Inline-Skating			X	
Joggen/Waldlauf	X			
Kegeln/Bowling	X			
Minigolf	X			
Paddeln/Kanu		X		
Radeln	X			
Reiten			X	
Rudern		X		
Schlittschuhlaufen			X	
Schwimmen		X		
Segeln (Dickschiff)		X		
Segeln (Jolle)			X	
Ski alpin			X	
Skilanglauf	X			
Squash				X
Tauchen				X
Tennis			X	
Tischtennis		X		
Walking	X			
Wandern	X			
Wasserski				X
Windsurfen			X	

11.2 Bewertung der Sportarten für die Übungsgruppe

Sportart	gut geeignet	geeignet	kaum geeignet	nicht geeignet
Badminton / Federball				■
Bergwandern			■	
Boccia / Krocket		■		
Curling / Eisstockschießen		■		
Golf		■		
Inline-Skating				■
Joggen/Waldlauf				■
Kegeln/Bowling		■		
Minigolf	■			
Paddeln/Kanu				■
Radeln			■	
Reiten				■
Rudern				■
Schlittschuhlaufen				■
Schwimmen				■
Segeln (Dickschiff)			■	
Segeln (Jolle)				■
Skilanglauf				■
Ski nordisch				■
Squash				■
Tauchen				■
Tennis				■
Tischtennis			■	
Walking		■		
Wandern	■			
Wasserski				■
Windsurfen				■

Praxisteil

1 Was ist Fitness?

„Fitness“ als Summe der Motorischen Grundeigenschaften beinhaltet die konditionellen Fähigkeiten Kraft, Ausdauer, Schnelligkeit und Beweglichkeit sowie die koordinativen Fähigkeiten eines Menschen. Nicht nur im Leistungssport, sondern auch im Gesundheits-, Rehabilitations- und Herzsport sollten bei der Planung von Übungs- und Trainingsprogrammen die einzelnen Aspekte der Motorischen Grundeigenschaften hinsichtlich ihrer Alltagsrelevanz und ihrer Trainierbarkeit berücksichtigt werden:
Die Motorischen Grundeigenschaften werden theoretisch gegliedert, kommen aber in der Praxis meist als Mischformen vor.

1.1 Ausdauer

1.1.1 Alltagsrelevanz

Im Gesundheitssport, insbesondere im Herzsport, gilt das höchste Augenmerk dem Training der allgemeinen Ausdauerleistungsfähigkeit, denn eine gute kardiopulmonale Ausdauer stellt einen wichtigen Schutzfaktor hinsichtlich der Koronaren Herzkrankheit dar. Regelmäßiges Ausdauertraining hat unter anderem folgende langfristige, körperliche Auswirkungen:

- Ökonomisierung der Herzarbeit und dadurch
  - niedrigere Ruheherzfrequenz
  - Blutdrucksenkung,
- Verbesserung der Stoffwechselfunktionen und dadurch
  - Blutfettwertsenkung,
  - Verbrennung von Depotfett
  - Verbesserung der allgemeinen Leistungsfähigkeit im Alltag, z.B. bei langen Gehstrecken, Verbesserung der Erholungsfähigkeit.

Die Folgen sind eine verbesserte Lebensqualität und eine höhere Lebenserwartung.

1.1.2 Trainierbarkeit

Die Ausdauerleistungsfähigkeit ist die Motorische Grundeigenschaft, die am besten, auch bis ins hohe Alter, trainierbar ist. Und sie ist die konditionelle Eigenschaft, die am wenigsten genetisch bedingt und auch am wenigsten geschlechtsspezifisch ist.

1.2 Kraft

1.2.1 Alltagsrelevanz

Bei der genaueren Betrachtung von Aktivitäten des täglichen Lebens fällt auf, dass Kraft mitentscheidend zum Erhalt der Mobilität und der Eigenständigkeit ist.
Dies sollen ausgewählte Beispiele von Alltagsaktivitäten verdeutlichen:
Das Öffnen eines Marmeladenglases oder einer Wasserflasche erfordert *Maximalkraft.* Treppensteigen aufwärts fordert die *Kraftausdauer.* Flottes Herabsteigen einer Stufe, z.B. Aussteigen aus der Straßenbahn, fordert die *Schnellkraft* der Beinmuskulatur.
Nach neueren Untersuchungen (Pu et al. 2001, Baum et al. 2003) hat Krafttraining auch für Herzpatienten einen hohen Nutzen: Der periphere Widerstand, gegen den das Herz arbeiten muss (Nachlast), sinkt langfristig, die Druckarbeit des Herzens wird folglich verringert. Durch Krafttraining können außerdem die Knochendichte positiv beeinflusst und das Arthroserisiko verringert werden. Für alle, die aufgrund von Begleiterkrankungen (z.B. Knieschmerzen) Bewegungen wie Gehen oder Fahrradfahren nicht ausführen können, ist das Krafttraining oft eine der wenigen schmerzfreien bzw. schmerzarmen Trainingsformen. Bei gewissenhafter Übungsanleitung stellt Krafttraining auch kein überdurchschnittliches Gefahrenpotenzial dar. Die Belastbarkeit der Patienten sollte dazu bei über 1,4–1,5 Watt liegen. Ebenso sollte keine Einschränkung der linksventrikulären Funktion vorliegen[106]. Ergänzend soll-

106 vgl. Halle et. al. 2008

ten Dehnübungen durchgeführt werden, um muskulären Dysbalancen[107] vorzubeugen.

1.2.2 Trainierbarkeit

Gezieltes Muskelaufbautraining im Seniorenalter ist aus zwei Gründen limitiert:
Durch hormonelle Veränderungen: Der niedrigere Testosteronspiegel im Alter wirkt sich hier negativ aus. Orthopädische Erkrankungen schränken die Belastbarkeit des passiven Bewegungsapparates häufig ein.
Training bedeutet hier eher, dass dem altersbedingten Kraft*verlust* entgegen gesteuert wird.

1.3 Beweglichkeit

1.3.1 Alltagsrelevanz

„Steifheit", also mangelnde Beweglichkeit, schränkt viele ältere Menschen massiv in ihrer Bewegungsfreude und in ihrer Eigenständigkeit ein. Alles fällt schwerer: Das Bücken nach einem heruntergefallenen Gegenstand, das Anziehen von Strümpfen und Schuhen bedeuten eine große Anstrengung oder sind ohne Hilfsmittel gar nicht mehr möglich.

1.3.2 Trainierbarkeit

Altersbedingte knöcherne Versteifungen der Wirbelkörper und anderer passiver Strukturen sind kaum zu beheben. Durch regelmäßiges Dehnen der Muskulatur und das Mobilisieren von Gelenken lässt sich die Beweglichkeit aber recht gut bis ins hohe Alter erhalten. Ähnlich wie beim Ausdauertraining ist der Erfolg sehr von der Kontinuität des Übungsprogrammes abhängig.

1.4 Schnelligkeit

1.4.1 Alltagsrelevanz

Bewegungsschnelligkeit ist die Fähigkeit, die bei den Aktivitäten des täglichen Lebens im Vergleich zum Sport am wenigsten relevant ist. Man bedenke aber, dass beispielsweise im Straßenverkehr, egal ob als Fußgänger, Radfahrer oder Autofahrer eine schnelle Bewegung eventuell einen Unfall vermeiden kann: So zum Beispiel beim raschen Überqueren einer Straße.

1.4.2 Trainierbarkeit

Schnelligkeit geht im Alter natürlicherweise massiv verloren und ist im Vergleich zu den bisher genannten Fähigkeiten auch eher schlecht trainierbar. Kleine und große Sportspiele können diesen Aspekt aber zumindest insoweit abdecken, als dass im Vergleich zu gleichaltrigen, nicht trainierenden Personen ein positiver Unterschied zu verzeichnen ist.

1.5 Koordination

1.5.1 Alltagsrelevanz

Eine gute Bewegungskoordination ist bis ins hohe Alter ein wichtiger Bestandteil, um die Mobilität im Alltag zu erhalten. Koordinationstraining ist auch ein wesentlicher Bestandteil der Sturzprävention, die in den letzten Jahren einen immer höheren Stellenwert bekommen hat. Gut koordinierte Bewegungen sind müheloser und ökonomischer. Energieaufwand und Sauerstoffbedarf werden reduziert, somit wird indirekt das Herzkreislaufsystem entlastet. Dies ist für Herzpatienten besonders wichtig.
Dieser Effekt macht sich insbesondere bei Sportarten mit höherem koordinativen Anspruch bemerkbar. So hat der Schwimmstil einen erheblichen Einfluss auf die Belastung. Im Vergleich dazu ist Fahrradfahren koordinativ viel weniger anspruchsvoll.

1.5.2 Trainierbarkeit

Spezifische koordinative Übungen sind oft erstaunlich schnell erlernbar. Zum Beispiel dürfte das Balancieren eines Gymnastikstabes auf der Hand in einigen Tagen erlernt werden können.
Allerdings beschränkt sich der Lerneffekt hierbei auf diese eine spezifische Übung, die allgemeine Koordination wurde damit aber

107 Muskuläre Dysbalance: Ungleichgewicht von Kraft- und Längenverhältnis innerhalb einer Bewegungsseinheit. Häufige Ursache ist eine Fehl- oder Überbelastung im Alltag.

noch nicht wesentlich verbessert. Um dies zu erreichen, muss Koordinationstraining sehr variationsreich sein, es müssen ständig neue Herausforderungen gestellt werden, um wirksame Reize auf das Gesamtsystem auszuüben.

2 Organisatorische Aspekte

2.1 Gerätebedarf

Hocker sind für Übungen im Sitzen besser geeignet als Stühle. Günstig sind Angebote an unterschiedlichen Sitzhöhen bzw. Sitzkeilen für Teilnehmer mit Rückenbeschwerden. *Matten* werden hin und wieder zum Absichern benötigt, dienen als labile Unterlagen für Gleichgewichtsübungen und auch als Unterlagen für Bauch- und Rückenmuskeltraining. *Sprossenwände* lassen sich immer wieder vielseitig einsetzen (Zirkeltraining, Haltemöglichkeit bei Gleichgewichtsübungen usw.).

Weiterhin sollten für die Herzgruppe verschiedene Kleingeräte in Gruppenstärke zur Verfügung stehen:

Gymnastikstäbe, Gymnastikringe:
Vorteil: Vielseitig einsetzbar, preisgünstig, robust
Nachteil: Weniger Aufforderungscharakter als andere Geräte

Therabänder®
(oder auch Fitnessbänder, Trainingsbänder usw.) in verschiedenen Längen und Stärken:
Vorteil: Effektives Krafttraining für alle Muskelgruppen möglich
Nachteil: Hoher Verschleiß bei unsachgemäßer Benutzung (Benutzungshinweise beachten)

***Kurzhanteln* (0,5 – 2 kg) oder**
***Gefüllte Gymnastikstäbe* (1, 2 oder 3 kg), (alternativ: Mit Wasser bzw. Sand gefüllte Flaschen):**
Vorteil: Gut dosierbares Krafttraining mit geringem koordinativem Anspruch
Nachteil: Begrenzte Variationsmöglichkeiten, nur Übungen für den Oberkörper möglich

***Gewichtsmanschetten* (0,5 – 2 kg):**
Vorteil: Gut dosierbares Krafttraining mit geringem koordinativem Anspruch. Für Arme und Beine verwendbar.
Nachteil: Zum Teil etwas umständlich in der Handhabung.

Pezzibälle
(Sitzbälle, Gymnastikbälle 55- 75 cm Durchmesser):
Vorteil: Alternative Sitzmöglichkeit, effektives Gleichgewichtstraining mit Motivationscharakter
Nachteil: Lagerung benötigt viel Platz

Gymnastikbälle:
Vorteil: Hoher Motivationscharakter
Nachteil: Verletzungsgefahr, Abneigung mancher Teilnehmer

Softbälle:
Vorteil: Geringe Verletzungsgefahr gegenüber festen Bällen
Nachteil: Höherer Verschleiß, unhygienisch

Kirschkernsäckchen/ Bohnensäckchen:
Vorteil: Robust, leicht zu fangen.
Nachteil: Kaum Möglichkeiten für intensivere Übungen

Igelbälle:
Vorteil: Gut geeignet für Koordinations-/Entspannungsübungen, von den Teilnehmern gerne genutztes Gerät für selbständiges Üben
Nachteil: Kaum Möglichkeiten für intensivere Übungen

Tennisbälle:
Vorteil: Vielseitig einsetzbar
Nachteil: Werfen/ Fangen für einige Teilnehmer zu schwierig

Joghurtbecher
(500 ml) zur Kombination mit Tennisbällen:
Vorteil: Preisgünstig, evtl. von den Teilnehmern selbst mitzubringen
Nachteil: Geringere Übungsauswahl

Stofftücher / Handtücher:
Vorteil: Preisgünstig, evtl. von den Teilnehmern selbst mitzubringen
Nachteil: Geringere Übungsauswahl

Fallschirm / Schwungtuch:
Vorteil: Hoher Motivationscharakter, Förderung des Gemeinschaftgefühls.
Nachteil: Geringe Übungsauswahl

Steps:
Vorteil: Abwechslungsreiches Ausdauertraining möglich
Nachteil: Lagerung benötigt viel Platz

Therapiekreisel, Wackelbretter, o. Ä.:
Vorteil: Effektives Gleichgewichtstraining möglich
Nachteil: Geringe Übungsauswahl, Unfallgefahr

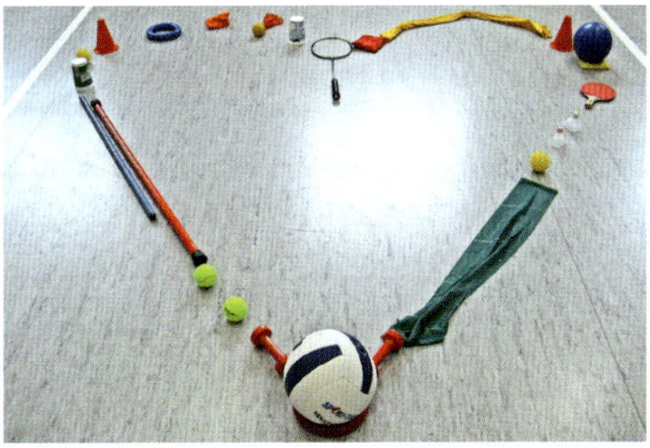

Abb. 55

2.2 Stundenaufbau

Zu Beginn der Stunde erfolgt die Messung des Eingangspulses. Ergeben sich hierbei auffällige Werte oder bestehen sonstige akute Beschwerden, sollte der Teilnehmer mit dem anwesenden Arzt und dem Übungsleiter klären, ob es für diese Übungsstunde Einschränkungen für ihn gibt.
In den ersten 10-15 Minuten sollte eine Erwärmung in Form von einfachen Übungen mit geringer bis mittlerer Intensität durchgeführt werden. Dadurch werden der Kreislauf in Schwung gebracht und die Gelenke mobilisiert.
Unmittelbar nach dem Aufwärmen sind koordinativ anspruchsvolle Übungen am effektivsten, da der Organismus hierfür jetzt am leistungsfähigsten ist (s. Kap. 3).

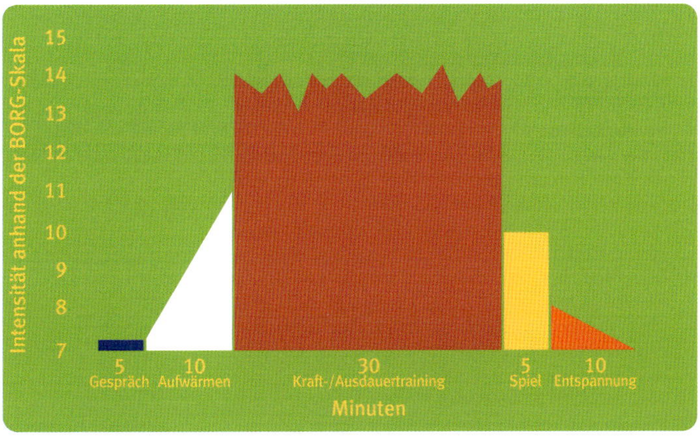

Abb. 56: Beispiel für die Gliederung einer Herzsportstunde.

Für den Hauptteil hat es sich bewährt, mit einem Gerät (Stab, Ball, etc.) Ausdauer-, Kräftigungs- und Koordinationsübungen (meistens in Mischformen) durchzuführen. Je nach Gerät sind auch Spiele möglich (s. Kap. 4).
Da Spiele meistens der beliebteste Teil der Stunde sind, ist es vorteilhaft, sie erst gegen Ende einzuplanen. Im Anschluss an die Belastungsphase messen wieder alle Teilnehmer den Puls.
Die letzten 5 – 10 Minuten sollten zur Entspannung genutzt werden. Hier kann z.B. ausgiebig gedehnt werden, es können Atemübungen durchführt werden oder die Teilnehmer werden auf eine Traumreise geschickt (s. Kap. 5).

2.3 Unfallverhütung

Die Unfallhäufigkeit im Herzsport ist relativ niedrig (Männer 6,4%, Frauen 2,1%). Wenn es zu Unfällen kommt, geschieht dies meist im Zusammenhang mit Ballspielen[108].
Für Teilnehmer, die Antikoagulantien[109] einnehmen, kann dies allerdings schwerwiegende Folgen haben. Darum sollte der Übungsleiter folgende Regeln beachten, um Unfälle zu vermeiden:

Adäquate Übungsauswahl:
Sowohl Über- als auch Unterforderung bedeuten eine Erhöhung des Unfallrisikos[110].

Stolperfallen entfernen:
Hocker, Bänke wegstellen, Bälle nicht unnötig umher rollen lassen, Jacken und sonstige Kleidungsstücke nicht auf den Boden legen.

Für geeignete Beleuchtung sorgen:
Es sollte nicht zu dunkel sein, die Lampen sollten aber auch nicht blenden.

Klare Übungsanweisungen geben:
Missverständliche Formulierungen vermeiden, laut und deutlich sprechen, zur Gruppe sprechen. Das Hörvermögen älterer Menschen lässt bekanntlich nach.

2.4 Verwendung von Musik

Ob der Übungsleiter Musik einsetzt, hängt häufig von persönlichen Vorlieben ab. Die folgenden Vor- und Nachteile sollen eine Entscheidungshilfe sein:

(-) Schlechtere Verständigung
(-) Ausgewählte Musik gefällt nicht allen.
(-) Größere Gefahr der Überforderung

(+) Auflockerung der Atmosphäre
(+) Motivation; „mit Musik geht alles besser".
(+) Musikrhythmus erleichtert manche Bewegungsfolgen.

---

108 Degenhardt et al.: Risiko von Sportverletzungen in ambulanten Herzgruppen... Sportverletzung/ Sportschaden 2007, S.79-82

109 Antikoagulantien sind Medikamente, welche die Blutgerinnung hemmen. Die Gerinnung wird nicht völlig aufgehoben, sondern lediglich verlangsamt. Viele Herzpatienten erhalten nach einem Herzinfarkt oder einer Herzklappenoperation Medikamente, die die Gerinnungsfähigkeit des Blutes herabsetzen. Dies verringert die Gefahr einer Blutgerinnselbildung, kann aber auch dazu führen, daß schon bei kleinen Verletzungen starke Blutungen entstehen.

110 Janssen, J.P: Grundlagen der Sportpsychologie. Wiesbaden, 1995 (S.164)

Übungen

1 Ausdauertraining

Aerobes Ausdauertraining hatte schon immer den höchsten Stellenwert im Koronarsport, weil dabei das Herzkreislaufsystem gezielt trainiert wird. Jede Übungsstunde sollte deshalb einen Ausdauerteil enthalten. Nach den Empfehlungen der Deutschen Gesellschaft für Prävention und Rehabilitation von Herz-Kreislauferkrankungen (DGPR) sollten Herzpatienten vier- bis fünfmal pro Woche ein moderates Ausdauertraining über mindestens 30 Minuten durchführen[111]. Koronarsportgruppen finden in der Regel einmal in der Woche statt, so dass drei bis vier zusätzliche Trainingseinheiten pro Woche in Eigeninitiative empfehlenswert sind. In den Koronarsportstunden müssen die dafür geeigneten Übungen vorgestellt werden. Hierbei bieten sich insbesondere Wandern, Walken oder Joggen an, da diese Trainingsmöglichkeiten jedem zur Verfügung stehen und völlig kostenfrei sind. Nicht umsonst heißt es: „Der beste Weg zur Gesundheit ist der Fußweg". Sofern die Möglichkeit besteht, sollten auch Schwimmen und Fahrradfahren berücksichtigt werden. Minderbelastbaren Patienten bieten sich eine Vielzahl von Übungen im Sitzen an, die für ein tägliches Üben im Rahmen der individuellen Fähigkeiten dringend empfohlen werden sollten.

Für das eigenständige Training müssen die Teilnehmer in der Lage sein, die Intensität ihres Trainings zu steuern. Der Umgang mit der Pulsuhr bzw. der manuellen Pulsmessung und das Erkennen körperlicher Überlastungssymptome sind für Herzpatienten unerlässlich. Aufgrund regelmäßig durchgeführter kardiologischer Kontrolluntersuchungen sollten die Teilnehmer eine individuelle Empfehlung für die Trainingspulsfrequenz von ihrem Kardiologen erhalten. Die Verwendung von Pulsuhren ist die genaueste Kontrolle. Die manuelle Pulsmessung an der A.radialis kann fehlerhaft sein[112]. Ein Vorteil ist aber, dass dabei das selbständige Kontrollieren und das Abgleichen mit dem subjektiven Belastungsempfinden jederzeit und überall möglich ist. Insbesondere Herzpatienten, im Grunde aber auch alle gesundheitsorientierten Sportler, sollten die subjektiven Belastungszeichen wahrnehmen und deuten können. Normales Schwitzen als Belastungssymptom ist nicht negativ, der dabei entstandene Flüssigkeits- und Mineralienverlust muss aber ausgeglichen werden. Verstärktes Atmen kann kurzzeitig toleriert werden (Steigung, langer Ballwechsel). Danach sollte eine Pause eingelegt werden. Es bietet sich an, in dieser Situation Atemübungen durchzuführen, um das entstandene Sauerstoffdefizit wieder auszugleichen. Tritt akute Kurzatmigkeit auf, sollte die Belastung sofort unterbrochen und erst nach einer ausreichenden Erholungspause mit niedrigerer Intensität weitergeführt werden. Brustschmerzen, thorakales Engegefühl, Schwindel und Übelkeit sind dagegen Alarmzeichen, bei denen man die Belastung abbricht und den anwesenden Arzt hinzuzieht. Es wäre auch möglich, dass ein Teilnehmer erst nach Beendigung der Stunde Unwohlsein verspürt. Der Übungsleiter und der anwesende Arzt betreuen den Teilnehmer auch in dieser Situation und entscheiden, ob und wie er nach Hause gehen kann.

111 Deutsche Gesellschaft für Prävention und Rehabilitation von Herz-Kreislauferkrankungen (DGPR): Nachfolgegruppen (NG) zur Rehabilitation von Herz-Kreislauferkrankungen. Eigenverlag, 2005

112 Je nachdem wie lange es dauert, den Puls zu finden, handelt es sich hierbei in der Regel eigentlich um einen Nachbelastungspuls.

1.1 Bewegungsgeschichten

Hier werden Bewegungen aus dem Alltag imitiert. Dies ist eine schöne Möglichkeit, eine allgemeine Mobilisation durchzuführen. Die Intensität ist dabei eher gering. Idealerweise sollten die Teilnehmer spontan eigene Ideen einbringen.

1.1.1 Sonntagsausflug (im Sitzen)

„Wir fahren mit dem Fahrrad (einbeinig Fahrrad fahren) ins Grüne. Wir stellen das Fahrrad ab und gehen weiter (Gehbewegung mit Armeinsatz), klettern einen Turm hoch (Kletterbewegung mit den Armen). Um die Aussicht zu genießen, drehen wir uns nach rechts und links (langsame Oberkörperrotation). Wir atmen tief durch (Atemübung), klettern schnell wieder runter (Kletterbewegung mit den Armen) und spielen auf der Wiese Fußball (Beine abwechselnd strecken). Der Ball fällt in einen See, wir nehmen uns ein Ruderboot (Ruderbewegung), um den Ball zu holen. Das Boot kentert, wir müssen schwimmen (Schwimmbewegung). Wir steigen wieder aus dem Teich und schütteln das Wasser ab (Arme ausschütteln). Dann trocknen wir uns gründlich von Kopf bis Fuß ab (Abtrocknen mit einem Handtuch nachahmen). Wir laufen schnell zum Fahrrad (schnelle Laufbewegung) und fahren heim (Fahrrad fahren)."

1.1.2 Früh am Morgen (im Sitzen)

„Wir sind aufgewacht und beginnen den Morgen mit den alltäglichen Bewegungen":
Recken und Strecken, Schlafanzug ausziehen, Unterhose, Unterhemd, Hose, Pullover und Socken anziehen. Zähne putzen, Gesicht waschen, Rollläden hochziehen, Schuhe anziehen.
Es folgt ein gemütlicher Gang durch den Garten:
Ein paar Äpfel pflücken, an den Blumen riechen, die Blumen gießen, die Zeitung aus dem Briefkasten holen...
Weitere Ideen der Teilnehmer werden in Bewegung umgesetzt.

1.1.3 Bewegte Weltreise (im Sitzen oder im Stehen)

„Wir begeben uns auf eine Weltreise und stellen jedes Land durch eine Bewegung dar":
Spanien: Flamenco tanzen (klatschen)
Frankreich: Den Eifelturm hochklettern
Monte Carlo: Autorennen
Italien: Pizzateig backen (z.B. Oberschenkel durchkneten)
Österreich: Skifahren
Bayern: Schuhplattler/ Schunkeln
Köln: Knolle schmeißen
Holland: Fahrrad fahren
Nordsee: Segeln
England: Rudern
Schweden: Langlaufen
Nordpol: Iglu bauen, Schneebälle werfen
China: Reis pflücken
Australien: Hüpfen wie ein Känguru
Hawaii: Mit der Hüfte wackeln
Amerika: Das Lasso werfen
Kanada: Holz sägen

1.1.4 Olympische Spiele (im Sitzen oder im Stehen)

„Welche Sportarten fallen uns ein?“
Jeder Teilnehmer darf eine oder mehrere Sportarten vorschlagen, die nachgeahmt werden: Schwimmen, Radrennen, Marathonlauf, Hürdenlauf, Basketball, Fußball, Volleyball, Rudern, Kanu fahren, Boxen, Tennis/Tischtennis, Ski-Abfahrt, Skilanglauf, Kugelstoßen, Diskuswurf, Gewichtheben, Bogenschießen, Reiten...

1.2 Zirkeltraining

1.2.1 Organisation

Die Übungen werden nicht nach Wiederholungsanzahl, sondern nach Zeit ausgeführt. Diese Organisationsform ist von Vorteil, weil jeder Teilnehmer sein Übungstempo so wählen kann, dass er sich anstrengt, aber nicht überanstrengt. Bei der Durchführung festgelegter Wiederholungszahlen würde dagegen Wartezeit entstehen. Jeder Teilnehmer soll also sein Tempo so wählen, dass er die Belastungszeit gut durchhält. Es besteht so auch bei heterogenen Gruppen die Möglichkeit, die Belastung adäquat an den Einzelnen anzupassen. Natürlich ist es auch möglich, zwischendurch Pausen einzulegen beziehungsweise die Übung früher zu beenden. Ideal ist allerdings eine kontinuierliche Belastung über die gesamte Zeit. Als positiver Nebeneffekt wird die Selbsteinschätzung gefördert.

Die Übungen werden am besten so zusammengestellt, dass ein Wechsel in der Beanspruchung der Muskelgruppen und in der Intensität gewährleistet ist: Eine Übung für den Oberkörper, dann eine Übung für die Beine beziehungsweise eine anstrengende Übung, dann eine weniger anstrengende Übung. Die Belastungsdauer sollte nicht zu kurz sein, weil die Teilnehmer oft einige Zeit brauchen, um in die Übung „rein zu kommen“. Der Übungsleiter kann dann auch ausreichend korrigieren, und die Ausdauerleistungsfähigkeit wird gezielt trainiert.

Verschiedene Varianten am Beispiel von 16 Teilnehmern:

8 Stationen je zweimal aufbauen
1 Minute Belastung, ca. 45 Sekunden Pause
Zwei Durchgänge
Gesamtdauer: ca. 28 Minuten

8 Stationen je zweimal aufbauen
Erster Durchgang: 1 Minute Belastung, ca. 45 Sekunden Pause
Zweiter Durchgang: 30 Sekunden Belastung, 30 Sekunden Pause
Gesamtdauer: ca. 22 Minuten

16 Stationen aufbauen
1 Minute Belastung, 1 Minute Pause
Ein Durchgang
Gesamtdauer: ca. 32 Minuten

16 Stationen aufbauen
30 Sekunden Belastung, 1 Minute Pause
Ein Durchgang
Gesamtdauer: ca. 24 Minuten

1.2.2 Übungsbeispiele

Treppensteigen

Ziel: Verbesserung der allgemeinen Ausdauer und der lokalen Kraftausdauer
Intensität: hoch
Hinweis: alternativ Turnbank verwendbar
Varianten: Step / Bank nur mit dem Fuß antippen oder seitwärts auf- und absteigen.

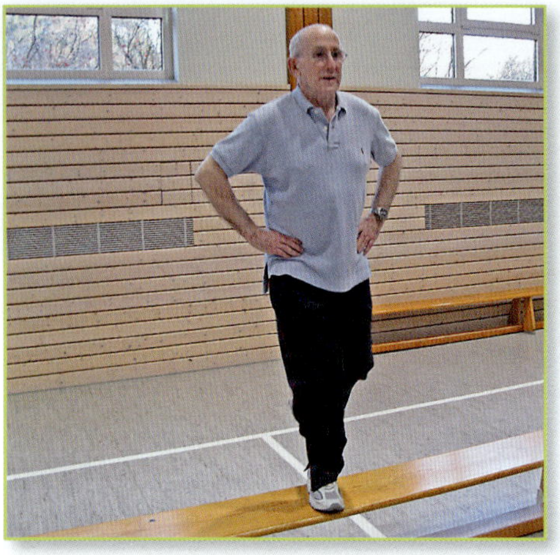

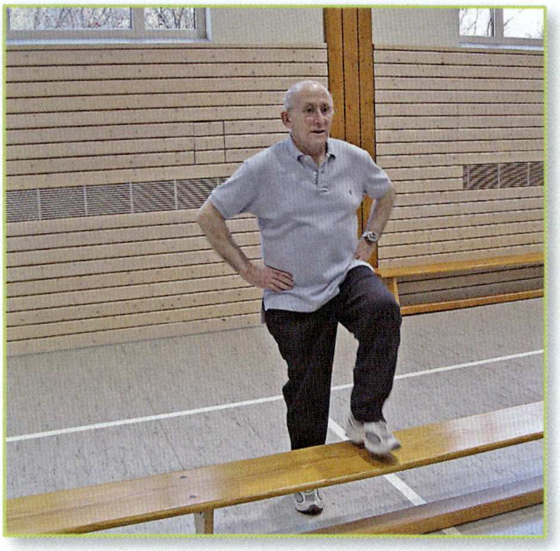

Dehnung der Oberschenkelmuskulatur

Intensität: niedrig
Hinweis: Tuch / Seil als Hilfsmittel anbieten

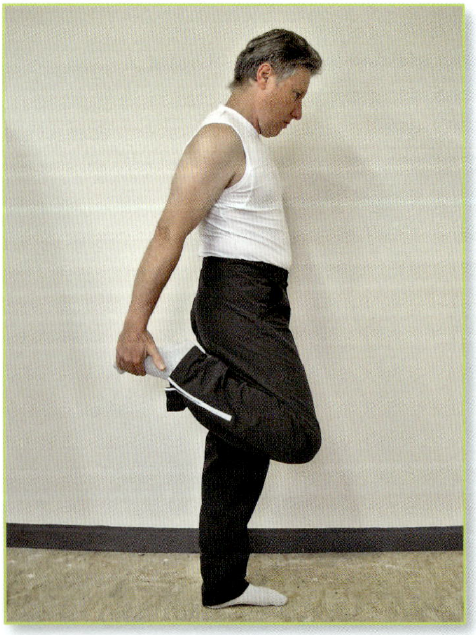

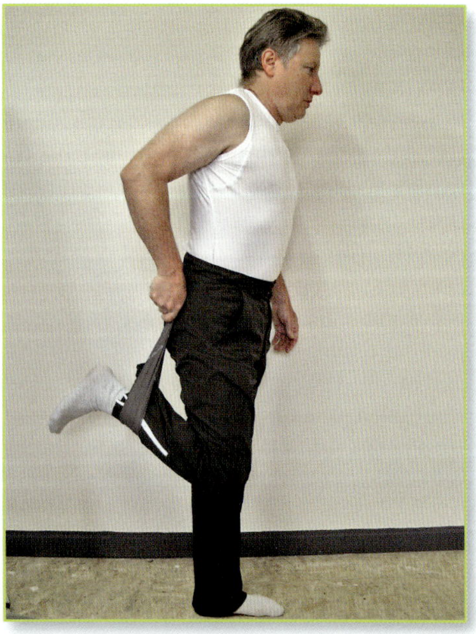

Balancieren auf einem dicken Seil

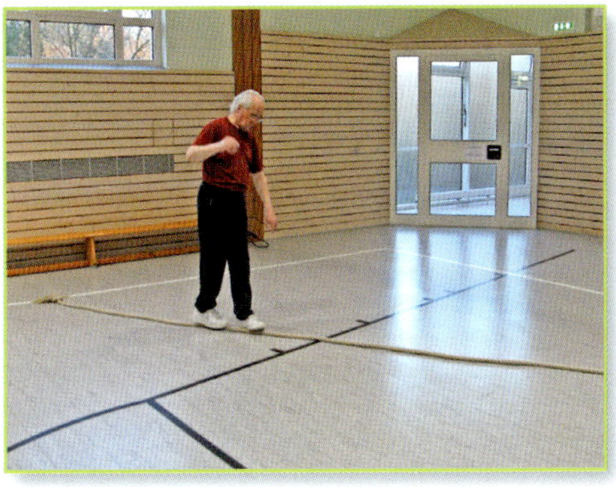

Ziel: Verbesserung des Gleichgewichts und der Propriozeption
Intensität: mittel
Varianten: Ein Fuß auf dem Seil, ein Fuß auf dem Boden
Beide Füße auf dem Seil
Seitwärts, beide Füße auf dem Seil
Rückwärts, ein Fuß auf dem Seil

Liegestütz im Stehen an der Wand

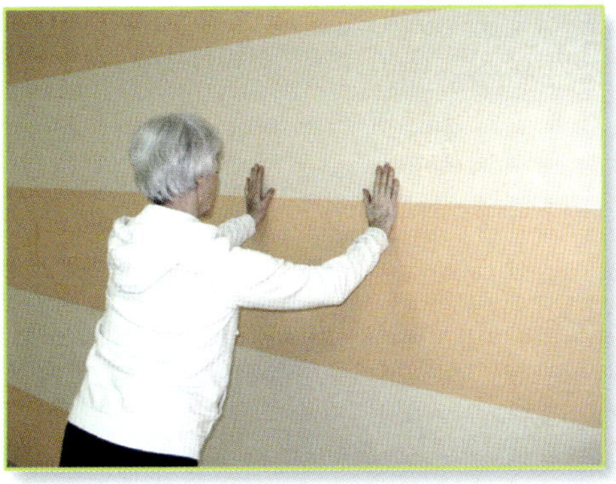

Ziel: Verbesserung der lokalen Kraftausdauer
Intensität: mittel
Hinweis: Je weiter der Abstand zur Wand, desto höher ist die Intensität

Dehnung der Brustmuskulatur

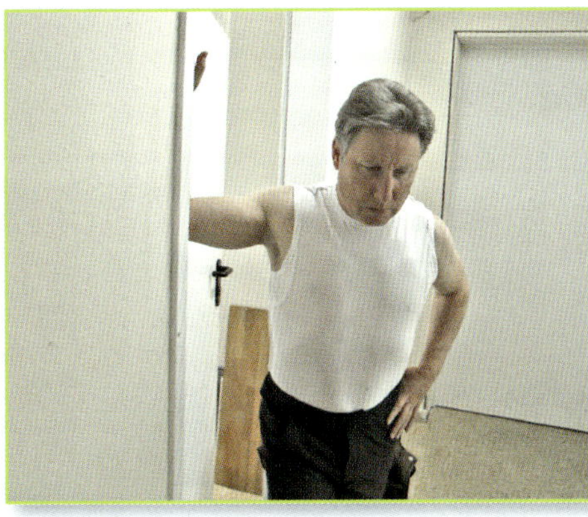

Intensität: niedrig

Einseitige Ausführung: Der angewinkelte Arm wird beispielsweise an einem Türrahmen fixiert und die Schulter wird nach vorne geschoben.
Variante: Ellenbogen etwas höher bzw. etwas tiefer anlegen. Dadurch werden die unterschiedlichen Anteile der Brustmuskulatur angesprochen.

Gehen auf weicher Matte

Ziel: Verbesserung der allgemeinen Ausdauer/des Gleichgewichts und der Propriozeption
Intensität: mittel
Hinweis: Weichbodenmatte oder 2-3 dünne Gymnastikmatten verwenden

Kurzhanteln nach oben stemmen

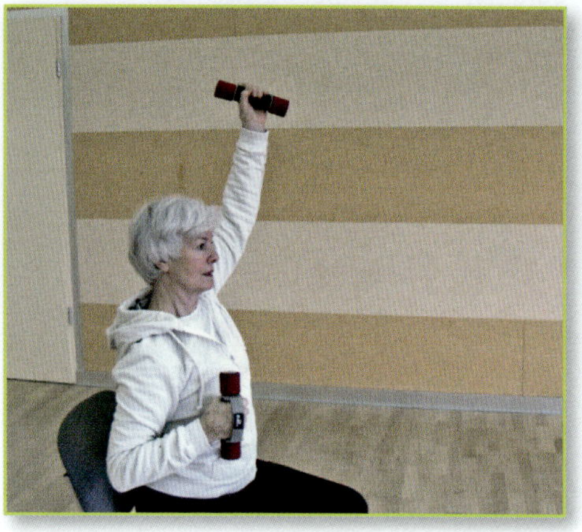

Ziel: Verbesserung der lokalen Kraftausdauer
Intensität: hoch
Hinweis: ca. 1-2 kg pro Hantel, alternativ Wasserflasche verwendbar

Igelballmassage

Ziel: aktive Erholung
Intensität: niedrig
Hinweis: Nach Belieben Arme, Schulter, Beine massieren

Klimmzüge im Stehen an der Sprossenwand

Ziel: Verbesserung der lokalen Kraftausdauer
Intensität: mittel

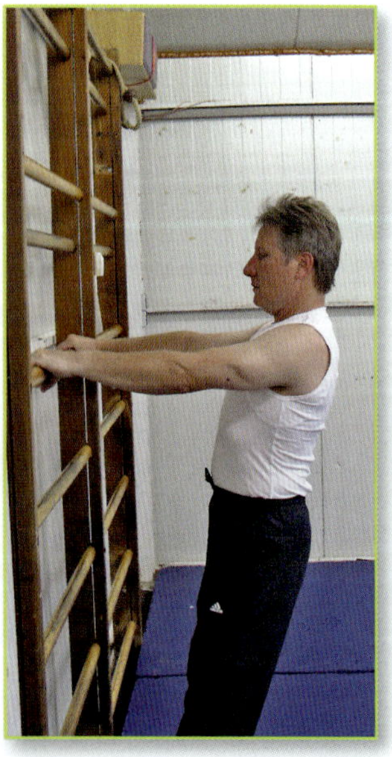

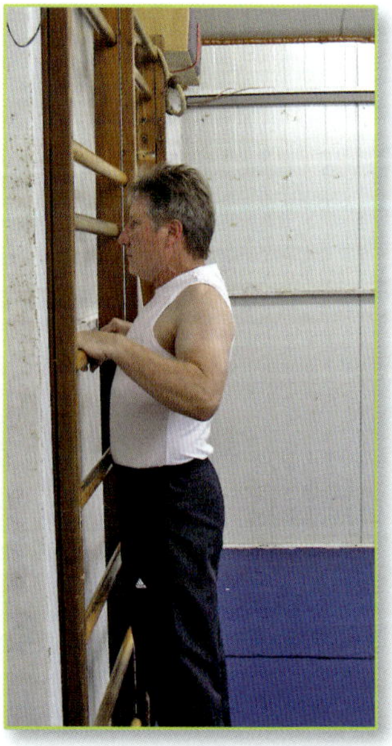

Alternativ: Zugübung mit dem Thera-Band®

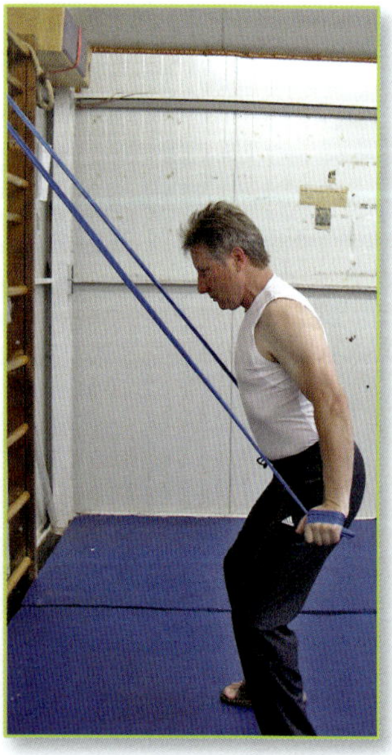

Zielwerfen mit Ball

Ziel: Verbesserung der Koordination
Intensität: mittel
Hinweis: Basketballkorb oder Kasten als Ziel verwenden

Beine im Sitzen über ein Hindernis heben

Ziel: Verbesserung der lokalen Kraftausdauer
Intensität: mittel

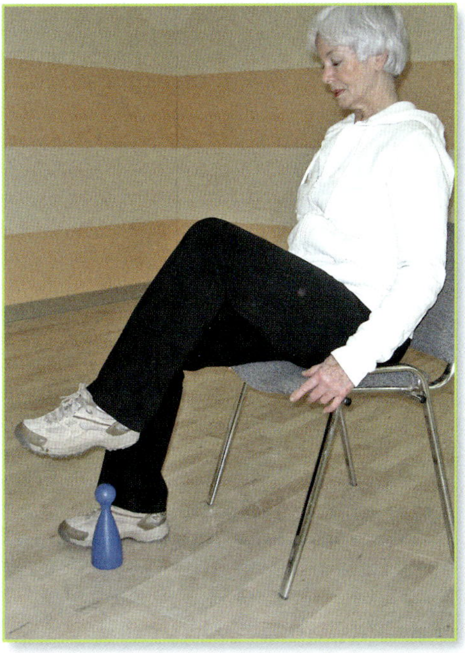

Fahrrad fahren in Rückenlage

Ziel: Verbesserung der lokalen Kraftausdauer
Intensität: hoch
Leichtere Variante: Einbeiniges Radfahren, auch im Stehen möglich (dann aber primär Mobilisationsübung ohne Kräftigungsaspekt)

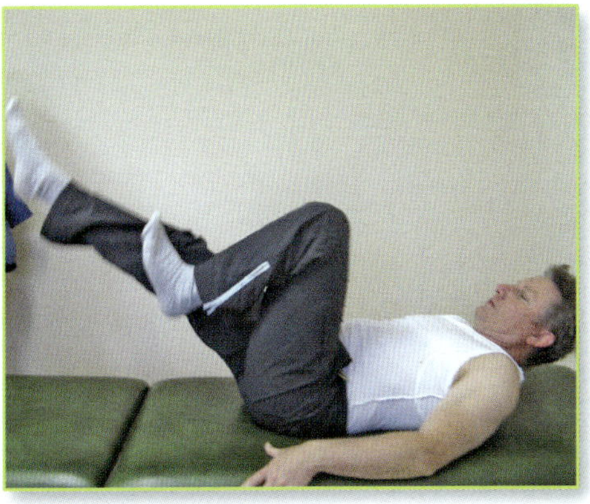

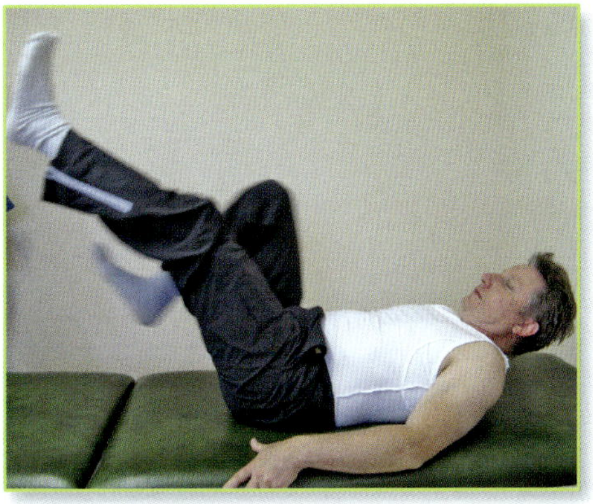

Im Sitzen auf einem Pezziball balancieren

Ziel: Gleichgewichtstraining
Intensität: niedrig
Achtung: Sturzgefahr! Matten auslegen und Möglichkeit zum Festhalten bieten (z.B. Sprossenwand)

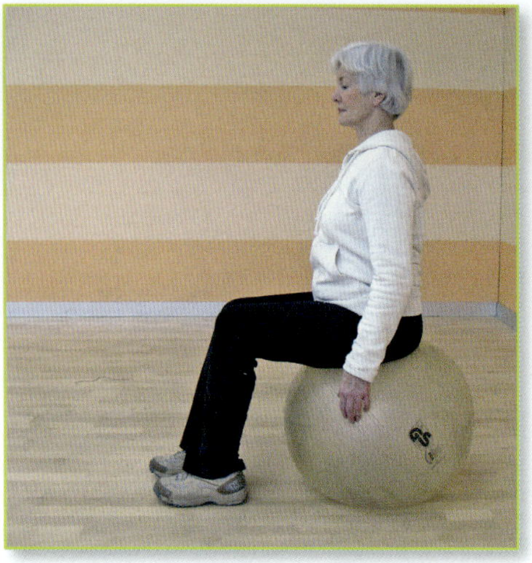

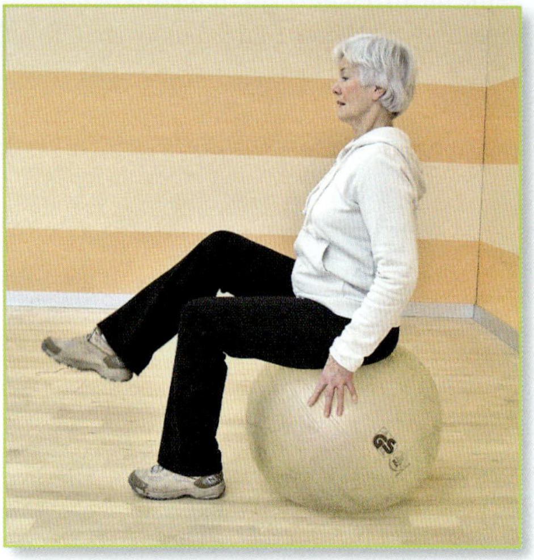

Durch einen Reifen steigen

Ziel: Verbesserung der allgemeinen Ausdauer und Beweglichkeit
Intensität: niedrig - mittel
Alternativ: Verwendung eines Seiles

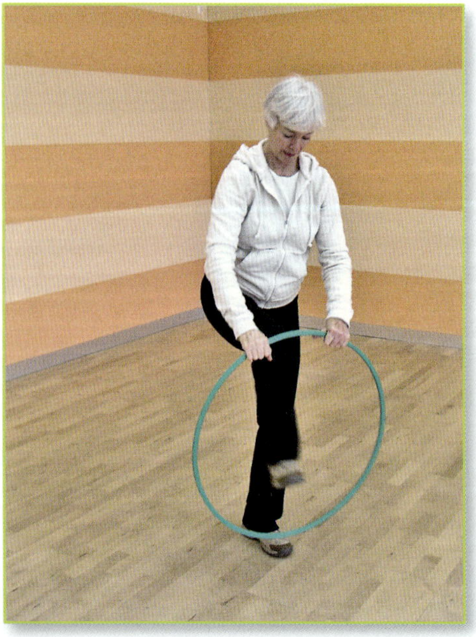

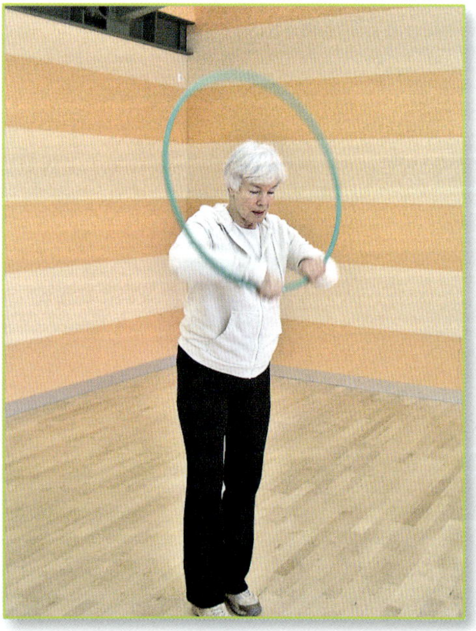

Ein Seil oder einen Gymnastikstab diagonal hinter dem Rücken übergeben

Ziel: Schultermobilisation
Intensität: niedrig

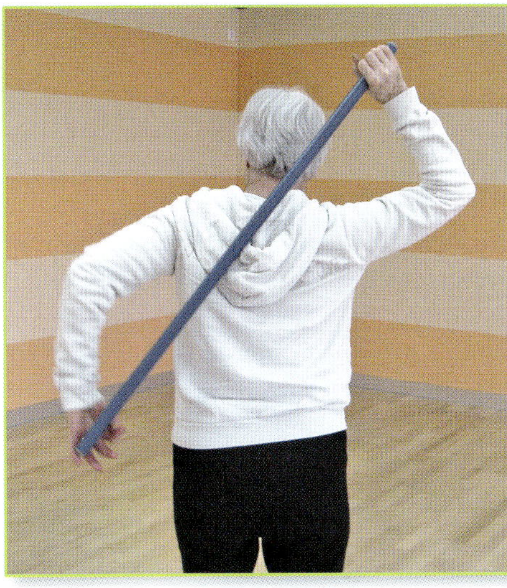

Slalomlaufen

Ziel: Verbesserung der allgemeinen Ausdauer
Intensität: niedrig - mittel
Als zusätzliche Koordinationsübung: Einen Ball am Fuß führen, einen Ball prellen oder mit einem Hockeyschläger um die Hindernisse führen.

1.3 Gehen und Laufen in der Halle

Gehen und Laufen[113] sind besonders gute Ausdauertrainingsvarianten, da hierbei eine gleichmäßige Belastung gewährleistet ist. Zudem handelt es sich um eine natürliche Bewegung und um eine unkomplizierte Übung, bei der die Belastung gut zu dosieren ist und jeder Teilnehmer sein eigenes Tempo wählen kann.
Auch wenn Gehen eine alltägliche Bewegung ist, kann das Gangbild durch entsprechende Übungen in der Koronarsportstunde oft sehr positiv beeinflusst werden: Viele Menschen gehen mit relativ kleinen Schritten, die Abrollbewegung des Fußes wird vernachlässigt, und das Mitschwingen der Arme fehlt. Eine steife, nach vorn gebeugte Körperhaltung mit gesenktem Kopf kann, durch Fehlstellungen der Wirbelsäule bedingt, aber auch psychischer Natur sein. Dieses Gangbild findet sich häufig bei Depression oder Traurigkeit. Samy Molcho, ein Experte in Sachen Körpersprache, hat dies so beschrieben:

„Wem das Herz vor Freude hüpft,
schleppt sich nicht dahin
wie ein lahmer Ackergaul;
wen Sorgen drücken,
der kommt nicht wie ein Held gegangen."

Allerdings kann langes Geh- und Lauftraining in der Halle sehr eintönig werden.
Um dies zu vermeiden, sind im Folgenden einige Übungsbeispiele aufgeführt.

113 Definitionsgemäß ist beim Gehen immer ein Fuß am Boden. Der Laufschritt beinhaltet dagegen eine kurze Flugphase.

1.3.1 Sechs-Minuten-Gehtest

Dieser einfache Test eignet sich gut, um den aktuellen Leistungsstand der Teilnehmer zu erfassen. Gerade bei schwächeren Teilnehmern lassen sich Trainingserfolge dadurch gut dokumentieren. Der Test kann auf einer vermessenen und markierten Strecke in der Halle[114] oder im Freien (ebenes Gelände!) durchgeführt werden. Eine Sitzmöglichkeit ist wichtig, damit die Testperson bei Bedarf eine Sitzpause einlegen kann. Um Veränderungen in der Leistungsfähigkeit zu erkennen, ist es sinnvoll, den Test mehrmals im Jahr unter konstanten Bedingungen durchzuführen.

Ablauf:

Die Testperson geht sechs Minuten in ihrem Tempo, sollte sich dabei nicht unterhalten und nicht abgelenkt werden. Es dürfen Hilfsmittel (Gehstützen, Rollator, Stock, etc.) benutzt und Pausen gemacht werden. Treten starke Beschwerden wie Schwindel, Blässe, Angina pectoris oder zunehmende Schmerzen am Bewegungsapparat auf, wird der Test abgebrochen.

Dokumentation:

- Eingangs- und Belastungspuls (evtl. auch der Blutdruck)
- Befindlichkeit (Borg – Skala[115])
- Schmerzen
- zurückgelegte Strecke
- Pausen
- gegebenenfalls Abbruchgrund
- Einsatz von Hilfsmitteln.

Borg-Skala: Messen der persönlichen Befindlichkeit

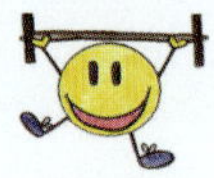	Sehr, sehr leicht	06-07-08
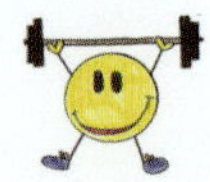	Sehr leicht	08-09-10
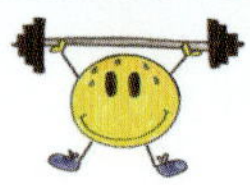	Recht leicht	10-11-12
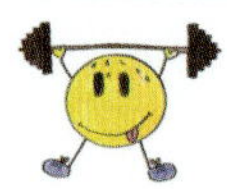	Etwas anstrengend	12- 13 -14
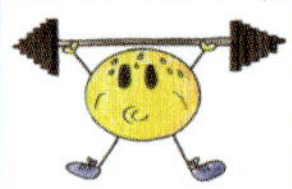	Anstrengend	14-15-16
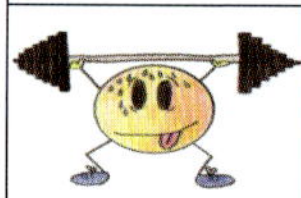	Sehr anstrengend	16-17-18
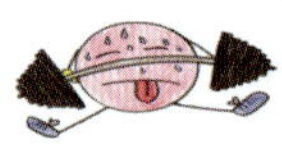	Sehr, sehr anstrengend	18-19-20

1.3.2 Geh- und Lauftraining nach Lagerstrøm / „Dreieckslauf“

Anhand einer Tabelle wird für jeden Teilnehmer anhand seiner maximalen Leistung auf dem Fahrradergometer und seines Körpergewichts die Geh-/ Laufgeschwindigkeit ermittelt (s. Tabelle). Die Teilnehmer werden danach in vier Leistungsgruppen eingeteilt. Jeder Leistungsgruppe wird eine Strecke zugeordnet, die in einer bestimmten Zeit zurückgelegt werden soll. Gegebenenfalls kann diese Einteilung anhand der Befindlichkeit oder des Pulswertes auch korrigiert werden. Als Strecke können beispielsweise verschieden große Dreiecke mit der selben Basis markiert werden. Es ist aber auch möglich, diese Trainingsform als Viereck-, Kreis- oder Pendellauf zu organisieren.

114 Volleyballfeld = 54m
115 Visuelle Analogskala zur Einschätzung der subjektiven Belastung.

Dreieckslauf (modifiziert nach Rost, Richard: Sport- und Bewegungstherapie bei inneren Krankheiten. Deutscher Ärzte-Verlag, Köln, 1991, S.254)

Körpergewicht

Maximalleistung bei der Fahrradergometrie	50 kg	55 kg	60 kg	65 kg	70 kg	75 kg	80 kg	85 kg	90 kg	95 kg	100 kg	105 kg	110 kg	115 kg
50 Watt	95	90	85	80	75	70	70							
60 Watt	105	100	90	85	80	75	75	70						
70 Watt	115	110	100	95	90	85	80	75	75	70				
80 Watt	125	115	110	100	100	90	85	80	75	75	70	70		
90 Watt	135	125	115	110	105	95	90	90	85	80	75	75	70	70
100 Watt	145	135	125	120	110	105	100	95	90	85	80	80	75	75
110 Watt	155	145	135	125	115	110	105	100	95	90	85	85	80	75
120 Watt	165	155	140	135	125	120	110	105	100	95	90	90	85	80
130 Watt	175	165	150	140	130	125	120	110	105	100	95	95	90	85
140 Watt	190	175	160	150	140	135	125	120	115	110	105	100	95	95
150 Watt	200	185	170	160	150	140	130	125	120	115	110	105	100	95
160 Watt	205	190	175	165	155	145	140	130	125	120	115	110	105	105
170 Watt	215	200	185	170	160	150	145	135	130	125	120	115	110	105
180 Watt	225	205	190	180	170	160	150	140	135	130	125	120	115	110
190 Watt	235	215	200	185	175	165	155	150	140	135	130	125	120	115
200 Watt	245	225	205	195	180	170	160	155	145	140	135	130	125	120

Geh-/ Laufgeschwindigkeit:

70 - 95 m/ min	100 - 125 m/min	130 - 155 m/min	160 und mehr m/ min

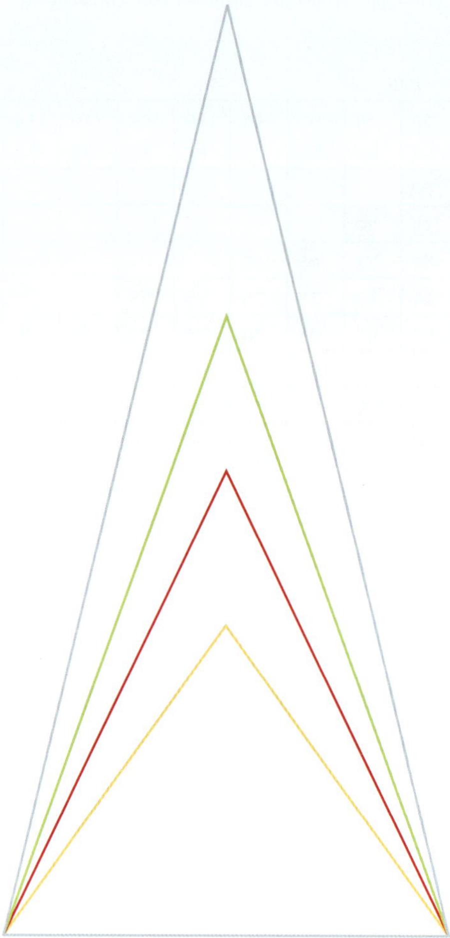

Abb. 68: Streckenmarkierung für den Dreieckslauf
Gelbes Dreieck: Basis 15 m, Höhe 10 m, Gesamtstrecke 40 m
Rotes Dreieck: Basis 15 m, Höhe 18,5 m, Gesamtstrecke 55 m
Grünes Dreieck: Basis 15 m, Höhe 26,5 m, Gesamtstrecke 70 m
Blaues Dreieck: Basis 15 m, Höhe 34,2 m, Gesamtstrecke 85 m

Beispiel:

Herr Haase ist 85 kg schwer, seine Maximalleistung auf dem Fahrradergometer beträgt 190 Watt. Dies entspricht laut Tabelle einer Gehgeschwindigkeit von 150 m/min.
Er wird der Leistungsgruppe 3 (grünes Dreieck, 1 Runde entspricht 70 m) zugeordnet.
Frau Maus ist 60 kg schwer, ihre Maximalleistung auf dem Fahrradergometer beträgt 70 Watt. Dies entspricht laut Tabelle einer Gehgeschwindigkeit von 100 m/min.
Sie wird der Leistungsgruppe 2 (rotes Dreieck, eine Runde entspricht 55 m) zugeordnet. Beide gehen gleichzeitig los und sollen eine Runde in 30 Sekunden schaffen. Es werden die Ausdauerleistungsfähigkeit und das Tempogefühl trainiert. Ein Trainingsprogramm über mehrere Wochen könnte folgendermaßen aussehen:

1. – 3. Trainingseinheit:
3 × 2 Minuten Belastung, 1 Minute Pause
4. – 6. Trainingseinheit:
3 × 3 Minuten Belastung, 1 Minute Pause
7. – 9. Trainingseinheit:
2 × 4 ½ Minuten Belastung, 1 Minute Pause
10. – 12. Trainingseinheit:
2 × 5 Minuten Belastung, 2 Minuten Pause
13. – 15. Trainingseinheit:
3 × 5 Minuten Belastung, 2 Minuten Pause
16. – 18. Trainingseinheit:
3 × 5 Minuten Belastung, 1 ½ Minuten Pause

1.3.3 Hütchen zählen

Die Teilnehmer gehen oder laufen eine mit Hütchen markierte Runde. Die Hütchen stehen in einem gleichmäßigen Abstand von ca. 6 - 8 Metern. Der Übungsleiter gibt alle 30 Sekunden ein Signal. Die Teilnehmer zählen jedes Hütchen, an dem sie vorbeikommen. Ziel ist es, in jedem 30-Sekunden-Abschnitt die gleiche Anzahl von Hütchen zu schaffen. Dadurch soll wie beim Dreieckslauf das Gefühl für ein gleichmäßiges Gehtempo geschult werden. Anstelle der Hütchen können auch kleine Hindernisse aufgestellt werden, die überstiegen werden müssen.

1.3.4 Gangschule mit verschiedenen Schrittkombinationen

Ziel: Die einzelnen Gangphasen sollen bewusst gemacht und harmonisiert werden, die Gangsicherheit soll verbessert und so das Risiko von Stürzen und Verletzungen verringert werden.

Gehen mit ganz kleinen Schritten, dabei den Fuß bewusst abrollen

(„Zitrone ausquetschen", „Bis zum Ende des großen Zehs abrollen")
Fuß über die Außenkante abrollen.
Fuß über die Innenkante abrollen.
Auf den Zehenspitzen gehen, Arme zur Decke strecken.
Auf den Fersen gehen.

Auf einer Linie balancieren

Mit weiter Spurbreite gehen.

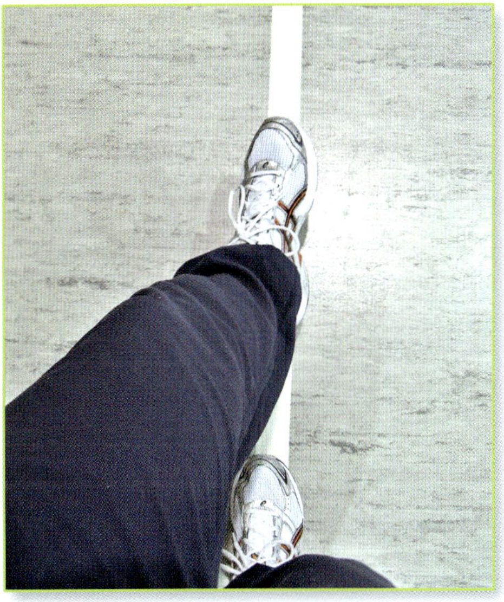

Die Linie überkreuzen: Rechter Fuß setzt links auf, linker Fuß setzt rechts auf.

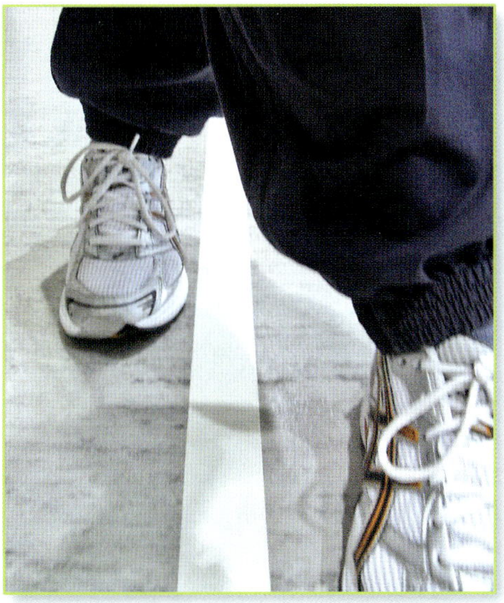

Mit sehr großen Schritten (Ausfallschritte) gehen

Bei jedem Schritt das Knie hochziehen.
Dabei betont langsam gehen (lange Standbeinphase!).
Ferse Richtung Gesäß ziehen („Anfersen").
Dann Kombinationen:
Im Wechsel: 4 kleine Schritte und 2 große Schritte.
Rechtes Knie heben/ links anfersen bzw. umgekehrt.
Seitwärts gehen.
Rückwärts gehen.

Das Gehtraining kann auch mit dem „Reifenmemory“ (s. Kap. 4) kombiniert werden.
Die Teilnehmer führen dann zwischendurch verschiedene Übungen aus und suchen sich auf ein Zeichen wieder „ihren“ Reifen.
Das Aufsuchen der Reifen stellt auch eine kurze Belastungspause dar, so dass die Intensität des zuvor beschriebenen Gehtrainings etwas gesenkt wird.

1.3.5 Walking

1 Runde Gehen mit bewusstem Armeinsatz.
1 Runde gehen, dabei die Hände in die Hüfte stemmen.
1 Runde Gehen mit bewusstem Armeinsatz.
1 Runde gehen, dabei die Arme zur Seite ausstrecken.
1 Runde Gehen mit bewusstem Armeinsatz.
1 Runde gehen, dabei die Arme nach vorne strecken.
1 Runde Gehen mit bewusstem Armeinsatz.
1 Runde gehen, dabei die Arme nach oben strecken.

Ziel: Der Armeinsatz soll als Teil der Gangbewegung bewusst gemacht und verstärkt werden. Die Teilnehmer können sich auch partnerweise beobachten und korrigieren.

1.3.6 Intervallprogramm (ca. 5 Minuten)

Im Wechsel gehen und laufen.
Beispielsweise auf der kurzen Seite der Turnhalle laufen, auf der langen Seite gehen.
Oder „60 Sekunden – 30 Sekunden“, d.h.:
Für die schwächeren Teilnehmer: 1 Minute gehen, 30 Sekunden laufen.
Für die stärkeren Teilnehmer: 1 Minute laufen, 30 Sekunden gehen.

1.3.7 Beispiel für einen Hindernisparcours

Weiche Matte, z.B. zwei bis drei Gymnastikmatten übereinander gelegt.
Matte mit Unebenheiten: Kirschkernsäckchen, Tennisbälle oder ähnliche Gegenstände werden *unter* die Matte gelegt.
Balancieren über ein dickes Seil.
Slalomstrecke, z.B. Hütchen oder Reifen.
Mehrere kleine Hindernisse zum Übersteigen.
Anschließend: Zusätzlich einen Luftballon mitführen.
Ziel: Verbesserung der Ausdauer und der Gangsicherheit.

1.3.8 Gehen mit Überholen

Die gesamte Gruppe geht in einer Reihe hintereinander entlang der Volleyballfeldmarkierung. Der Letzte überholt die Gruppe außen und geht nun als Erster. Er bestimmt also auch das Tempo. Nach einer gewissen Zeit (30 Sekunden oder 1 Runde in der Sporthalle) kommt der Nächste von hinten und geht wieder auf die erste Position. Alternativ kann der Überholende auch im Slalom durch die Reihe der anderen Teilnehmer gehen.

1.3.9 Partnerweise führen

Zwei Teilnehmer gehen hintereinander. Der Hintermann legt die Hände auf die Schultern des Vordermanns und kann dadurch die Bewegungsrichtung vorgeben.

Wenn sich die Partner aufeinander eingestimmt haben, kann der Vordere die Augen schließen und sich nun völlig auf seinen Hintermann verlassen, der ihn sicher durch die Halle lenkt.

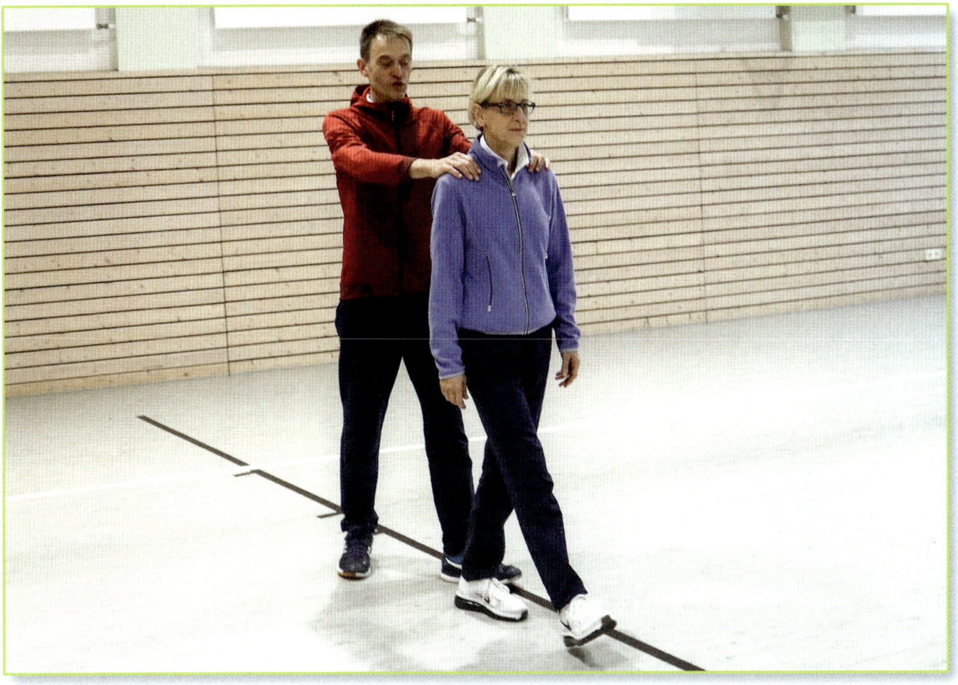

1.3.10 Gangwahrnehmung

So langsam wie möglich gehen, Arme hängen ganz locker neben dem Körper und pendeln passiv mit.
Jede einzelne Bewegung soll ganz bewusst wahrgenommen werden:
Das Aufsetzen der Ferse, Abrollen des Fußes, Strecken des Beins, Anheben des Beins...
Wenn genügend Platz zu Verfügung steht, können die Teilnehmer für einige Schritte die Augen schließen.

1.4 Step-Aerobic

Es sollten möglichst Steps zur Verfügung stehen, die in ihrer Höhe variabel einzustellen sind. So können die Teilnehmer unterschiedliche Intensitätsstufen wählen.

1.4.1 Aufwärmübungen

Auf dem Step auf der Stelle gehen.
Eine Drehung um die eigene Achse.
Mit den Füßen auseinander und wieder zusammen wandern.
An der Seite stehend ein Bein frei pendeln lassen.
Mit der Ferse auf den Step tippen, Variante: Dabei nach vorne boxen.
Möglichst langsam über den Step steigen.
5-mal möglichst schnell auf- und absteigen.

1.4.2 Einfache Schrittkombinationen (Belastungsdauer jeweils ca. 1 Minute)

Auf- und Absteigen immer mit dem rechten Bein beginnend
(= rechts auf, links auf, rechts ab, links ab).
Auf- und Absteigen immer mit dem linken Bein beginnend
(= links auf, rechts auf, links ab, rechts ab).
Auf- und Absteigen abwechselnd mit dem linken und rechten Bein beginnend
(= links auf, rechts auf, links ab, rechts ab...rechts auf, links auf, rechts ab, links ab ...links auf, rechts auf, links ab, rechts ab...usw.)
Rechter Fuß bleibt auf dem Step, linker Fuß steigt auf und ab.
Linker Fuß bleibt auf dem Step, rechter Fuß steigt auf und ab.
Variante: Beim Aufsteigen Arme nach oben schwingen.

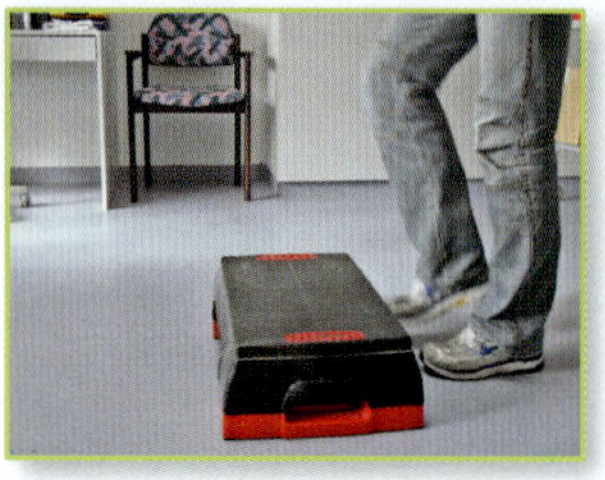
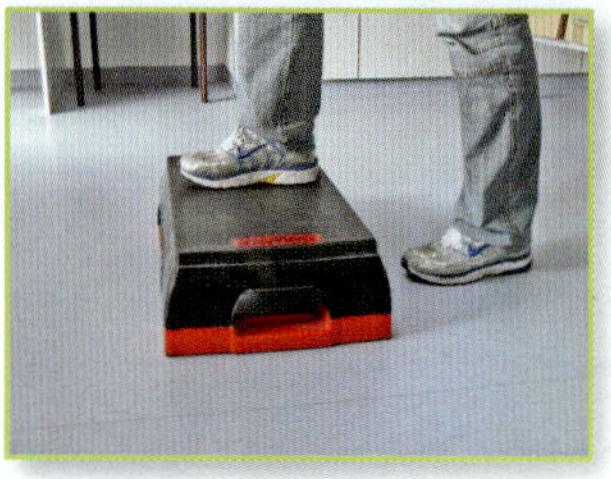
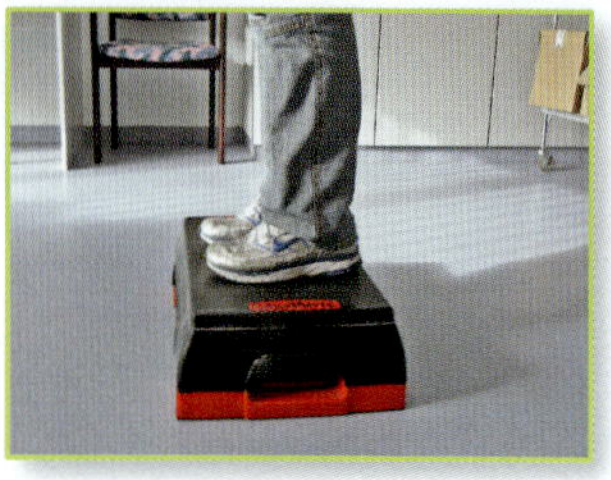

Seitwärts nach rechts und links auf- und absteigen.

Seitwärts auf- und absteigen, rechter bzw. linker Fuß bleibt auf dem Step.
Variante: Arme schwingen beim Aufsteigen nach vorne.
Seitwärts über den Step steigen.

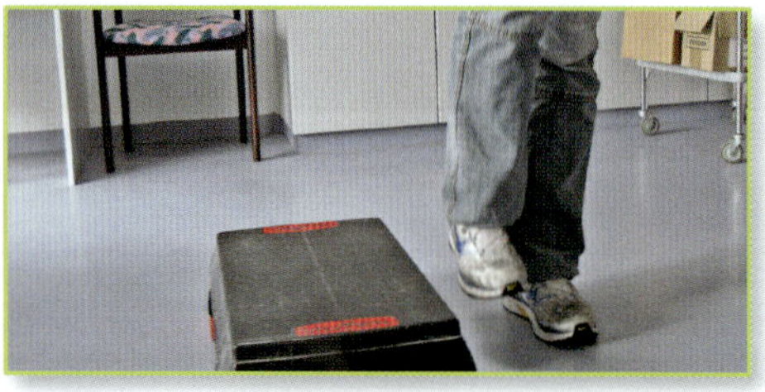
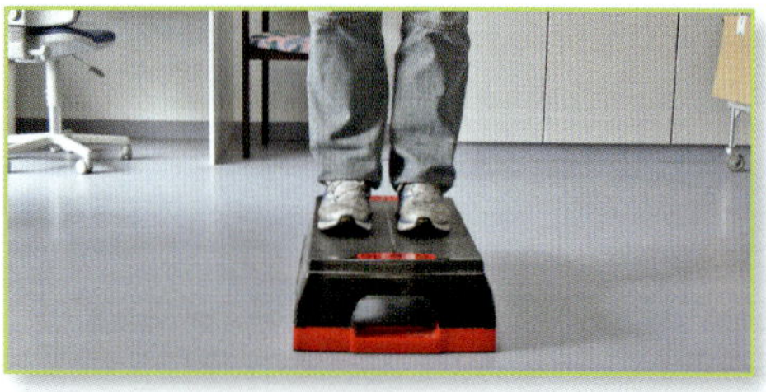
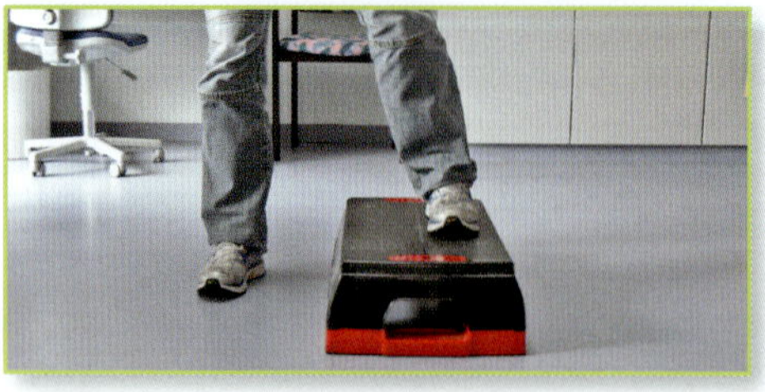
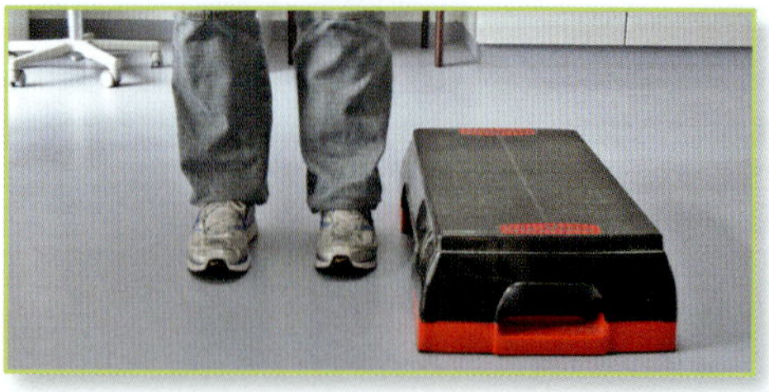

Als Abschluss bzw. als aktive Pause:

Pulsmessung
Dehnung der Beinmuskulatur (siehe Kap.6)
Atemübungen (siehe Kap.5)
Mit Partnerhilfe: Mit geschlossenen Augen auf- und absteigen.

1.5 Laufübung mit Gymnastikreifen

Zwei Teilnehmer stehen sich im Abstand von ca. 10 m gegenüber.
Beide zwirbeln ihren Gymnastikreifen, so dass er stehen bleibt, gehen zügig zum Reifen des Partners, drehen diesen Reifen wieder, gehen zurück, usw.
Intensivere Variante: Um den Reifen des Partners herumlaufen, zum eigenen Reifen zurück, dort wieder drehen usw. Im Anschluss ist es sinnvoll, den Puls zu messen.

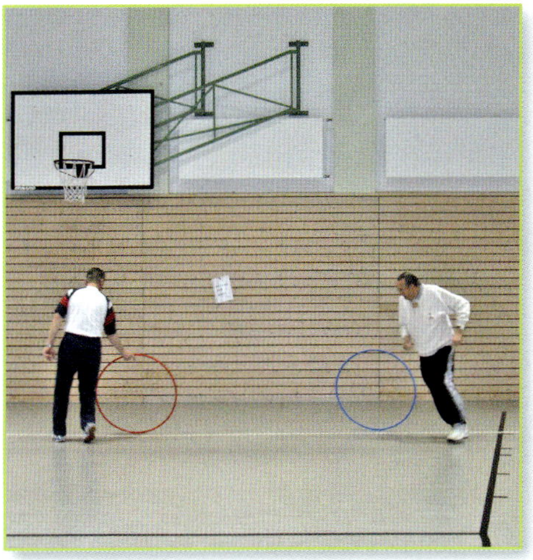

Variante im Kreis

Die Teilnehmer stehen im Kreis. Der Übungsleiter oder ein Teilnehmer geben ein Kommando zum Platzwechsel. Das Kommando kann beispielsweise „3 nach rechts" lauten. Es zwirbeln daraufhin alle ihren Reifen und laufen zum dritten Reifen nach rechts. Es könnte auch heißen „2 nach links", so dass alle zum zweiten Reifen nach links laufen, u.s.w..

Als aktive Pause eignet sich ein kleiner Wettbewerb: Auf ein Kommando zwirbeln alle Teilnehmer ihren Reifen. Nach einiger Zeit werden die Reifen umfallen und schließlich am Boden liegen bleiben. Der Teilnehmer, dessen Reifen sich bis zuletzt bewegt, hat gewonnen.

1.6 Partnerübungen mit Bällen

Prellen, Werfen oder Rollen in verschiedenen Varianten:
Beidhändig, einhändig, von oben, von unten, mit rechts, mit links,
mit unterschiedlichen Bällen (Tennisball, Gymnastikball, Softball, Volleyball).
Mit dem Fuß zum Partner spielen, zusätzlich einen zweiten Ball werfen.
Durch das Verringern des Abstandes zwischen den Partnern kann das Tempo gesteigert werden.
Schwierigere Variante: Kombinationen, z.B. einen Ball werfen, den anderen Ball prellen.

1.7 Ausdauertraining im Wald

Die Übungsstunden im Sommer ins Freie zu verlegen, bedeutet zunächst einen erhöhten organisatorischen Aufwand. Folgende Punkte müssen dabei bedacht werden:

- Die Umgebung muss geeignet sein, d.h. es muss ein Wald, ein Park oder Ähnliches mit gut begehbaren und übersichtlichen Wegen zur Verfügung stehen.
- Es sollte eine Absprache für schlechtes Wetter getroffen werden.
  Auch die erhöhte Herzkreislaufbelastung bei heißem Wetter darf nicht außer Acht gelassen werden.
- Die Teilnehmer benötigen geeignete Kleidung, insbesondere feste Schuhe.
- Es müssen ein Erste-Hilfe-Rucksack sowie ein mobiler Defibrillator mitgeführt werden.
- Je nach Terrain müssen die Teilnehmer über eine Belastbarkeit von 0,8 – 1,2 Watt/kg verfügen.
- Um die schnelleren Teilnehmer nicht aus den Augen zu verlieren, müssen Absprachen getroffen werden: Wer vornweg geht, kann zum Beispiel hin und wieder ein Stück zurückkommen. Es sollten immer alle in Sichtweite der Gruppe bleiben.

1.7.1 Übungsbeispiele im Freien

Vereinfachte Liegestütze an Parkbänken oder Geländern

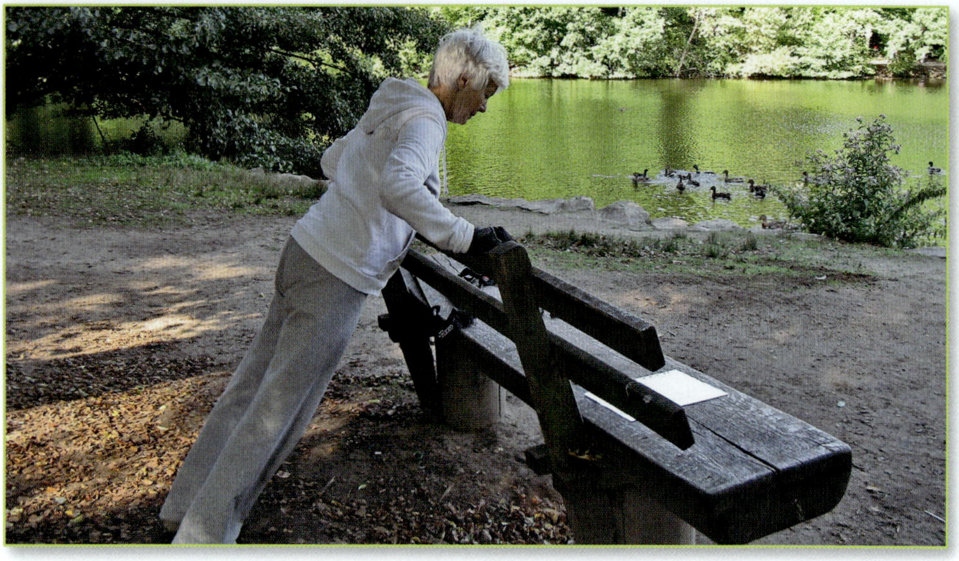

Auf- und Absteigen an kleinen Hindernissen
Gleichgewichtsübungen auf unebenem Boden (s. Kap 3.9)
Gymnastikübungen wie Schulterkreisen, Armschwünge, Beinpendeln, Rumpfdrehen, etc. (siehe auch Kap 2.1/2.2)
Schrittkombinationen an Steigungen/Treppen (Achtung – hohe Wattbelastung!)
Atemübungen, (s. Kap.5.). Sie bieten sich im Freien besonders an.
Dehnübungen, (s. Kap.6)

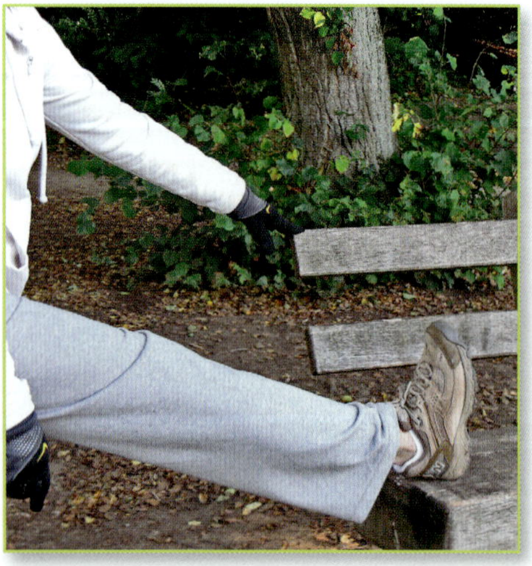

Dehnung der ischiocruralen Muskulatur

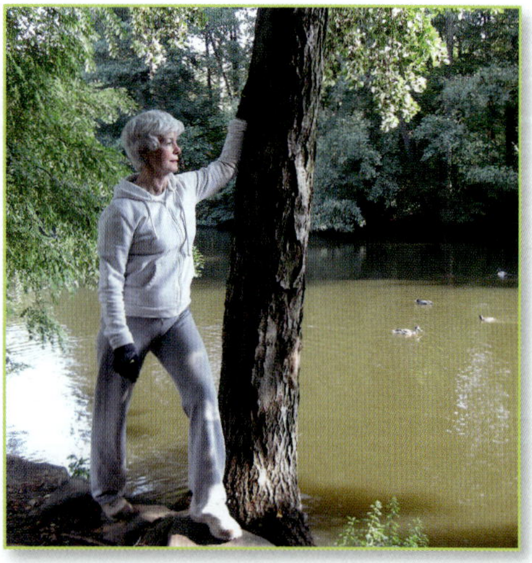

Dehnung der Brustmuskulatur

1.7.2 Nordic-Walking

Der Vorteil des Nordic-Walkings, gerade für Herzpatienten, ist die Verteilung der Belastung auf mehrere Muskelgruppen. Dies hat günstige Auswirkungen auf den Bewegungsapparat, und durch den Einsatz der Stöcke wird auch die aufrechte Körperhaltung gefördert. Außerdem bieten die Stöcke eine gewisse Sicherheit beim Gehen, die viele Teilnehmer zu schätzen wissen.

1.7.2.1 Ausrüstung

Stöcke

Material: Bewährt hat sich eine Mischung aus Carbon und Aluminium, da dieses Material stabil und leicht ist.

Schlaufen – Griff – System: Schlaufe und Griff sollten eine gute Passform haben und ausreichend Kontrolle über den Stock gewährleisten.

Stocklänge: Ca. 2/3 der Körpergröße, bzw. Abmessung am Körper: Die Stöcke werden an den Griffen gehalten, die Hand sollte sich nun etwas unterhalb des Ellenbogens befinden.

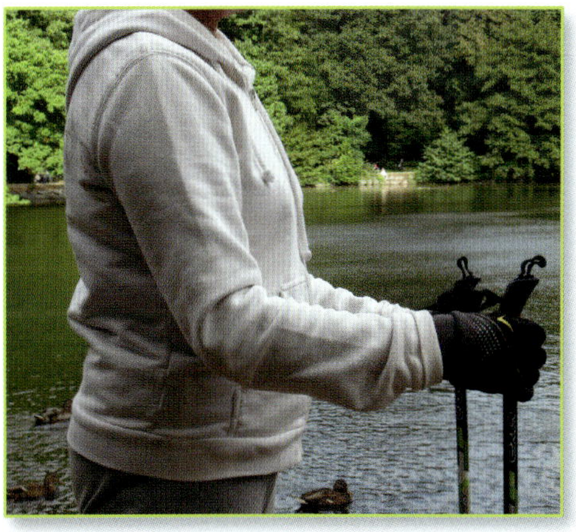

Schuhe

Eine gut gedämpfte Sohle trägt zur Schonung der Gelenke bei. Ein griffiges Profil und ein guter Halt mit ausreichender Fersenführung sorgen für die größtmögliche Trittsicherheit. Wichtig ist aber auch der bequeme Sitz des Schuhs, um Druckstellen bzw. Blasen zu vermeiden.

Bekleidung

Die Hose sollte bequem sein und die Bewegungsfreiheit nicht einschränken.

Bei kalter Witterung hat sich für den Oberkörper das sogenannte Zwiebelschalenprinzip bewährt: Mehrere Schichten übereinander erlauben es, zwischendurch auch mal ein Kleidungsstück abzulegen. Dies hilft einen Wärmestau zu vermeiden, der zu einer erhöhten Kreislaufbelastung führen würde. Als unterste Schicht ist Funktionsunterwäsche aus Kunstfaser ideal. Darüber zieht man einen etwas wärmeren Pullover und eine Jacke, die vor Wind und Regen schützt. Dünne Handschuhe helfen nicht nur gegen Kälte, sondern vermeiden auch Druckstellen an den Händen. Die Kopfbedeckung (Mütze, Kappe, Tuch) ist ein wichtiger Schutz bei Kälte oder starker Sonneneinstrahlung.

Sonstiges

In einer Gürteltasche kann jeder seine Kleinigkeiten verstauen: Ein wenig Pflaster, ein Stückchen Traubenzucker für den Notfall, das Handy und der Autoschlüssel finden hier Platz. Bei heißen Temperaturen ist es ratsam, auch eine Trinkflasche mitzunehmen.

1.7.2.2 Nordic-Walking-Technik

Die wichtigsten Aspekte der Nordic–Walking-Grundtechnik in Stichpunkten:

- Gegengleiche Arm-Beinbewegung: Kreuzkoordination.
- Die Bewegung erfolgt aus dem Schultergelenk heraus, die Arme bleiben gestreckt.
- Die Schrittlänge ist etwas größer als beim normalen Gehen.
- Deutliches Abrollen der Füße.
- Die Oberkörperhaltung ist aufrecht.
- Die Hände werden tief gehalten.
- Die Hand bewegt sich in der hinteren Abdruckphase am Körper vorbei.
- Die Hand wird in der hinteren Abdruckphase geöffnet.

Technikkorrektur

Es handelt sich beim Nordic-Walking zunächst um einen Bewegungsablauf, der neu erlernt werden muss. Der Übungsleiter sollte bei der Korrektur von Fehlern nicht zu penibel sein, da dies für manche Teilnehmer Stress bedeutet und dazu führen kann, dass der Spaß an der Bewegung verloren geht. Dennoch gibt es einige Aspekte der Nordic–Walking-Technik, an die zwischendurch erinnert werden kann. Hierbei sollte der Übungsleiter mit dem nötigen Fingerspitzengefühl vorgehen und seine Korrekturen eher an die ganze Gruppe als an einzelne Personen richten.

Beispiele für Formulierung von Korrekturen:

„Möglichst aufrecht und nicht so viel auf den Boden schauen (dann sehen wir auch viel mehr von der schönen Umgebung)".
Ziel: Verbesserung der Körperhaltung

„Und immer mal wieder an den Armeinsatz denken."
„Die Stöcke bewusst einsetzen".
„Den Körper mit den Stöcken bewusst nach vorne schieben".
Ziel: Aktiver Einsatz und Kräftigung von Arm-, Schulter- und Rückenmuskulatur.

„Jeder versucht mal wieder die Hand *hinter* die Hüfte zu führen."
„Die Schritte nicht zu klein machen, eher groß und langsam (und dabei den Fuß abrollen, als ob Sie eine Zitrone ausquetschen wollten)".
Ziel: Vergrößerung des Bewegungsausmaßes, Einsatz möglichst vieler Muskelgruppen

1.7.2.3 Übungen zur Verbesserung der Nordic-Walking-Technik

Arme hängen lassen, gestreckte Arme vor und zurück schwingen, die Bewegung kommt dabei aus dem Schultergelenk. Die Stöcke werden dabei in der Mitte oder an den Griffen gefasst.

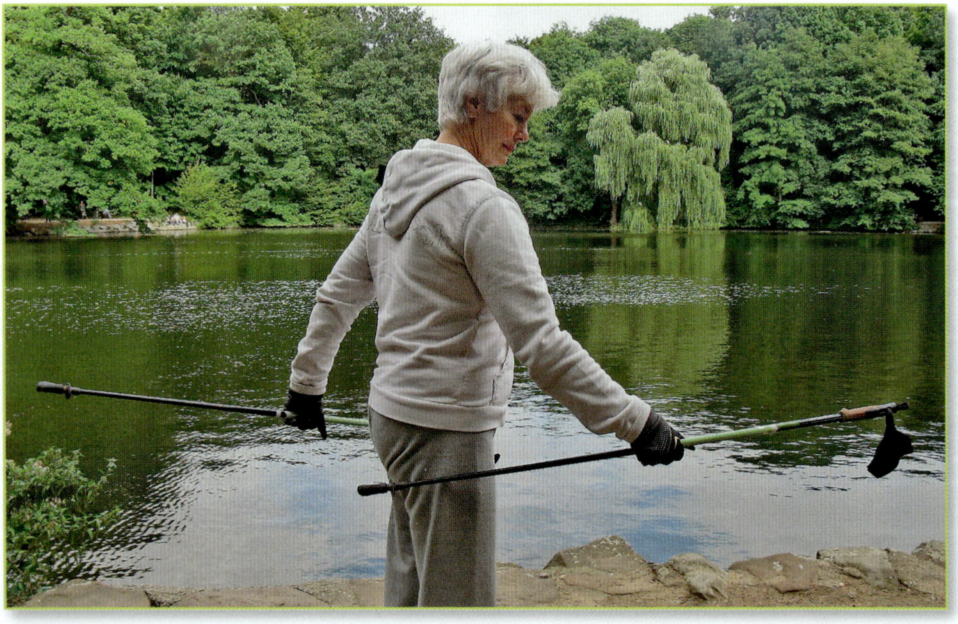

Arme parallel schwingen, beim nach hinten Schwingen die Hand öffnen.
Einen Moment in der hinteren Position die Spannung halten, dabei die Schulterblätter zur Wirbelsäule ziehen.

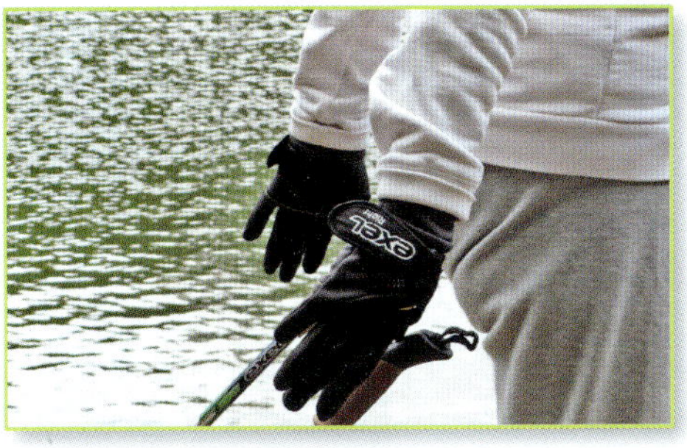

Arme abwechselnd schwingen, die Hand beim nach hinten Schwingen öffnen.

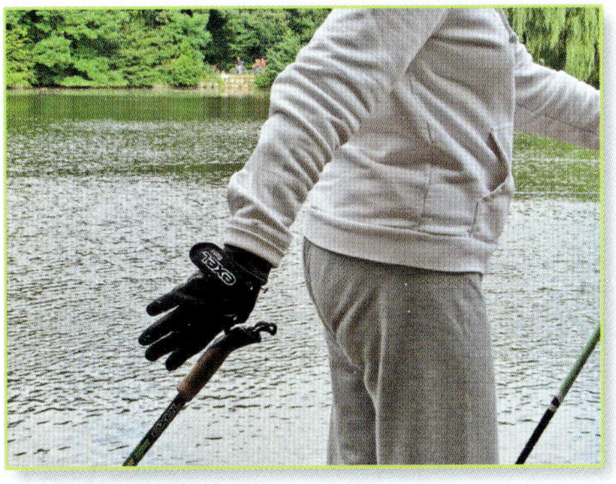

Einen Arm und ein Bein schwingen (Kreuzkoordination beachten).
Beide Arme und ein Bein schwingen (Kreuzkoordination beachten).

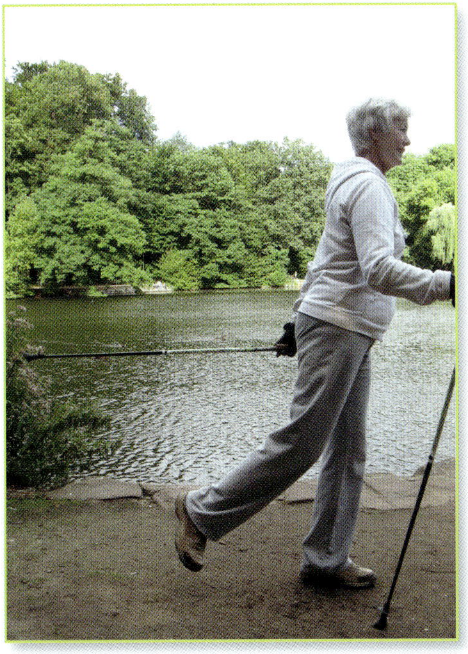

Das Öffnen der Hand in der hinteren Schubphase ist anfangs schwierig. Die folgende Übung schult die dafür nötige Koordination der Hände:

Die rechte Hand liegt zur Faust geschlossen auf dem Brustkorb, die linke Hand liegt flach auf dem Bauch. Nun wechseln die Positionen: Linke Hand zur Faust geschlossen auf dem Brustkorb, rechte Hand flach auf dem Bauch. Langsam beginnen, zur Schwierigkeitssteigerung schneller werden.

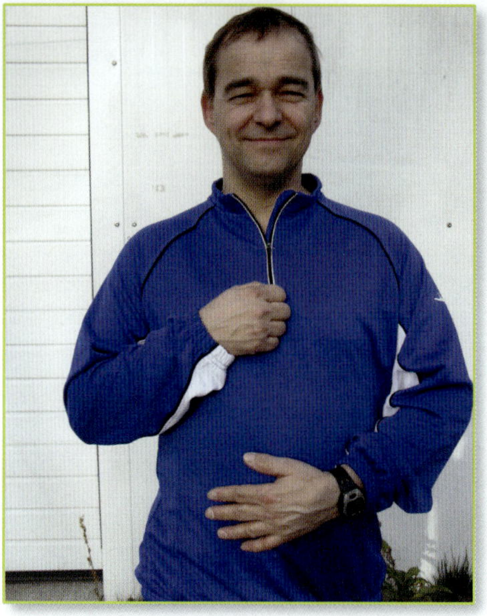

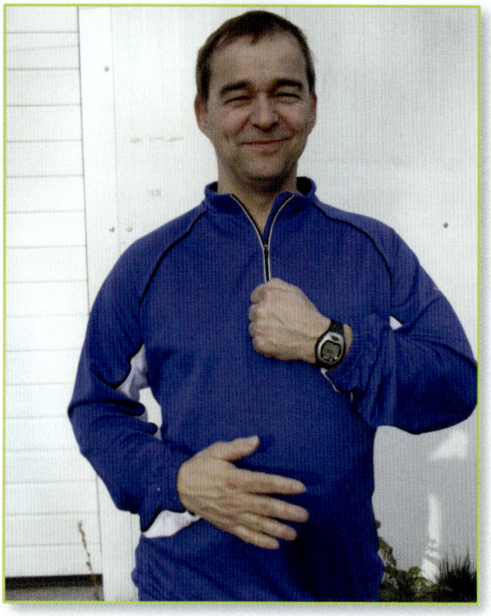

1.7.2.4 Gymnastikübungen mit Nordic-Walking-Stöcken (auch zum Aufwärmen geeignet)

Kniebeugen mit Unterstützung der Stöcke

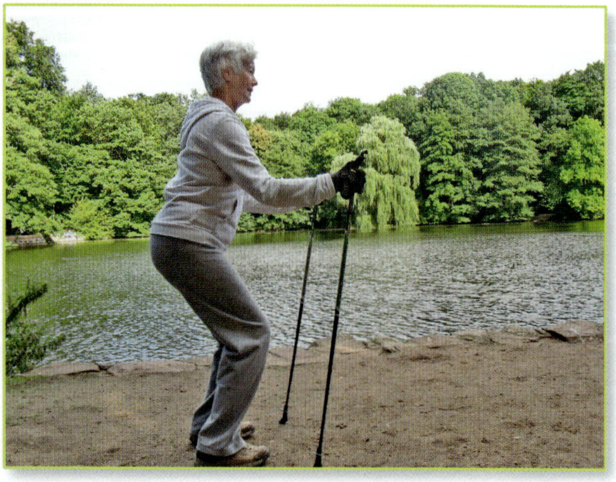

Ausfallschritt
Kniebeuge mit Unterstützung der Stöcke

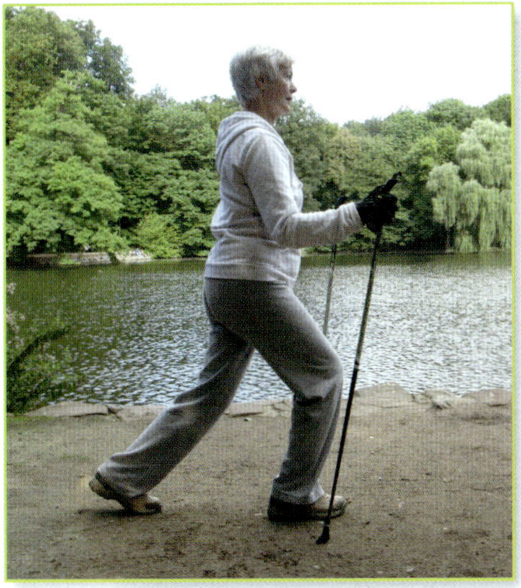

Liegestütz an den Stöcken

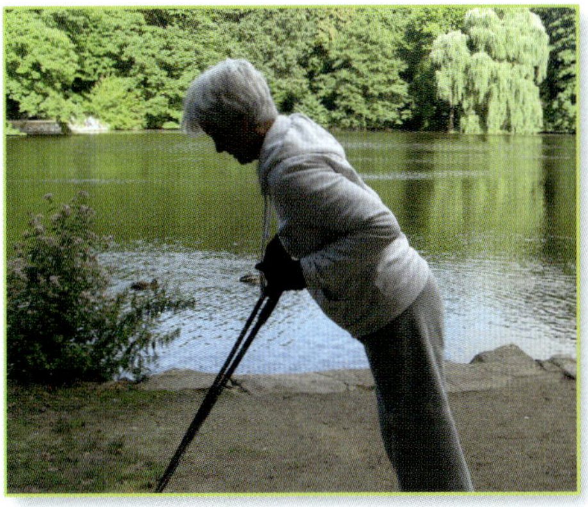

Seitliches Rumpfbeugen

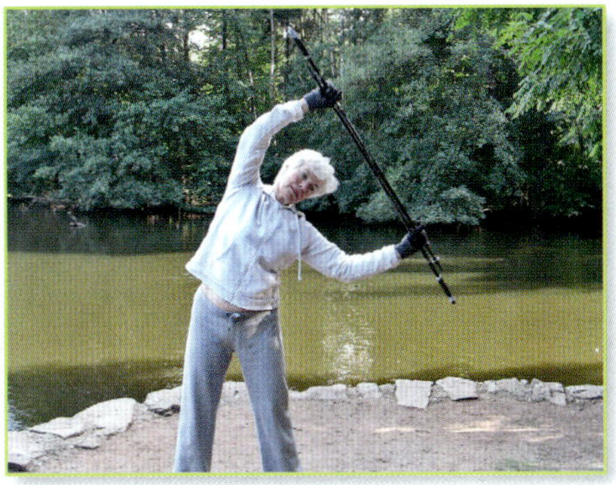

Achterschwünge mit den Stöcken

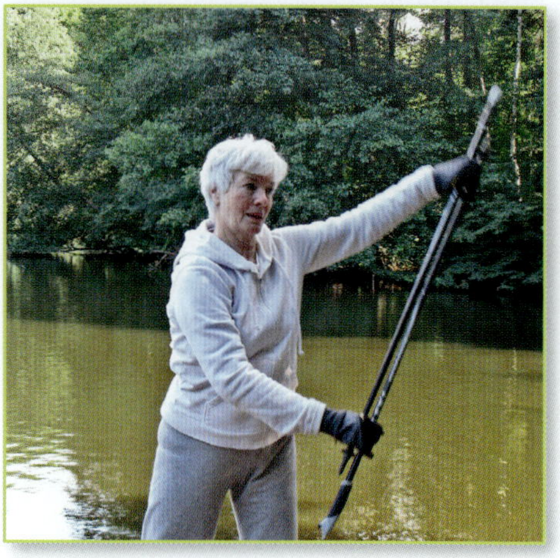

„Klimmzüge" mit den Stöcken

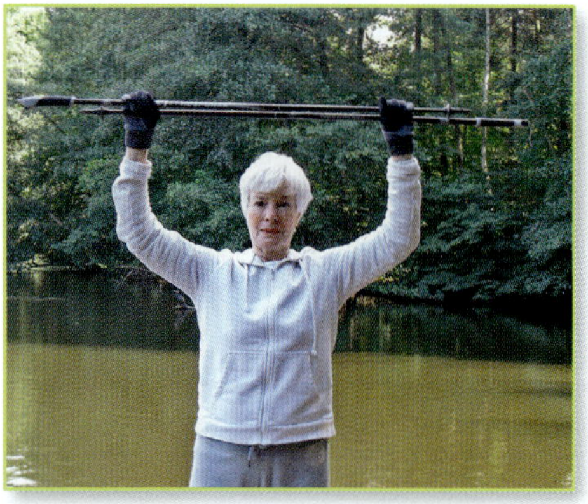

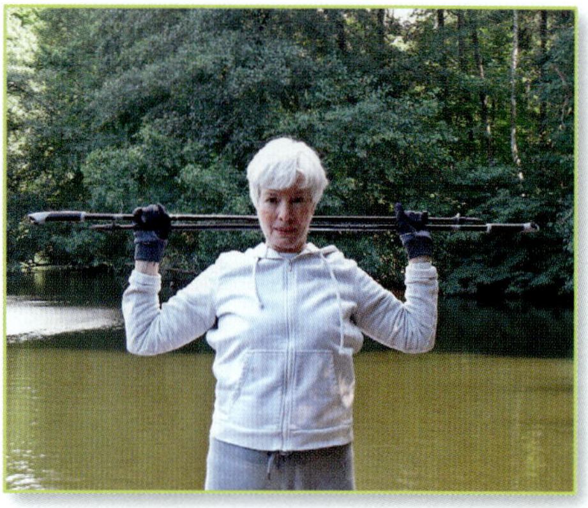

Partnerweise Arm schwingen lassen (Achtung: Verletzungsgefahr durch Stockspitzen, Gummipuffer benutzen!)

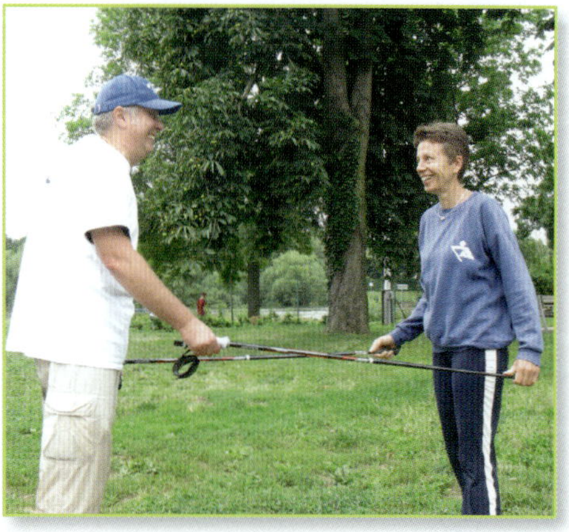

Partnerweise ziehen und drücken (Achtung: Verletzungsgefahr durch Stockspitzen, Gummipuffer benutzen!)

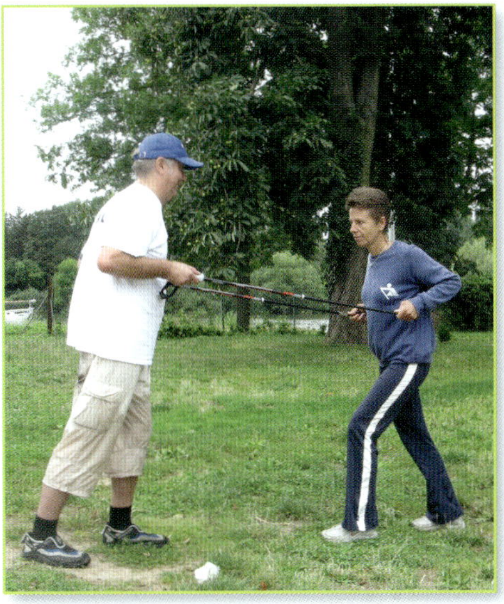

Auch das in Kap. 4.3 beschriebene Reaktionsspiel kann anstelle von Gymnastikstäben mit Nordic-Walking-Stöcken durchgeführt werden.

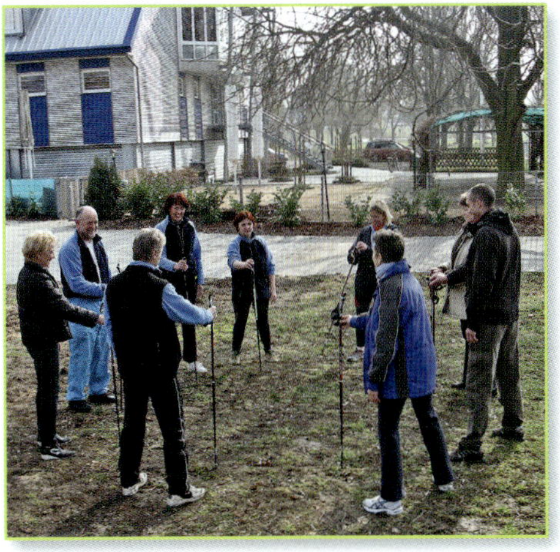

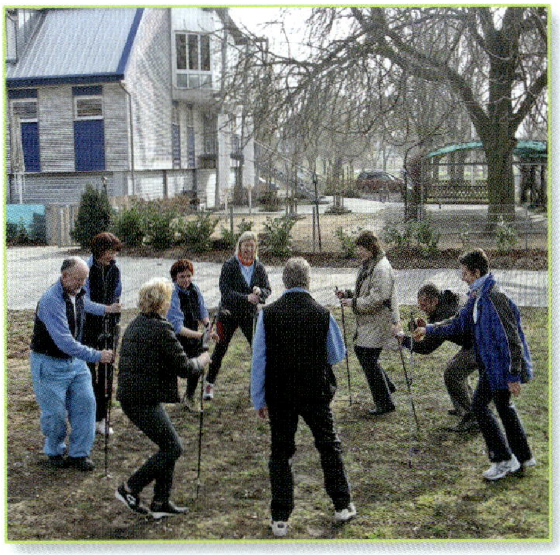

2 Kräftigungsübungen

Bei gewissenhafter Übungsanleitung stellen Kräftigungsübungen kein überdurchschnittliches Gefahrenpotenzial dar. Um Blutdruckspitzen und eine Überbelastung des Herzkreislaufsystems auszuschließen, sind folgende Aspekte besonders wichtig:

- Das Vermeiden von Pressatmung[116].
- Eine möglichst komplette Muskelentspannung zwischen den Wiederholungen, da eine dauerhafte Muskelanspannung zum Blutdruckanstieg führen kann.

Ergänzend bieten sich Dehnübungen an, um muskulären Dysbalancen vorzubeugen.

2.1 Isometrische[117] Übungen ohne Gerät im Sitzen

Diese Übungen sind auch als Heimprogramm zum eigenständigen Üben geeignet.
Jeder kann die Intensität der Übung selbst bestimmen, es sollte keine maximale Anspannung erfolgen.
Durchführung je nach Belastbarkeit der Teilnehmer:
Spannung 3 – 10 Sekunden halten, jede Übung 3- bis 5-mal wiederholen.
Auf das Weiterfließen der Atmung achten.
Alternativ: Spannung über 3 Atemzüge halten.

Erwärmung: Leichte Kreislaufmobilisation im Sitzen
Im Wechsel beide Fersen anheben, dann beide Fußspitzen anheben.
Greifbewegung mit beiden Händen, dabei langsam die Arme heben.
Gehen mit Armeinsatz.
Diagonales Bein und Arm strecken.
Weitere Übungen siehe Kap.3.1/ 3.6
(Jeweils 20 Sekunden, mehrere Durchgänge)

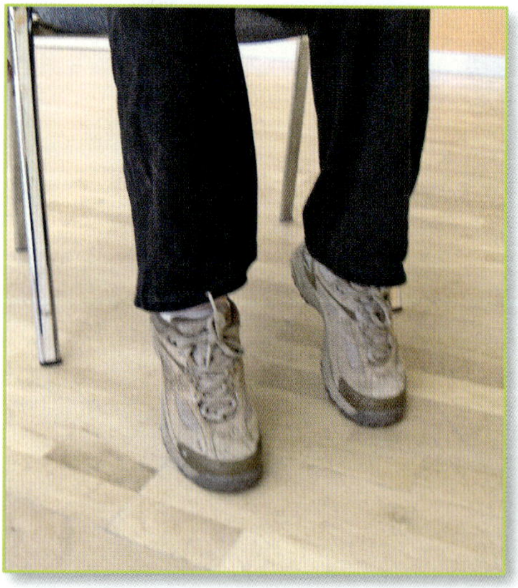

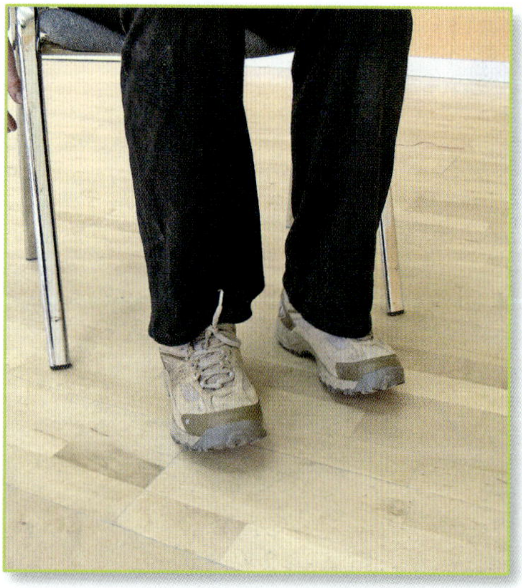

116 Pressatmung: Ausatmung gegen die geschlossenen Atemwege mit der Gefahr von hohen Drücken und Veränderungen des Kreislaufgeschehens.

117 Isometrie: Muskelanspannung ohne Längenveränderung

Hände gegeneinander drücken
Ziel: Kräftigung der Brustmuskulatur

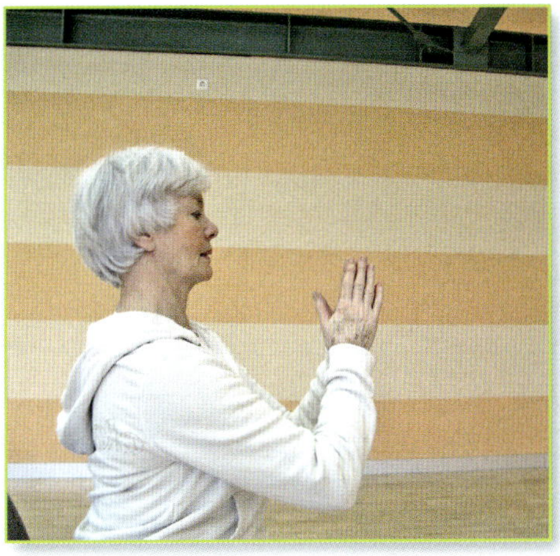

Finger einhaken, Zug nach außen
Ziel: Kräftigung der Schultermuskulatur

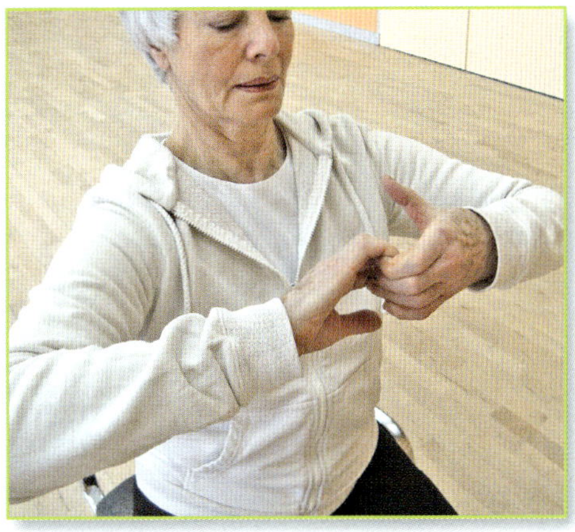

Druck gegen die Oberschenkel von außen
Ziel: Kräftigung der Brustmuskulatur (und der Abduktoren)

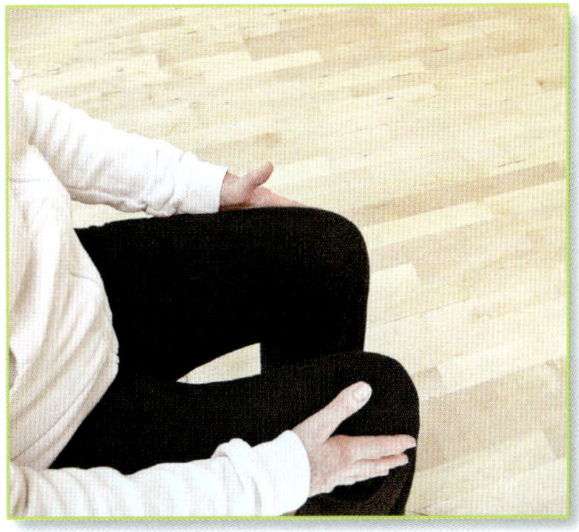

Druck gegen die Oberschenkel von innen
Ziel: Kräftigung der Schultermuskulatur (und der Adduktoren)

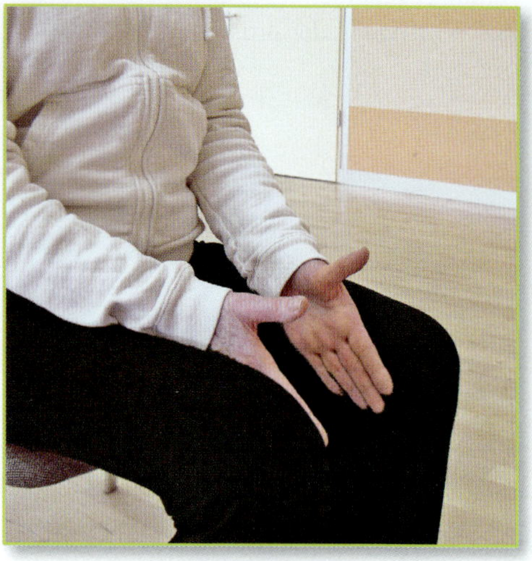

Druck gegen die Oberschenkel, eine Hand von außen, eine Hand von innen
Ziel: Kräftigung der Rumpfmuskulatur

Ein Bein leicht anheben, Druck gegen die Oberschenkelvorderseite
Ziel: Kräftigung der Bauchmuskulatur

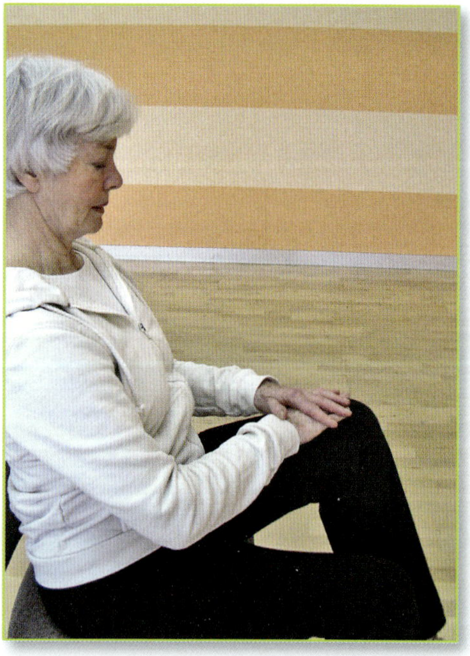

Ein Bein strecken und leicht anheben
Ziel: Kräftigung der Oberschenkelstrecker

2.2 Partnerübungen im Stehen

Es werden möglichst gleich starke Paare gebildet, der Schwächere bestimmt dabei die Intensität.

Hände frontal gegeneinander drücken und mit leichtem Druck gegeneinander schieben

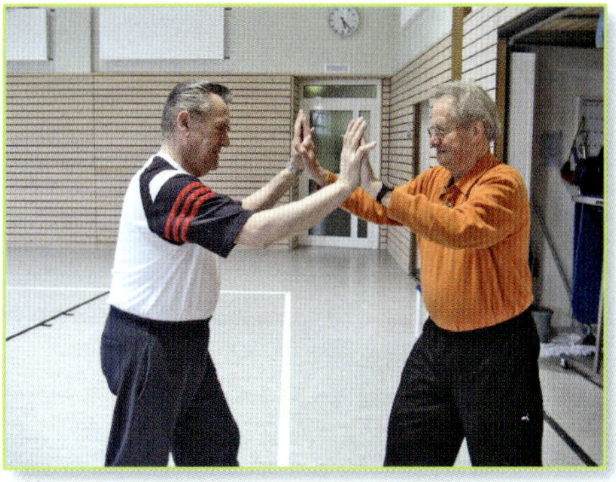

Arme in Seithalte,
Partner gibt Druck von oben.

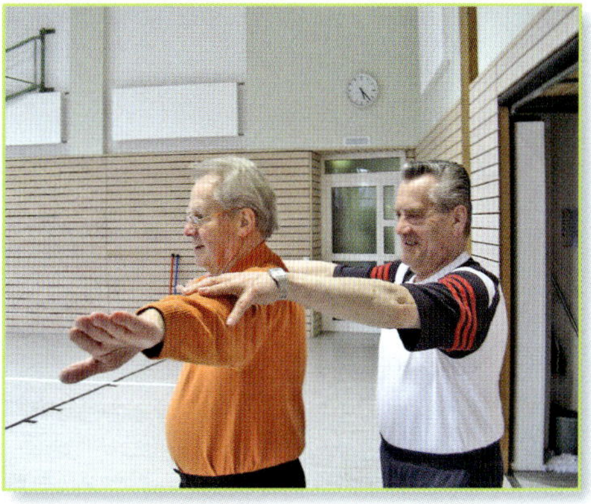

Arme in Vorhalte:
Partner drücken gegeneinander nach innen und außen.

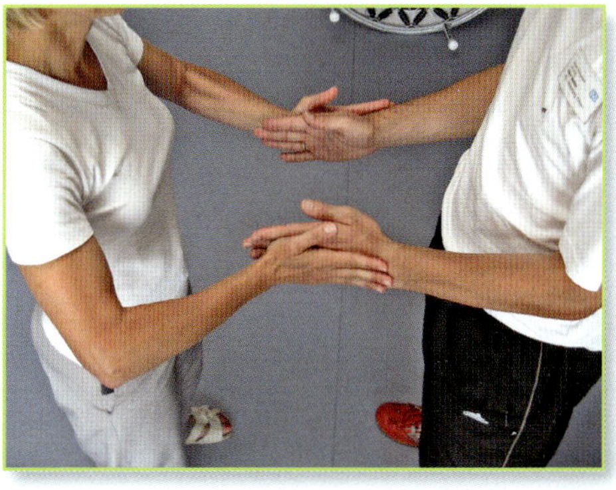

Handinnenflächen gegeneinander drücken

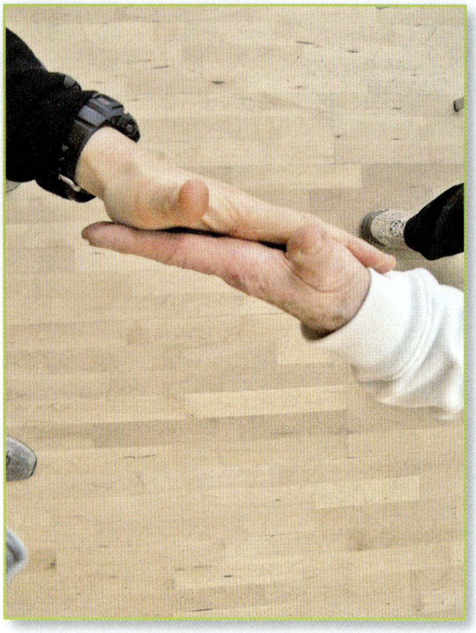

Innenknöchel gegeneinander drücken, gegebenenfalls mit Festhalten

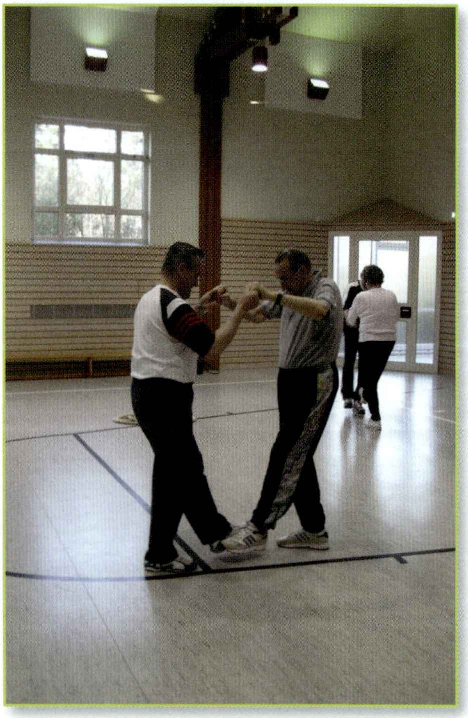

2.3 Übungen im Liegen

Über 70% aller Deutschen haben Rückenbeschwerden. Es zeigt sich häufig eine abgeschwächte Bauch- und Rückenmuskulatur. Darum sollte die Kräftigung dieser Muskelgruppen auch im Herzsport mit einbezogen werden.

Übungen auf der Matte durchzuführen, stellt jedoch für viele ältere Menschen ein Problem dar, da allein das Hinlegen und das Aufstehen eine sehr große Anstrengung bedeuten. Es muss auch berücksichtigt werden, dass die Teilnehmer in dieser Position Übungsanweisungen oft akustisch viel schlechter verstehen und auch schlechter beobachten können als im Stehen oder im Sitzen. Es ist generell sinnvoll, dass der Übungsleiter die Übungen zunächst demonstriert, und die Teilnehmer sie dann selbst durchführen und gegebenenfalls individuell korrigiert werden.

Statische Ausführung:

- Bei jeder Übung die Spannung für 5-10 Sekunden halten.
- 5-10 Sekunden Pause.
- Jede Übung 5-mal wiederholen.
- Auf das Weiterfließen der Atmung achten.

Dynamische Ausführung:

- Im Atemrhythmus langsam auf- und abrollen.
- Jede Übung 10-mal wiederholen.
- Vorteil: Geringere Druckbelastung des Herzkreislaufsystems, daher für Herzpatienten günstiger.

Kräftigung der geraden Bauchmuskulatur

Ausgangsposition: In Rückenlage mit angewinkelten Beinen, Hände stützen leicht den Kopf.
Kopf und Schultern etwas anheben, dabei die Lendenwirbelsäule auf die Matte drücken.

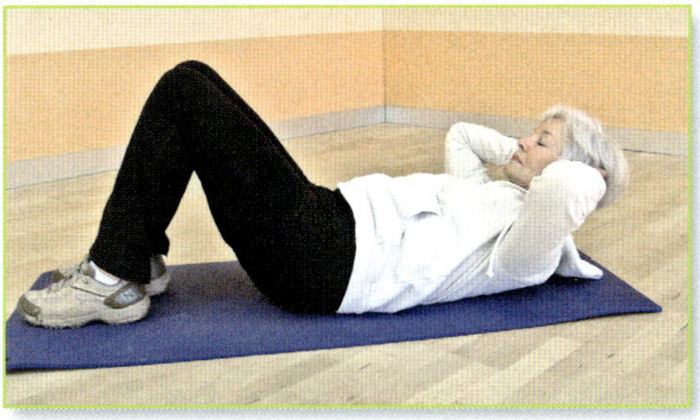

Kräftigung der schrägen Bauchmuskulatur

Ausgangsposition: In Rückenlage mit angewinkelten Beinen, Hände berühren leicht den Hinterkopf.
Kopf und Schultern etwas anheben, dabei den Oberkörper leicht eindrehen, so dass die Hand in Richtung des gegenseitigen Knies zieht. Lendenwirbelsäule auf die Matte drücken.

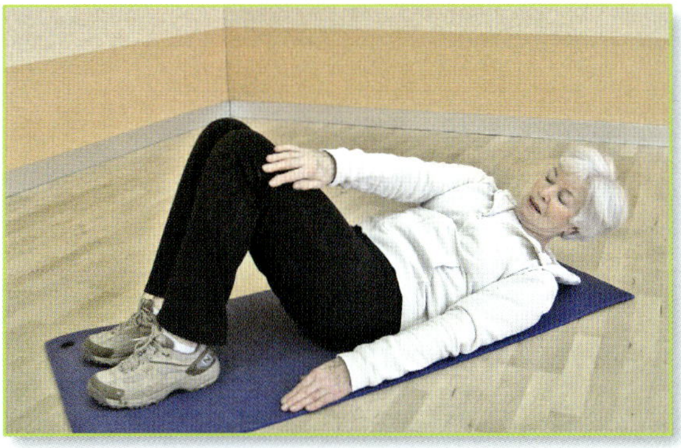

Kräftigung der Beckenmuskulatur

Bauch und Gesäß fest anspannen, Arme und Schulter auf die Matte drücken und das Becken anheben. „Eine Brücke bauen"

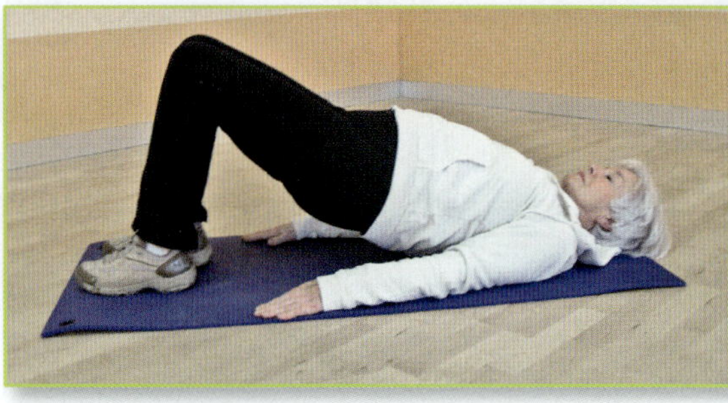

Kräftigung der Rückenmuskulatur

Im Vierfüßlerstand diagonal einen Arm und ein Bein strecken.

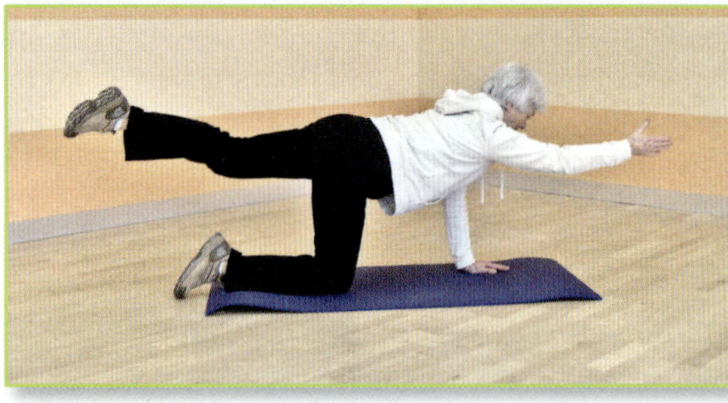

2.4 Übungen mit dem Thera-Band®:

Das Thera-Band® ist eine weitere gute Möglichkeit, Kräftigungsübungen durchzuführen. Ein einziges Gerät bietet eine Vielzahl von Übungen, die auch selbständig durchgeführt werden können. Ein großer Vorteil des Thera-Bandes® ist die Dosierbarkeit durch die verschiedenen Bandstärken.

Zugkraft des Thera-Bandes®[118] (Einfache Länge, Ausgangslänge ca. 30 cm)

Gedehnte Länge cm	Zugkraft in kg							
	beige extra leicht	gelb leicht	rot mittel stark	grün stark	blau extra stark	schwarz spezial stark	silber super stark	gold max. stark
50	0,68	1,02	1,58	1,93	2,83	3,40	5,45	7,34
60	0,92	1,12	2,04	2,27	3,39	4,08	6,80	9,38
70	1,12	1,35	2,49	2,73	4,08	4,53	7,88	11,01
80	1,22	1,58	2,95	3,18	4,64	5,10	9,70	12,57
90	1,35	1,81	3,40	3,62	5,45	5,89	10,42	13,87

118 Achtung: Gilt nicht für die Bänder anderer Hersteller!

(*Schlinge, Ausgangslänge ca. 30 cm*).

Gedehnte Länge cm	Zugkraft in kg							
	beige extra leicht	gelb leicht	rot mittel stark	grün stark	blau extra stark	schwarz spezial stark	silber super stark	gold max. stark
50	1,35	2,04	3,18	3,85	5,66	6,78	10,88	14,68
60	1,86	2,29	4,08	4,54	6,80	8,16	13,61	18,76
70	2,04	2,72	5,00	5,46	8,16	9,08	15,88	22,03
80	2,50	3,18	5,89	6,35	9,30	10,20	18,15	25,14
90	2,73	3,62	6,80	7,26	10,88	11,88	20,85	27,77

Erwärmung: Leichte Kreislaufmobilisation im Sitzen
Im Wechsel beide Fersen anheben, dann beide Fußspitzen anheben.
Greifbewegung mit beiden Händen, dabei langsam die Arme heben.
Gehen mit Armeinsatz.
Diagonales Bein und Arm strecken.
Weitere Übungen siehe Kap.3.1/ 3.6
(Jeweils 20 Sekunden, mehrere Durchgänge)

Übungsbeispiele

Jede Übung wird 30-45 Sekunden lang durchgeführt.

Wadenübung (Fußflexion)

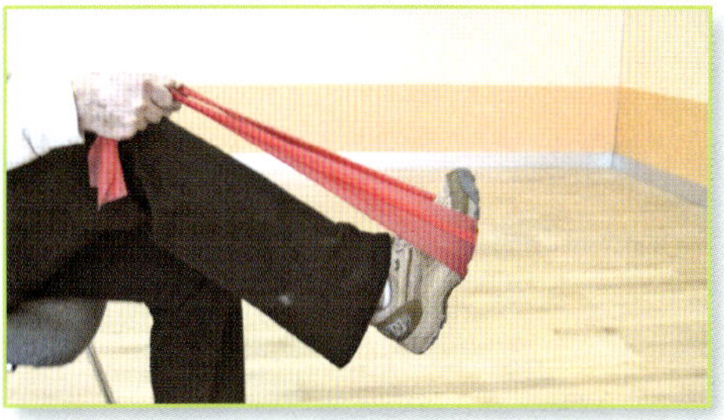

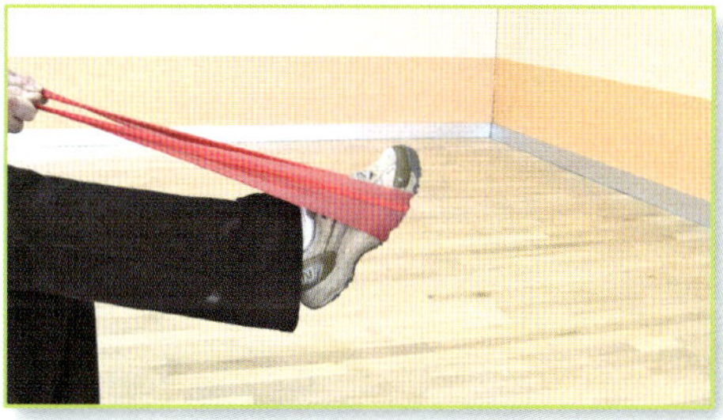

Beinstrecker (evtl. Band doppelt nehmen)

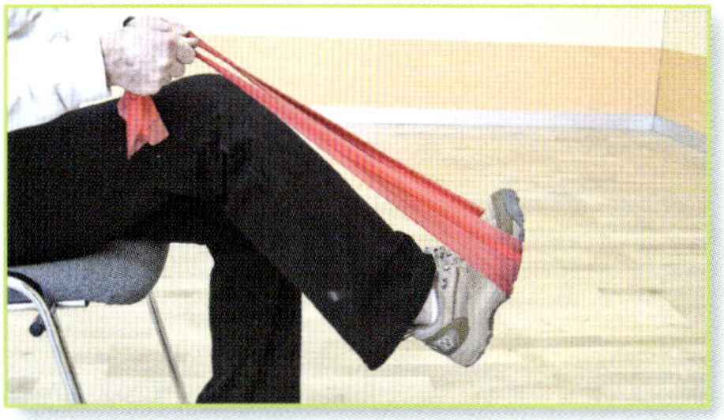

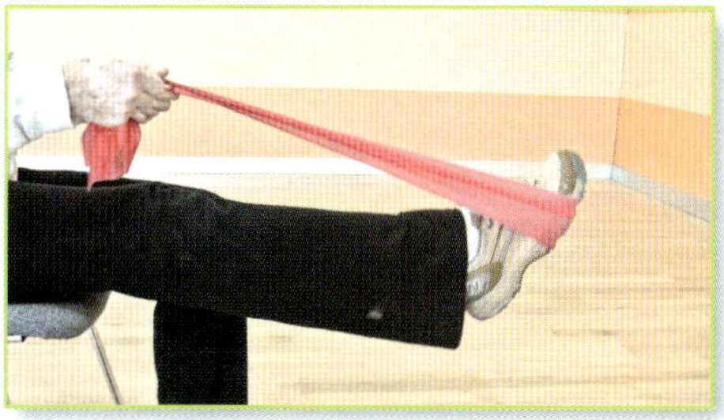

Arme abwechselnd beugen

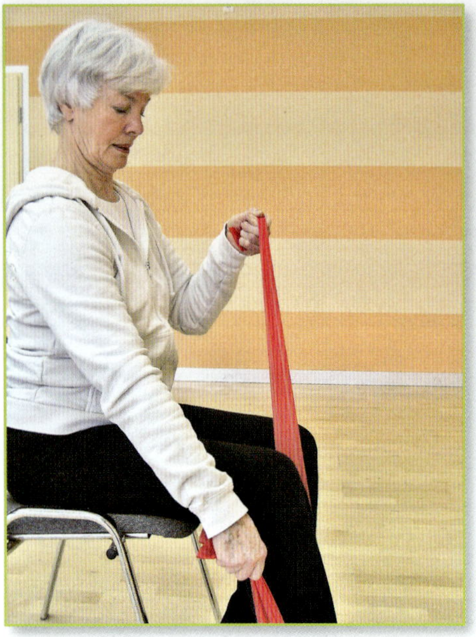

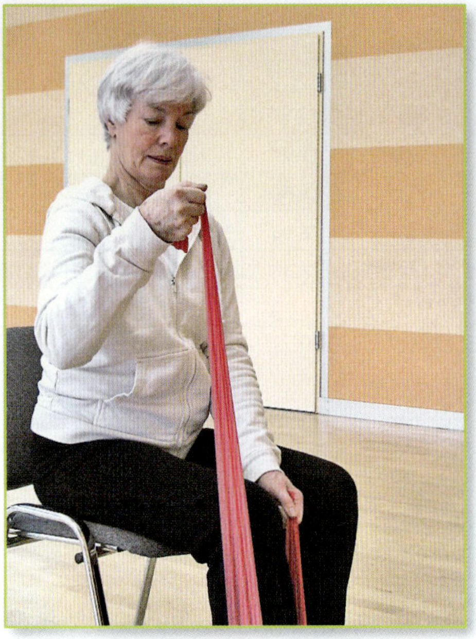

Arme strecken vor dem Körper

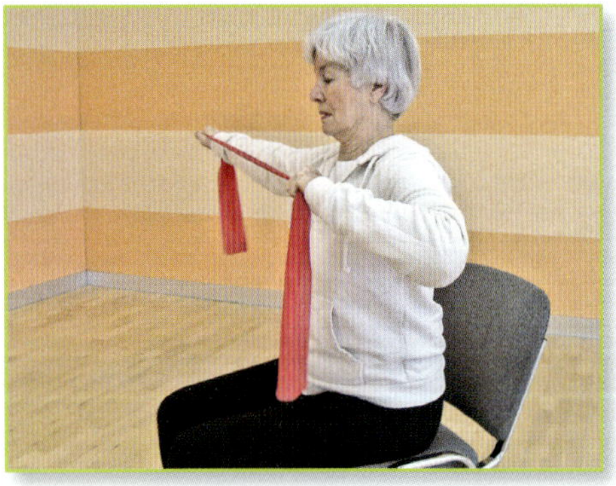

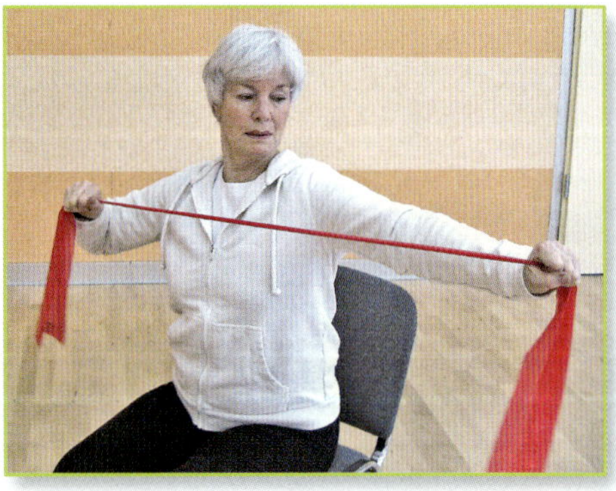

Arme gleichzeitig beugen

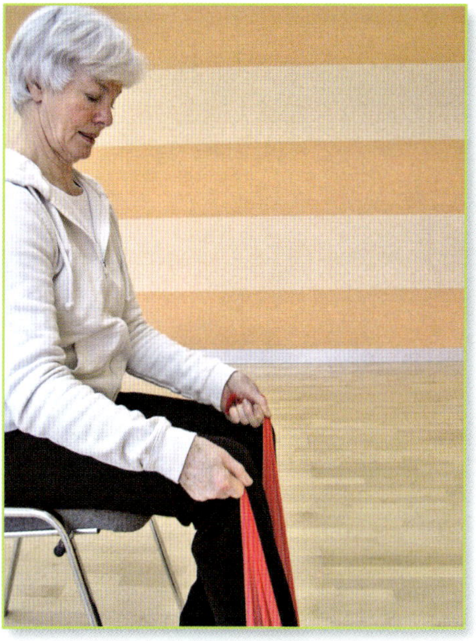

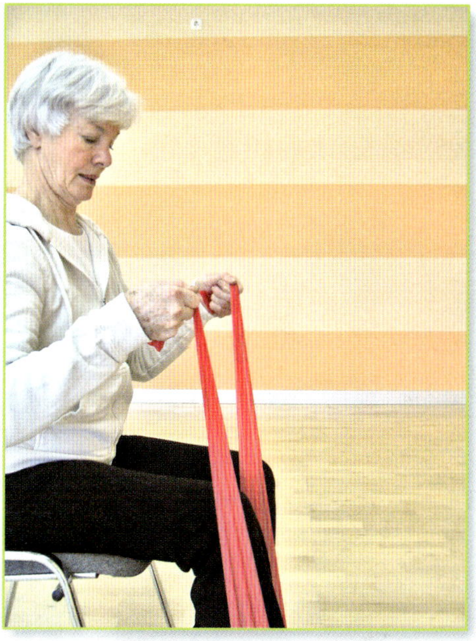

Arme strecken diagonal hinter dem Rücken

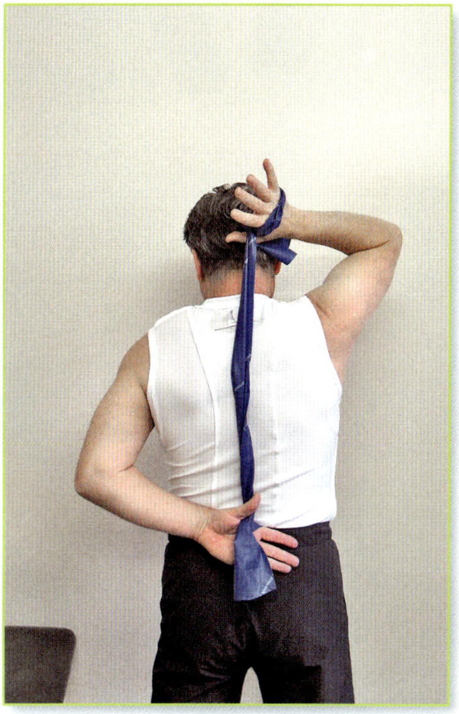

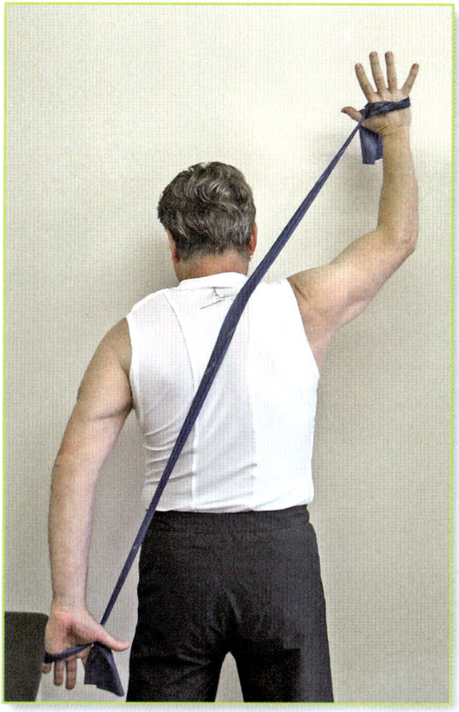

Außenrotation der Arme

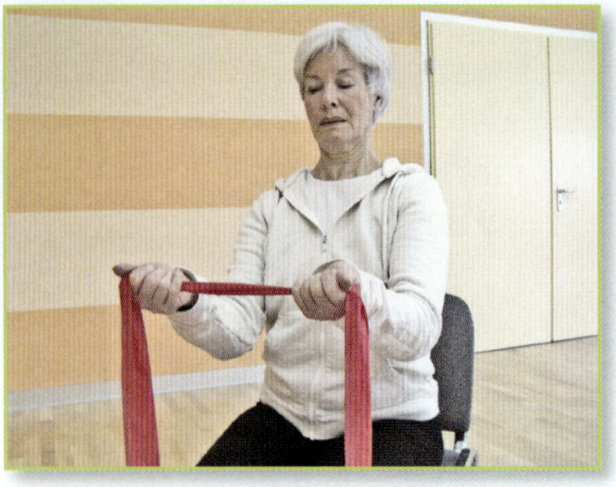

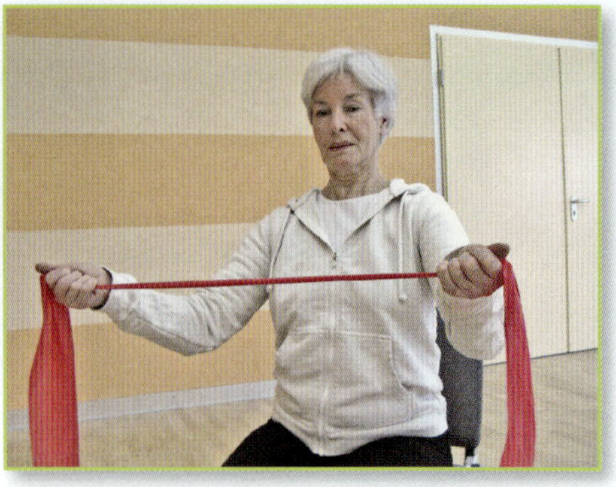

Außenrotation der Beine

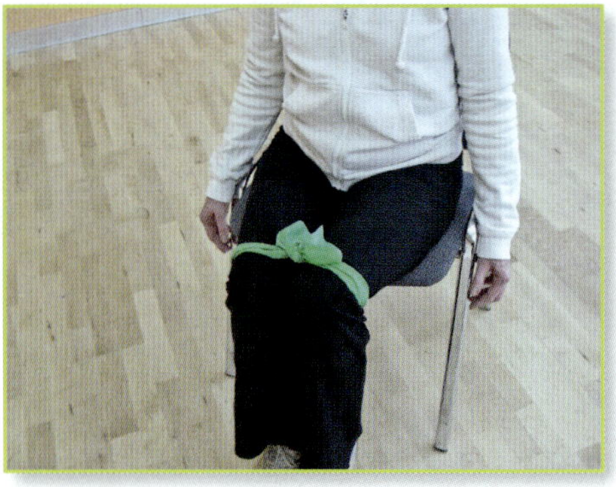

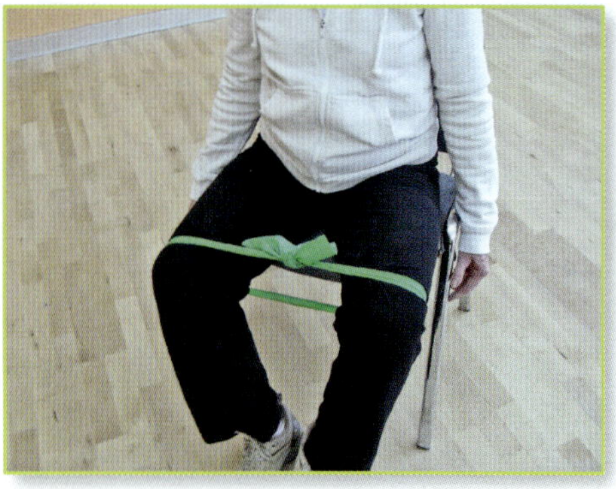

Frontales Armheben

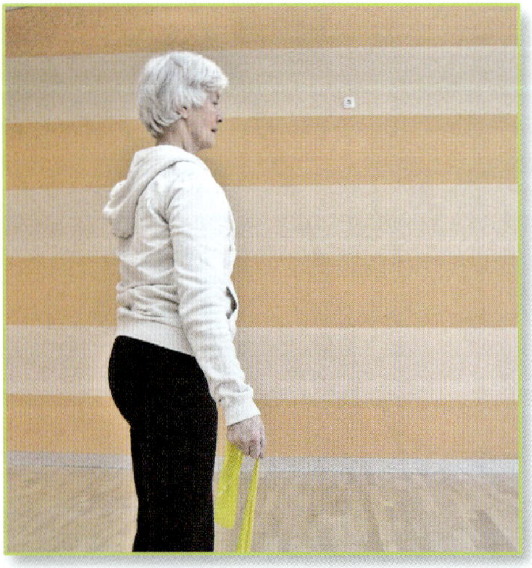

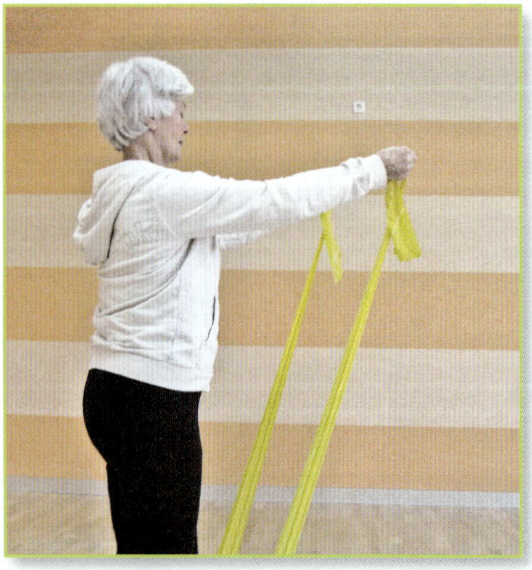

Seitliches Armheben

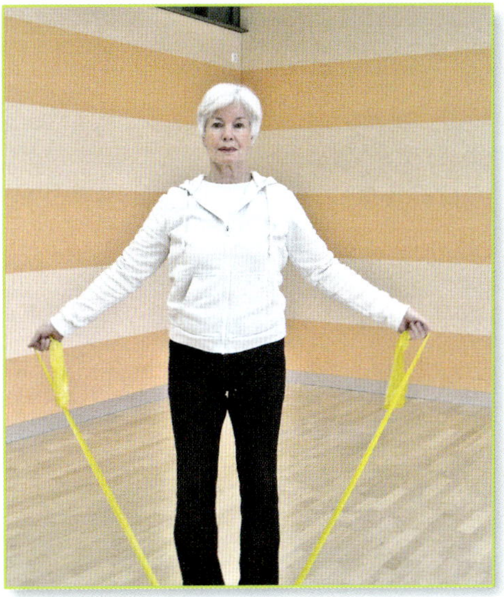 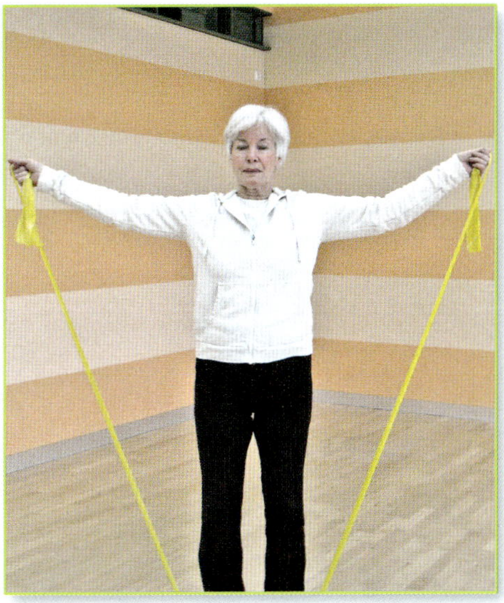

Partnerweise nach hinten ziehen

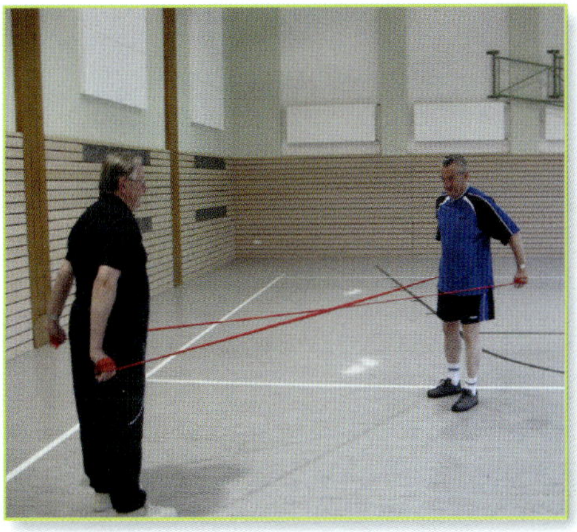

Dem „Rücken zuliebe" sollte die Wirbelsäule so gut wie möglich aufgerichtet sein. Zwischen den Übungen können Pausen mit Atem- und Lockerungsübungen eingebaut werden. Anschließend sollten die beanspruchten Muskelgruppen gedehnt werden.

Als Abschluss einer Übungseinheit mit dem Thera-Band® eignet sich eine kooperative Übung, der sogenannte „Gordische Knoten" :
Alle Bänder werden auf einen Haufen gelegt. Jeder Teilnehmer greift mit jeder Hand ein Ende aus den Bändern und lässt diese nicht mehr los. Es ergibt sich ein Gewirr, das dadurch aufgelöst wird, dass die Teilnehmer über die Bänder steigen oder unter den Bändern hindurch gehen. Dabei entsteht am Ende ein Kreis.

2.5 Isometrische Muskelkräftigung mit dem Gymnastikstab

Stab waagrecht vor dem Körper halten und „zusammendrücken“, ca. 5 Sekunden Spannung halten.
Schwierigkeitssteigerung: Stab höher halten.
Ziel: Kräftigung der Arm- und Brustmuskulatur

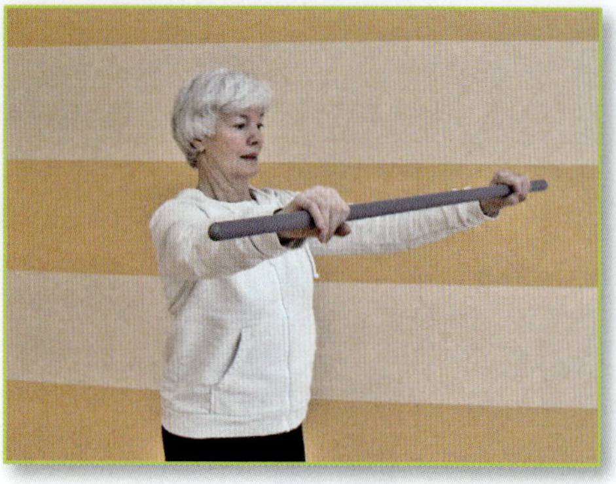

Stab waagrecht vor dem Körper halten und „auseinanderziehen“, ca. 5 Sekunden Spannung halten.
Schwierigkeitssteigerung: Stab höher halten.
Ziel: Kräftigung der Rücken-/ Schulter- und Armmuskulatur

Stab senkrecht vor dem Körper halten und „zusammendrücken“, ca. 5 Sekunden Spannung halten.
Ziel: Kräftigung der Bauchmuskulatur

Stab senkrecht vor dem Körper halten und „auseinanderziehen“, ca. 5 Sekunden Spannung halten.
Ziel: Kräftigung der Rückenmuskulatur

Stab liegt auf den Händen, die Ellbogen bleiben am Körper fixiert.
Den Stab „auseinanderziehen“, ca. 5 Sekunden Spannung halten.
Ziel: Kräftigung der Außenrotatoren der Schulter

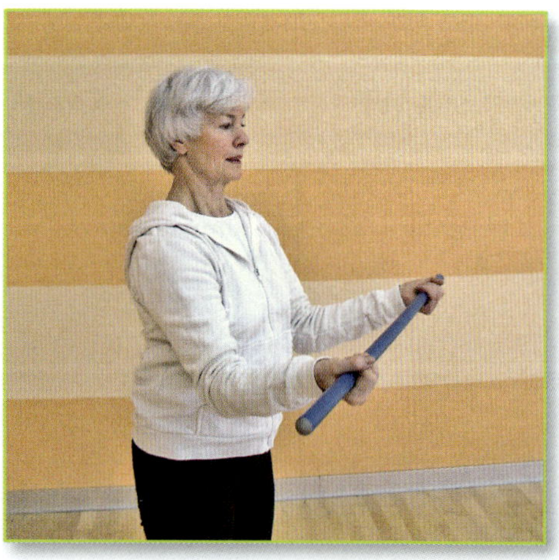

Stab liegt auf den Handflächen, die Ellbogen bleiben am Körper fixiert.
Den Stab „zusammendrücken", ca. 5 Sekunden Spannung halten.
Ziel: Kräftigung der Innenrotatoren der Schulter

Variante: Übung mit Partner/ 2 Stäben
Ziel: Kräftigung der Bauch und Rückenmuskulatur

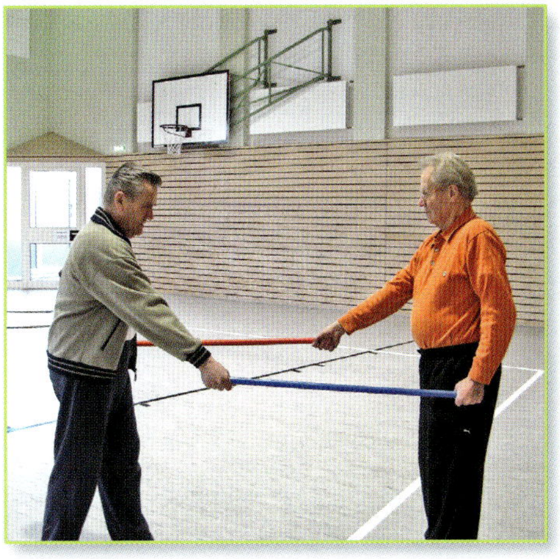

2.6 Kräftigungsübungen mit anderen Geräten

Ein Kirschkernsäckchen liegt auf dem Fuß, das Bein langsam strecken und beugen.
Schwierigkeitssteigerung: Gestrecktes Bein langsam nach innen und außen führen.
Ziel: Kräftigung der Beinmuskulatur

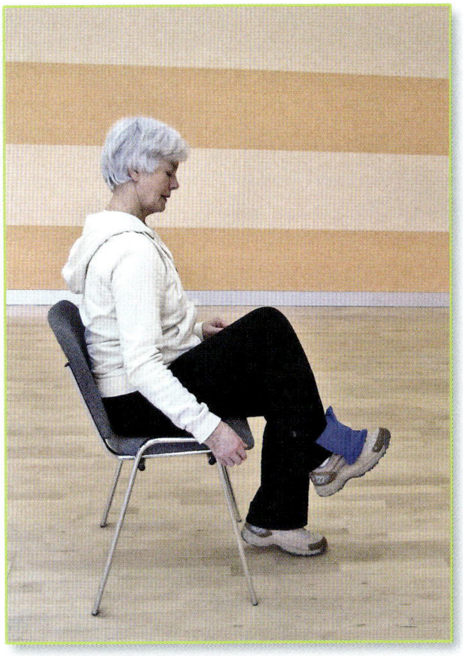

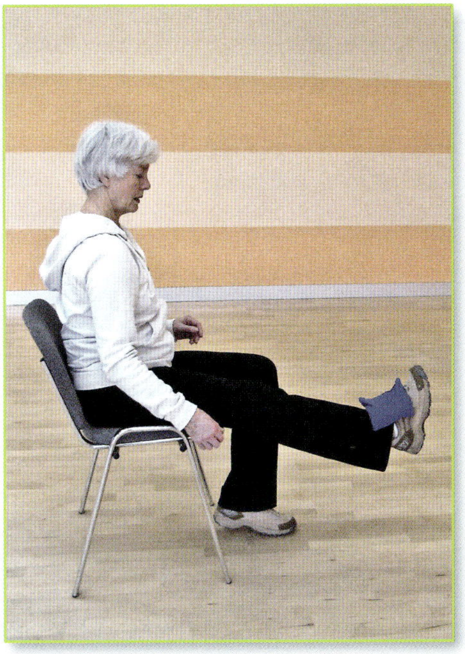

Ring vor dem Körper halten und mehrmals im Atemrhythmus auseinanderziehen.
Ziel: Kräftigung der Arm-, Schulter- und Rückenmuskulatur

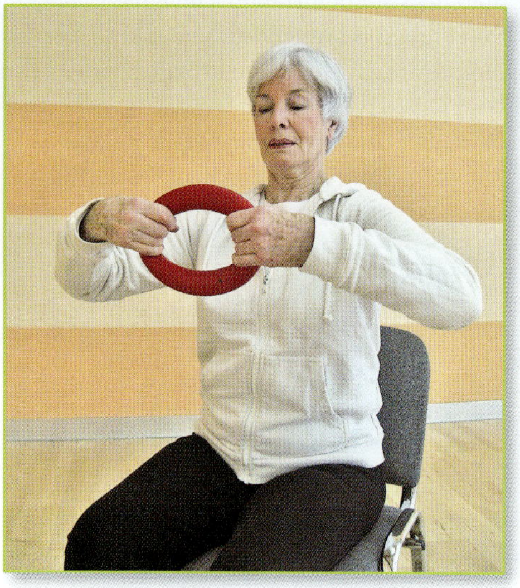

Ring oder Gymnastikball vor dem Körper halten und zusammendrücken.
Schwierigkeitssteigerung: Kleine, schnelle Bewegungen bzw. Arme gestreckt halten.
Ziel: Kräftigung der Arm- und Brustmuskulatur

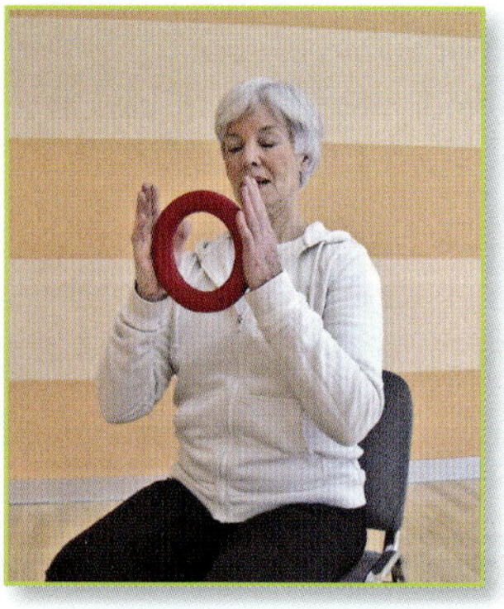

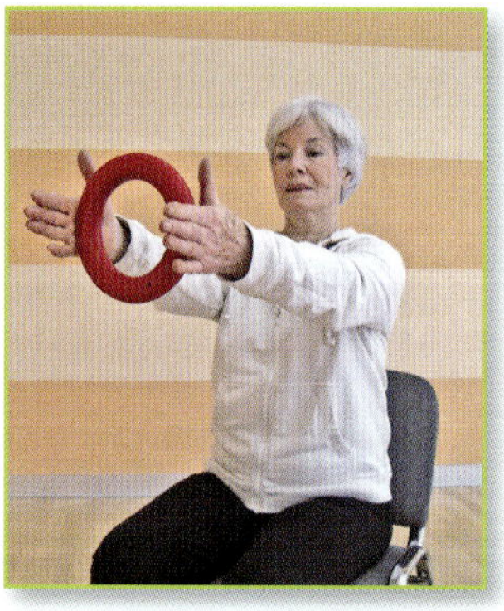

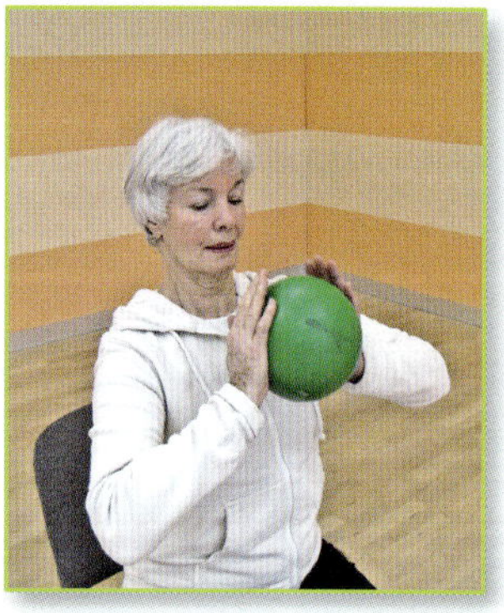

Ring oder Ball zwischen die Knie klemmen und zusammendrücken.
Schwierigkeitssteigerung im Sitzen: Ein Bein ausstrecken.
Schwierigkeitssteigerung im Stehen: Ein Bein anheben.
Ziel: Kräftigung der Adduktoren

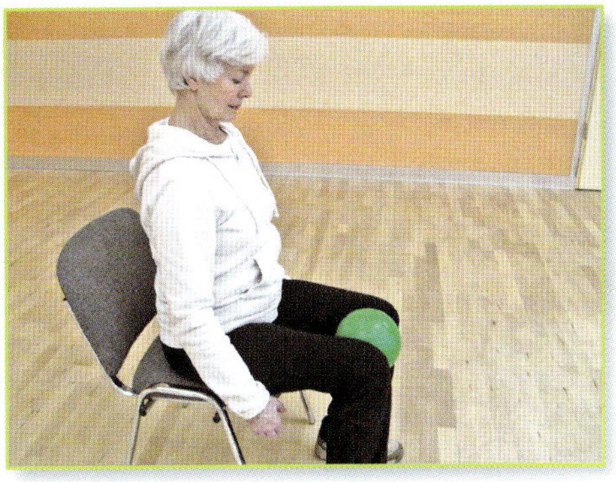

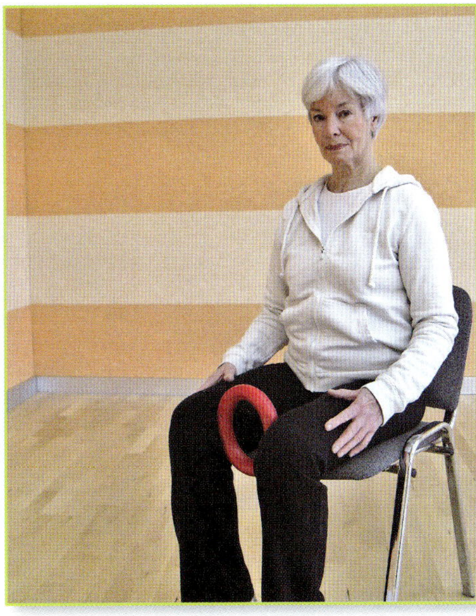

Variante im Stehen
Ball zwischen den Knien halten, dabei kleine Vorwärts-, Seitwärts- und Rückwärts-Schritte machen.
Wechsel zwischen Zehenstand und kleinen Kniebeugen.
Ziel: Verbesserung von Koordination und Gleichgewicht

Ball mit dem Fuß vor und zurück rollen.
Variante 1: Mit verstärktem Druck auf den Ball
Variante 2: Mit möglichst wenig Druck auf den Ball
Ziel: Kräftigung unterschiedlicher Anteile der Beinmuskulatur

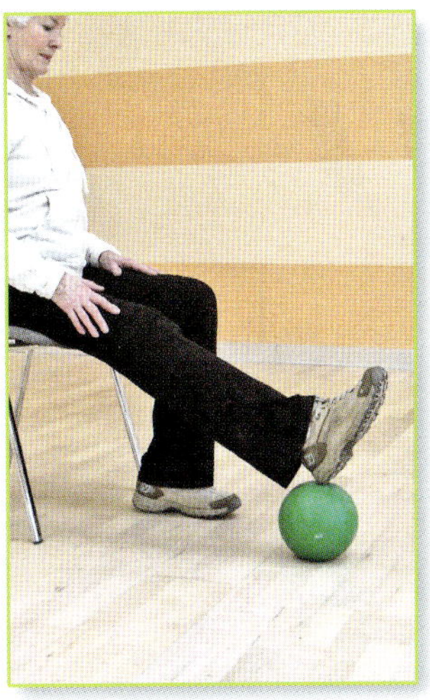

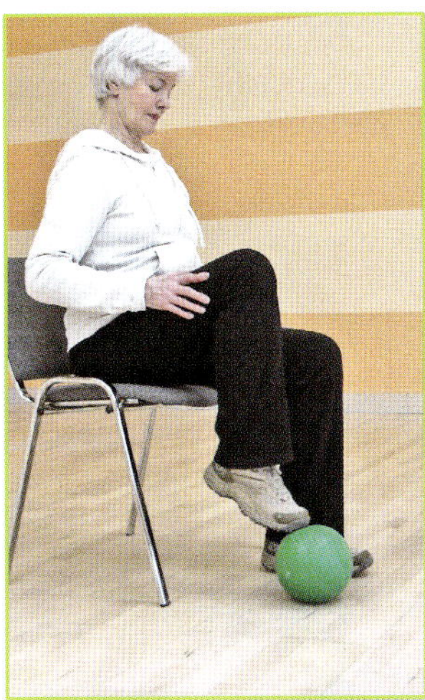

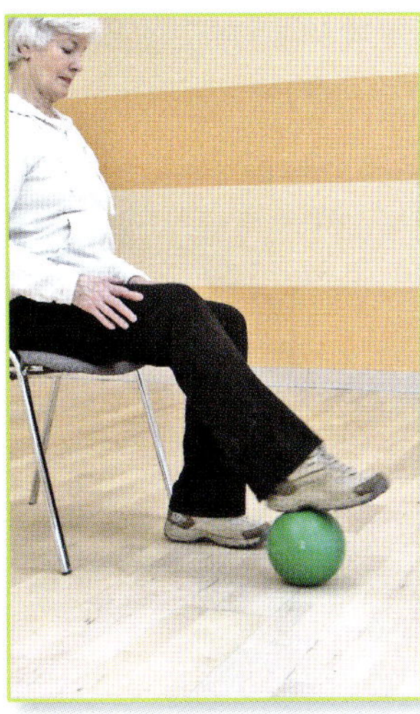

Vereinfachte Liegestütze an der Wand mit Pezziball
Ziel: Kräftigung der Arm- und Rumpfmuskulatur

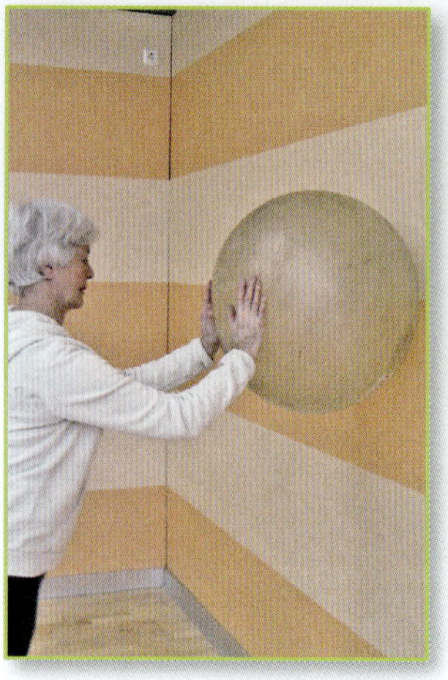

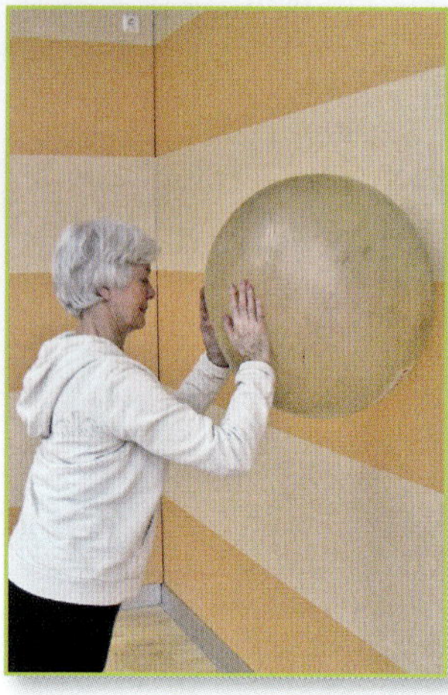

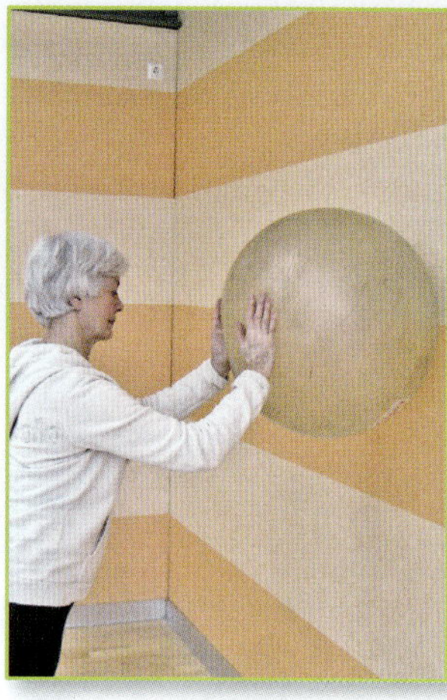

Kniebeugen an der Wand mit Pezziball
Ziel: Kräftigung der Beinmuskulatur

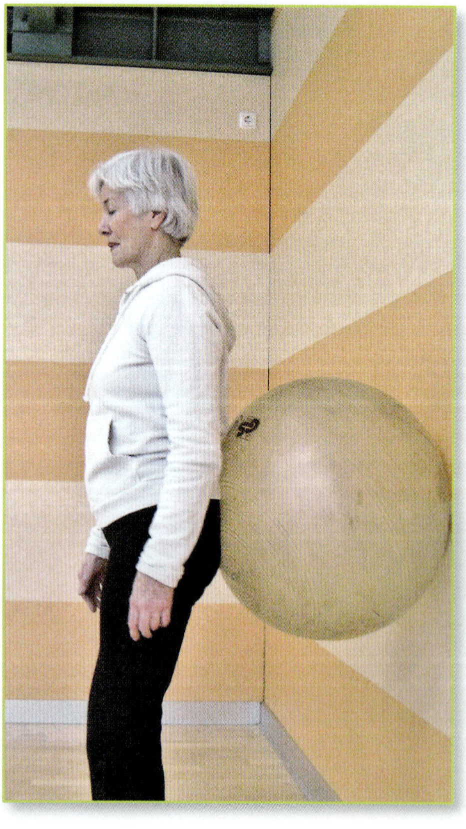

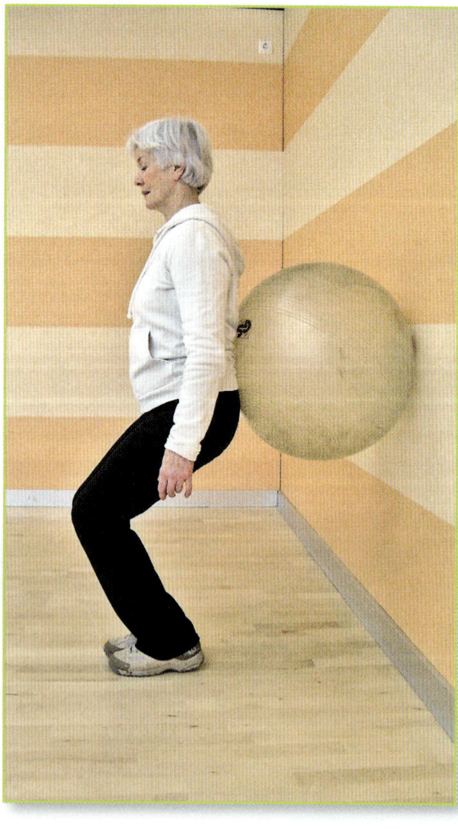

3 Koordinationsübungen

Innerhalb der Übungsstunde tragen Koordinationsübungen zur Steigerung der Aufmerksamkeit bei. Dies kann als Stundenbeginn durchaus sinnvoll sein, da es die Teilnehmer aus dem Alltag „abholt" und die Konzentration auf die nun beginnende Übungsstunde lenkt. Variation in der Übungsauswahl verhindert Eintönigkeit und erhält die geistige Flexibilität und Offenheit für Neues. Koordinationsübungen stellen für viele ein Problem dar. Dies zeigt auf der einen Seite die Notwendigkeit solcher Übungen, es sollte aber andererseits nie zu „verbissen" geübt werden, um Frustration zu vermeiden. Auch Qigong[119] Übungen (siehe Kap.5) schulen die Koordination und sind sowohl im Sitzen als auch im Stehen ausführbar.

Generell sind das Werfen und Fangen bewährte Koordinationsübungen, bei der das Reaktionsvermögen und die Auge-Hand-Koordination trainiert werden. Dabei ist nicht immer der Einsatz von Bällen sinnvoll, da dies für viele Teilnehmer schon eine zu hohe Anforderung darstellt. Es sollte dabei auch bedacht werden, dass beim ständigen Wiederholen weggesprungener Bälle eine ungewollte Steigerung der Belastungsintensität entsteht, und es gerade in solchen Situationen zu Stürzen und Verletzungen kommen kann. Als alternative Übungsgeräte bieten sich hier z.B. Kirschkernsäckchen an.

Übungen in einer instabilen Standposition schulen die Propriozeption[120] und den Gleichgewichtssinn. Sie können mit geschlossenen Augen durchgeführt oder mit Wurf-Fangübungen kombiniert werden. Das gezielte Üben mit der schwächeren Seite kann fast bei jeder Übung mit einbezogen werden[121] und im Alltag immer wieder als eigenständige Übung genutzt werden. Zum Beispiel könnten die Teilnehmer die Hausaufgabe erhalten, sich mit der schwächeren Seite die Zähne zu putzen. Dies lässt sich auch auf weitere Aktivitäten des täglichen Lebens übertragen.

119 Qigong ist eine auf den Theorien der Traditionellen Chinesischen Medizin beruhende Bewegungsform, durch welche die Lebensenergie – das Qi – gepflegt wird.

120 Unter Propriorezeptoren bzw. Propriozeptoren im engeren Sinne versteht man Mechanorezeptoren, die als sensible Endorgane auf den Zustand und Zustandsänderungen des Halte- und Bewegungsapparats ansprechen, insbesondere die so genannten Muskelspindeln, Sehnenorgane sowie Rezeptoren in Gelenkkapseln, Faszien und der Knochenhaut. Im weiteren Sinne wird auch das Gleichgewichtsorgan dazu gerechnet. In der Gleichgewichtsregulation ist das propriozeptive System eng mit dem Mittelhirn und dem Kleinhirn verknüpft.

121 Beidseitiges Üben führt zu einem schnelleren Lernerfolg und zu einer besseren Bewegungsqualität. Dieser Effekt wird als *Kontralateraler Transfer* bezeichnet.

3.1 Übungen ohne Geräte (geringe Intensität)

Mit der linken Hand kreisen,
die rechte Hand öffnen und schließen,
mit dem linken Fuß kreisen,
die rechte Fußspitze auf und ab bewegen.
Ziel ist es, diese vier Bewegungen gleichzeitig auszuführen.

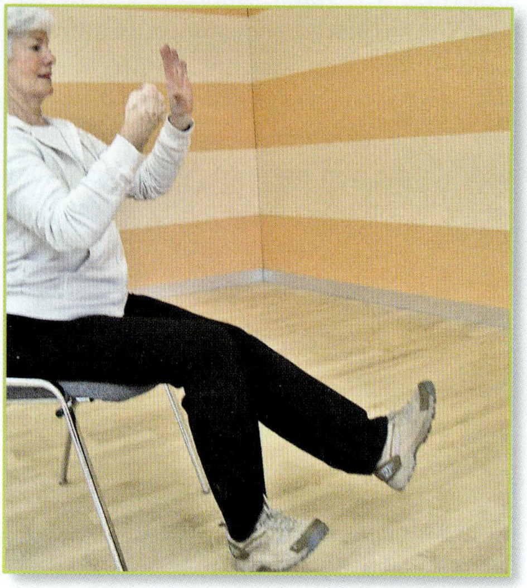

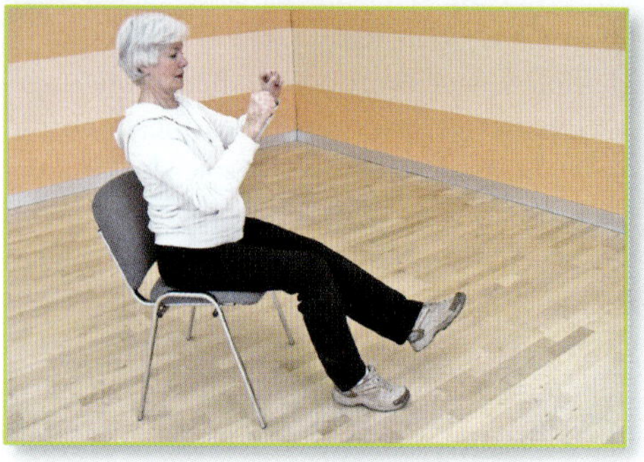

Beide Hände über Kreuz an die Schulter führen, dann beide Arme nach vorne strecken, dann beide Hände parallel an die Schulter führen, dann beide Arme nach unten strecken. Diese Bewegungsfolge wird mehrmals wiederholt.

Die rechte Ferse heben und senken, dann die linke Fußspitze heben und senken, dann das rechte Bein angewinkelt anheben und wieder absetzen, dann das linke Bein strecken, dann einmal in die Hände klatschen.
Diese Bewegungsfolge wird mehrmals wiederholt.

Die rechte Schulter heben und senken, dann die linke Ferse heben und senken, jetzt beide Schultern heben, nun beide Fersen heben und senken, danach die linke Schulter heben und senken, dann die rechte Ferse heben, schließlich beide Schultern heben, endlich beide Fersen heben.
Diese Bewegungsfolge wird mehrmals wiederholt.

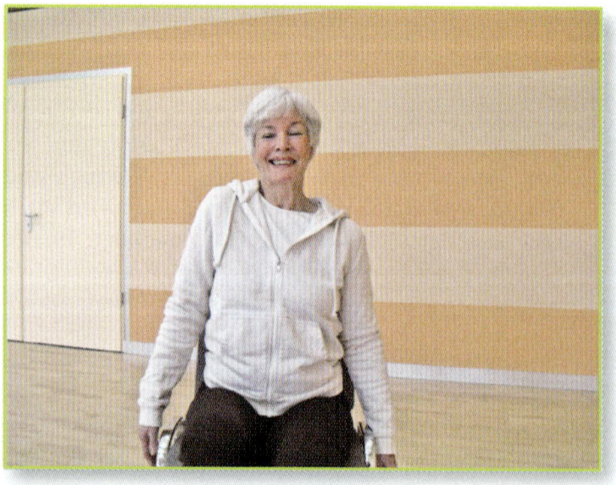

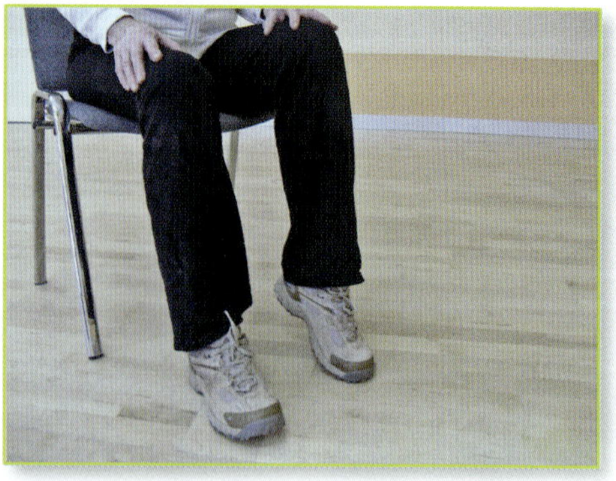

Mit der einen Hand auf den Oberschenkel klatschen und dabei mit der anderen Hand kreisende Bewegungen auf dem Bauch ausführen.

Eine Schulter vorwärts und gleichzeitig die andere Schulter rückwärts kreisen lassen.

Die Kombinationsmöglichkeiten der einzelnen Bewegungen sind schier grenzenlos.
Als Gemeinschaftsaufgabe können auch die Teilnehmer Bewegungen vorschlagen, die dann kombiniert werden (s. Kap. 4 „Spiele und Spielerisches").

„Das geht doch gar nicht!" ist ein häufiger Kommentar seitens der Teilnehmer bei diesen und ähnlichen Koordinationsübungen. Doch – es geht schon! Jede einzelne Bewegung ist prinzipiell nicht schwierig, und mit ein bisschen Übung gelingt auch die Kombination der Übungen. Das Gehirn arbeitet auf Hochtouren, und dann bereitet es viel Freude, etwas Neues zu lernen.

3.2 Werfen und Fangen mit dem Gymnastikstab

Stab auf den Armen rollen lassen.
Stab senkrecht halten und hin- und herwerfen.
Stab senkrecht in einer Hand halten, kurz loslassen und wieder fangen.
Stab waagrecht halten, von unten greifen, hochwerfen und fangen.
Stab waagrecht halten, von oben greifen, hochwerfen und fangen.
Stab hochwerfen, abwechselnd von oben und unten greifen.
Eine Hand greift von oben, eine Hand von unten, bei jedem Wurf die Hände drehen.

3.3 Werfen und Fangen mit Kirschkernsäckchen, Soft- oder Gymnastikbällen

Hinweis: Gymnastikbälle sollten nicht zu groß sein, da sie sonst schlecht einhändig zu fassen sind. Softbälle lassen sich besser greifen und die Verletzungsgefahr wird minimiert; Kirschkernsäckchen erleichtern die Übung noch etwas mehr.

Partnerweise im Sitzen oder Stehen:

Beidhändig von unten werfen.
Beidhändig von oben werfen.
Mit der stärkeren Seite von unten werfen.
Mit der stärkeren Seite von oben werfen.
Mit der schwächeren Seite von unten werfen.
Mit der schwächeren Seite von oben werfen.
Mit rechts fangen und mit links werfen.
Zwei Kirschkernsäckchen gleichzeitig werfen.
Variante 1: Erst hochwerfen, dann zum Partner werfen.
Variante 2: Hochwerfen, dabei über Kreuz in die andere Hand werfen.

3.4 Rollen mit Igel-, Tennis- oder Gymnastikball

Den Ball mit einer Hand auf dem Oberschenkel hin und her rollen, gleichzeitig mit der anderen Hand auf den Oberschenkel klatschen.

Den Ball mit einer Hand auf dem Oberschenkel hin und her rollen, mit der anderen Hand Greifbewegungen ausführen, und einen Fuß kreisen lassen.

Den Ball hin und her werfen, gleichzeitig einen Fuß kreisen lassen.

Den Ball zwischen den Händen rollen, gleichzeitig Fersen und Fußspitzen auf und ab bewegen.

Den Ball mit einem Fuß vor und zurück rollen, gleichzeitig die Arme kreisen lassen.

Den Ball mit einem Fuß nach rechts und links rollen, gleichzeitig die Arme vor und zurück schwingen.

Den Ball mit einem Fuß im Kreis rollen, gleichzeitig die Arme seitlich auf und ab bewegen.

3.5 Koordinationsübungen mit Jogurtbecher und Tennisball

Den Ball mit der rechten Hand hochwerfen, mit links mit dem Becher auffangen.
Den Ball mit der linken Hand hochwerfen, mit rechts mit dem Becher auffangen.
Den Ball mit der linken Hand hochwerfen, mit links mit dem Becher auffangen.
(Dafür muss der Becher schnell von der rechten zur linken Hand gegeben werden.)

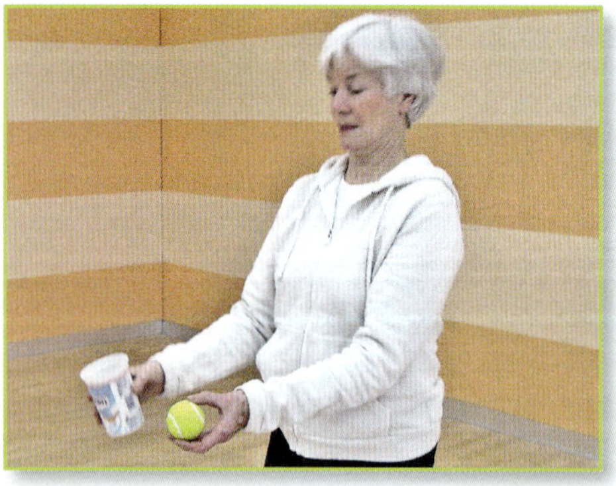

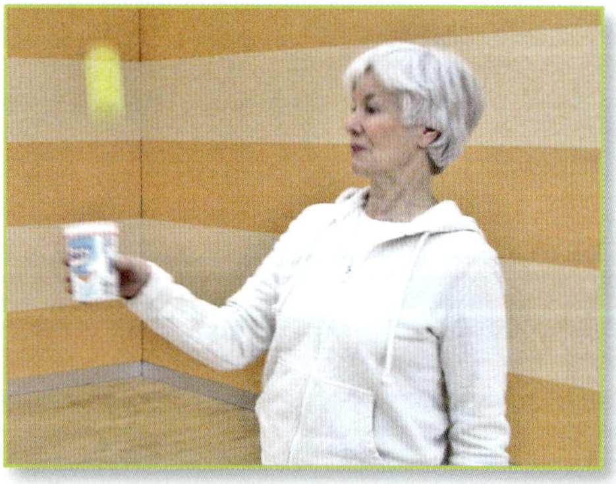

Variante: Der Ball wird nicht hochgeworfen, sondern auf den Boden geprellt.

Partnerweise im Sitzen oder im Stehen:
Den Ball zum Partner werfen, so dass er ihn mit dem Becher fangen kann.
Den Ball zum Partner prellen, so dass er ihn mit dem Becher fangen kann.
Schwierigkeitssteigerung: Werfen bzw. Prellen mit zwei Bällen.

3.6 Intensivere Übungen im Sitzen

Beine abwechselnd anheben und Arme parallel schwingen, bei jeder dritten Beinbewegung mit beiden Händen ans Bein klatschen.

Abwechselnd beide Fersen heben und senken, dann beide Fußspitzen heben und senken, währenddessen die Arme gegengleich vor und zurück schwingen.

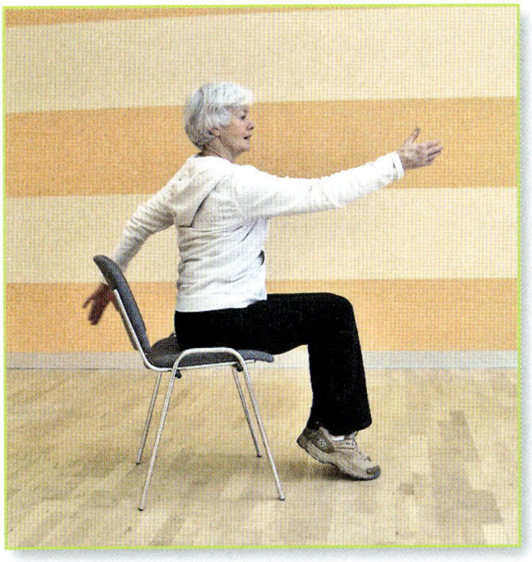

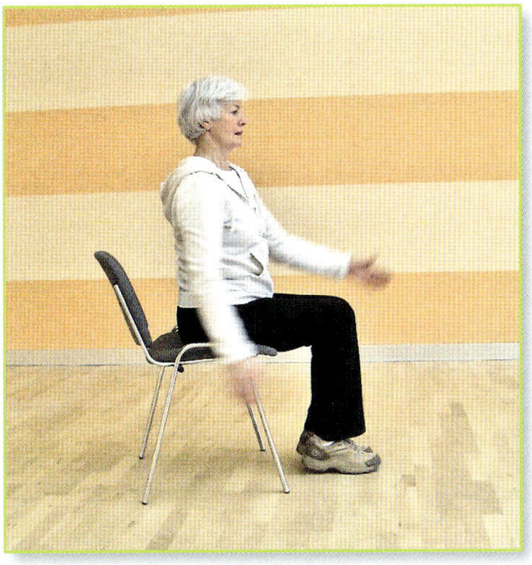

Ein Bein ausstrecken und kreisen lassen, Arme schwingen dabei parallel vor und zurück.

Die Arme kreisen lassen, gleichzeitig ein Bein gestreckt nach innen und außen setzen.

Die Arme rückwärts kreisen, gleichzeitig einen Fuß nach innen kreisen lassen.

Den linken Arm und das linke Bein nach vorne strecken und wieder zurücknehmen, dann den rechten Arm und das rechte Bein nach vorne strecken und wieder zurücknehmen,
jetzt den rechten Arm und das linke Bein nach vorne strecken und wieder zurücknehmen,
dann den linken Arm und das rechte Bein nach vorne strecken und wieder zurücknehmen,
nun beide Arme und das rechte Bein nach vorne strecken und wieder zurücknehmen, dann beide Arme und linkes Bein nach vorne strecken und wieder zurücknehmen.

Den rechten Arm und das linke Bein nach außen führen und wieder zurücknehmen,
dann den linken Arm und das rechte Bein nach außen führen und wieder zurücknehmen,
dann den rechten Arm und linkes Bein nach vorne strecken und wieder zurücknehmen, dann den linken Arm und rechtes Bein nach vorne strecken und wieder zurücknehmen.

Schwierigere Variante: Verschiedene Übungen in Kombination.

3.7 Balancieren

Stab senkrecht auf der Handfläche balancieren.
Stab auf zwei Fingern balancieren.
Tennisball auf einer Frisbeescheibe balancieren.
Tischtennisball auf einem Tischtennisschläger, Bierdeckel oder Löffel balancieren.

Als anspruchsvolles Gleichgewichtstraining:
Im Einbeinstand
Auf einer labilen Unterlage
Im Gehen: Mit Übersteigen von Hindernissen

3.8 Partnerübungen mit Geräten

Einen Tennisring werfen und mit der Hand durch Zugreifen fangen.
Einen Tennisring werfen und mit dem Arm fangen.

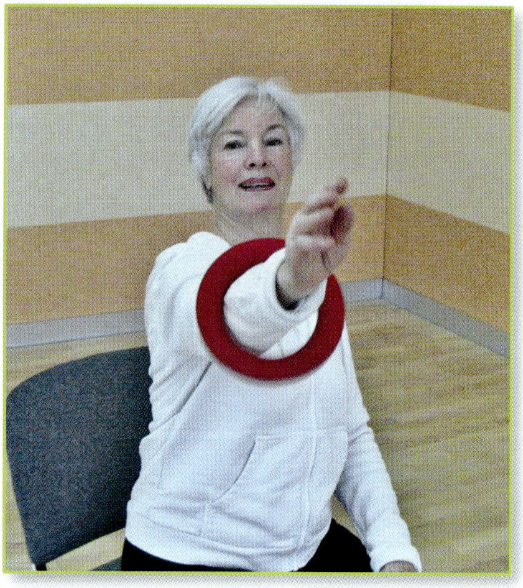

Ein Kirschkernsäckchen mit einem Tuch hochwerfen und wieder auffangen.

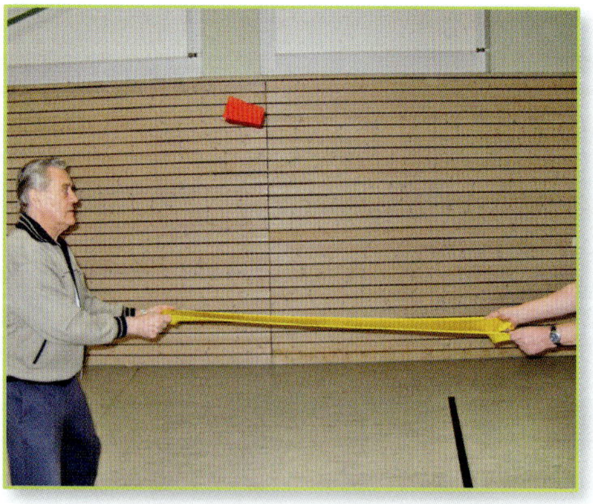

Einen Ball auf zwei Gymnastikstäben rollen lassen.

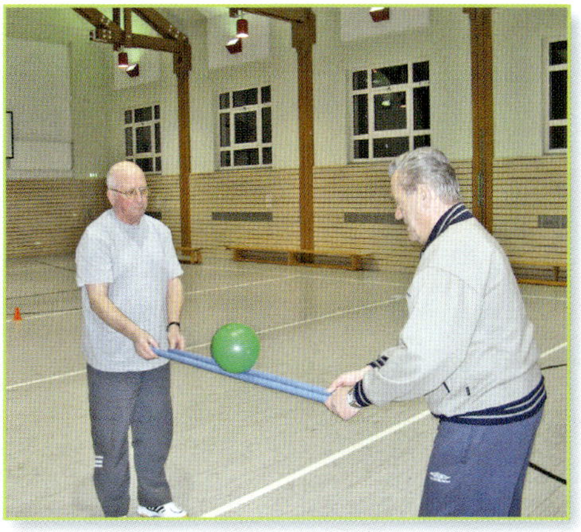

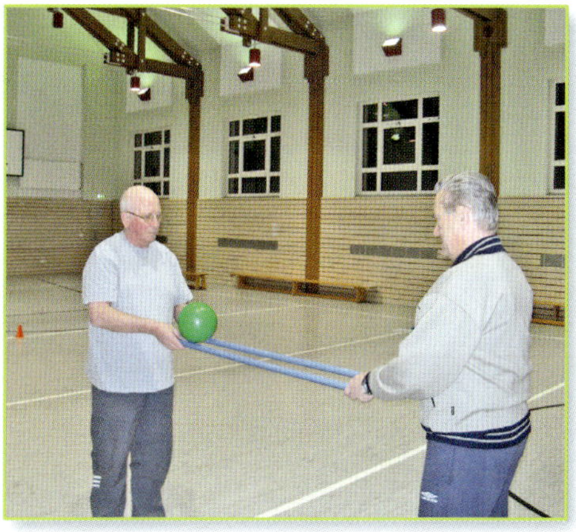

Einen Ball in einem Tuch rollen lassen.

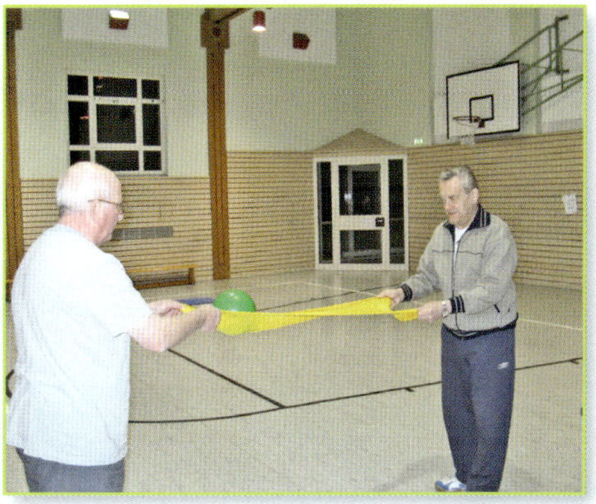

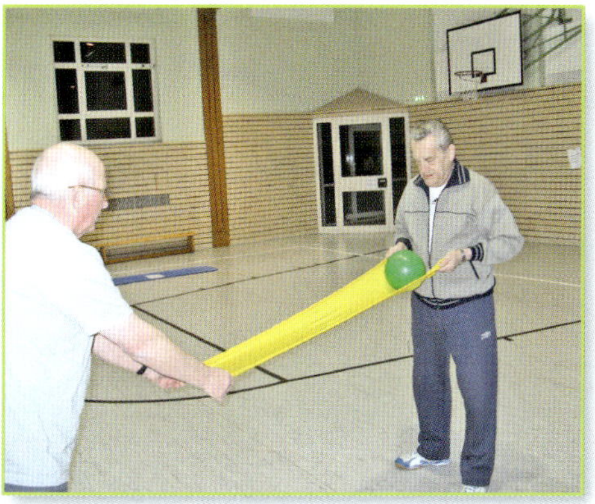

Variante: Zwei Paare spielen den Ball hin und her.

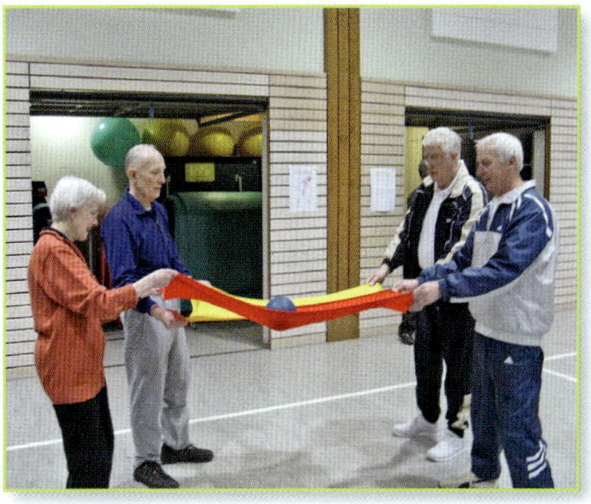

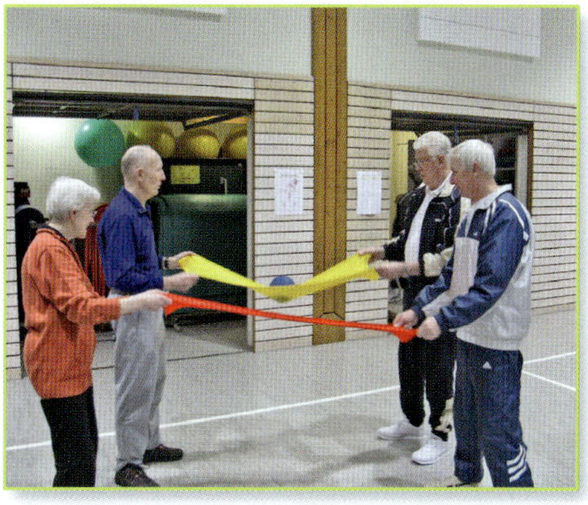

Einen Ball auf einem Tuch springen lassen.

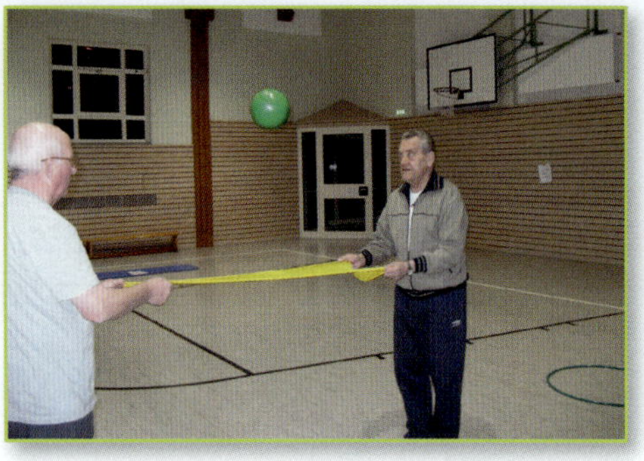

Einen Ball mit Hilfe eines Tuches prellen lassen.
Im Stehen: einen Tennisball mit dem Fuß durch ein Tor rollen.

3.9 Gleichgewichtsübungen im Stehen

Einbeinstand kombiniert mit verschiedenen Bewegungen

Fußkreisen,
Beinpendel,
Fahrrad fahren,
Beinabduktion,
Achter beschreiben,
mit dem Fuß ein Wort in die Luft schreiben usw.

Seiltänzerstand

Füße direkt hintereinander stellen.
Gewicht vor- und zurückverlagern.

Schulterbreiter Stand, dabei abwechselnd auf Fersen und Fußspitzen stellen

Stehen auf instabiler Unterlage:

- Einfache Matte
- Zusammengerollte Matte
- Zusammengerolltes Handtuch
- Wackelbrett
- Therapiekreisel
- Im Freien: Auf natürlichem, unebenen Untergrund wie Waldboden oder Wiese

Variante: Unsichere Teilnehmer können sich an der Wand abstützen oder durch einen Partner gesichert werden.

Zur Schwierigkeitssteigerung gibt es weitere Varianten:

- Mit geschlossenen Augen üben.
- Zusätzliche Armbewegung (Kreisen, Schwingen Boxen...)
- Einen Ball selbst hoch werfen und wieder auffangen.
- Einen vom Partner zugeworfenen Ball fangen.

Ziel: Verbesserung der Propriozeption

4 Spiele und Spielerisches

Besonders Spiele schulen Schnelligkeit und Reaktionsfähigkeit und vermitteln den Teilnehmern Spaß an Bewegung. Darum sind sie im Herzsport unverzichtbar. Spiele haben aber ein etwas höheres Gefahrenpotenzial, was Verletzung und Überbelastung betrifft. Die meisten Unfälle passieren hierbei in Zusammenhang mit Ballspielen. Es ist deshalb die Aufgabe des Übungsleiters, für die Gruppe geeignete Spielformen auszuwählen und gegebenenfalls spontan in das Spielgeschehen einzugreifen, um diesen Gefahren entgegenzuwirken.
Beim Spielen sollte besonderer Wert auf die sozialen Komponenten wie Kooperation, Mannschaftsleistung und „Fairplay" gelegt werden. Die Einzelleistung, insbesondere die konditionelle Leistung der einzelnen Teilnehmer, steht eher im Hintergrund. Spiele, bei denen sich die Teilnehmer intensiv belasten, sollten erst nach einer gründlichen Erwärmung durchgeführt werden. Ruhige Spielformen eignen sich auch einmal zum Einstieg in eine Übungsstunde. Der Übungsleiter sollte sich vor dem Beginn eines Spiels vom Wohlbefinden der Teilnehmer überzeugen und auch während des Spiels alle gut beobachten, um eventuelle Überlastungen rechtzeitig zu erkennen.
Gewisse Regeln sind nötig, damit Spiele einen Sinn ergeben. Dennoch sollten kleine Fehler gerade bei schwächeren Teilnehmern nicht zu stark bewertet werden. Das verleiht dem Spielgeschehen die Lockerheit, die nötig ist, um den Spaß gegenüber dem Ehrgeiz in den Vordergrund zu stellen und die emotionalen Stressfaktoren auszuschalten. Mit anderen Worten: Es sollte sich kein Teilnehmer ärgern, weil er verloren oder einen Fehler gemacht hat!

4.1 Spielformen im Kreis (sitzend oder stehend)

4.1.1 Gegenstände wandern lassen

Die Grundübung besteht darin, verschiedene Gymnastikgeräte immer zum Nachbarn weiter zu reichen, so dass sie im Kreis wandern. Zu Beginn werden nur zwei bis drei Geräte verwendet. Um die Übungsintensität zu steigern, werden mehr Geräte hinzugenommen und das Weitergeben mit verschiedenen Aufgaben verknüpft. Hierzu einige Beispiele:

Rote und blaue Gymnastikringe:
Die roten Ringe dürfen nur mit der rechten Hand angefasst werden, die blauen nur mit der linken Hand.

Rote und gelbe Kirschkernsäckchen:
Die roten Kirschkernsäckchen wandern rechts herum, die gelben Kirschkernsäckchen wandern links herum.

Rote und grüne Bälle:
Die roten Bälle werden mit dem Fuß weiter gerollt, die grüne Bälle werden zum Nachbarn geprellt.

Seile, Ringe und Stäbe:
Die Ringe wandern um den Rücken herum, die Kirschkernsäckchen wandern um den Kopf herum, die Stäbe werden unter den Beinen hindurch gegeben.

Bälle und Kirschkernsäckchen:
Die Bälle werden mit dem Fuß nach rechts gerollt, die Kirschkernsäckchen per Hand nach links weiter gereicht.

Auf das Kommando „Wechsel" wechseln die Gegenstände die Richtung.
Es gibt schier unzählige weitere Kombinationsmöglichkeiten!

4.1.2 Tierspiel (Gedächtnistraining)

Jeder Teilnehmer denkt sich einen Tiernamen aus, wobei jedes Tier nur einmal vorkommen kann. Aufgabe ist es, einen großen (Pezzi-) Ball zu einem beliebigen Teilnehmer zu rollen, dabei wird laut und deutlich der eigene Tiername gesagt. Jeder soll sich möglichst viele Tiernamen merken. Nach einigen Minuten wird der Ablauf geändert: Wer an der Reihe ist, sagt jetzt den Tiernamen des Teilnehmers, zu dem er den Ball rollt. Je besser die Tiernamen bekannt sind, desto schneller wird das Spiel.
Alternativ kann auch mit Namen von Prominenten, Städten, Ländern, etc. gespielt werden.

4.1.3 Bewegungsmemory

Der erste Teilnehmer schlägt eine einfache Bewegung vor, die dann alle ausführen.
Der Nächste führt wieder diese Bewegung aus und schließt eine weitere Bewegung an, dabei machen wieder alle mit. Der Dritte führt wieder die ersten beiden Bewegungen aus und schließt eine neue an, u.s.w..

4.1.4 Zielwerfen mit Gymnastikringen

Jeder Teilnehmer erhält einen oder mehrere Ringe. In der Kreismitte wird ein Ziel aufgestellt (Kreuz mit 5 Stäben, Eimer, Kiste etc.). Die Teilnehmer werfen der Reihe nach und versuchen, den Ring auf einem der Stäbe zu platzieren.
Variante: Wer nicht trifft, schlägt eine Übung vor, die dann alle mitmachen.

4.2 Übungen mit dem Fallschirm

Tipp: Besonders geeignet an heißen Tagen, da diese Übung für frischen Wind sorgt.

Kleine Wedelbewegungen aus dem Handgelenk,
etwas größere Bewegungen, die Arme werden mitbewegt,
Bewegungen der Arme weit nach oben und unten, Fallschirm gemeinsam heben und senken.

Fallschirm spannen (Ziel: Kräftigung der Rückenmuskulatur).
Den Fallschirm einhändig heben und senken, dabei den anderen Arm oben halten und Greifbewegung ausführen.
Den Fallschirm heben und senken, dabei mit einem Fuß kreisen.
Den Fallschirm mit rechts anheben, das linke Bein ausstrecken.
Den Fallschirm mit links anheben, das rechte Bein ausstrecken.

Einen Ball auf dem Fallschirm rollen lassen,
einen oder mehrere Bälle auf dem Fallschirm springen lassen.

Im Stehen:
Den Fallschirm so weit wie möglich nach oben ziehen (auf die Zehenspitzen stellen, Arme heben).
So tief wie möglich nach unten gehen (Arme senken, in die Knie gehen).
Auf ein Kommando den Fallschirm loslassen, so dass er nach oben fliegt.
Den Fallschirm beidhändig greifen, seitwärts nach rechts bzw. links gehen.
Den Fallschirm rechts greifen bzw. links greifen und vorwärts bzw. rückwärts gehen.
Zuerst langsame, dann schnelle Richtungswechsel.
Arme nach oben strecken und zwei bis drei Schritte nach vorne gehen.

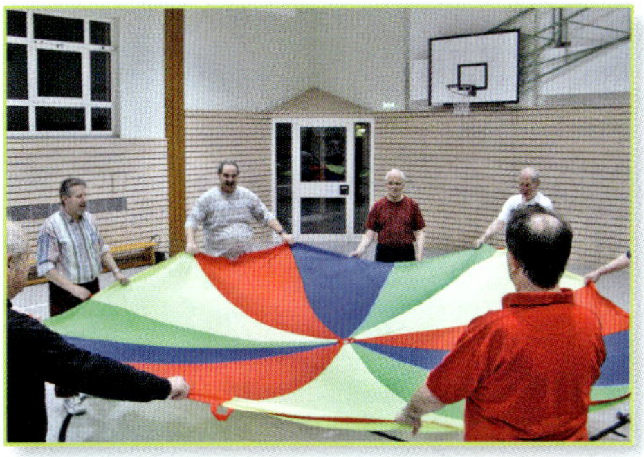

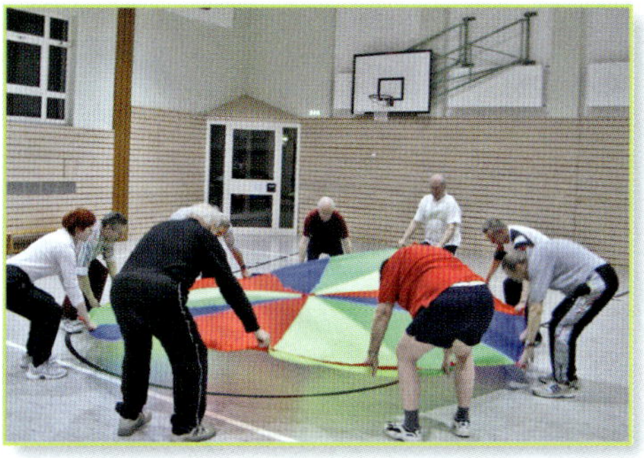

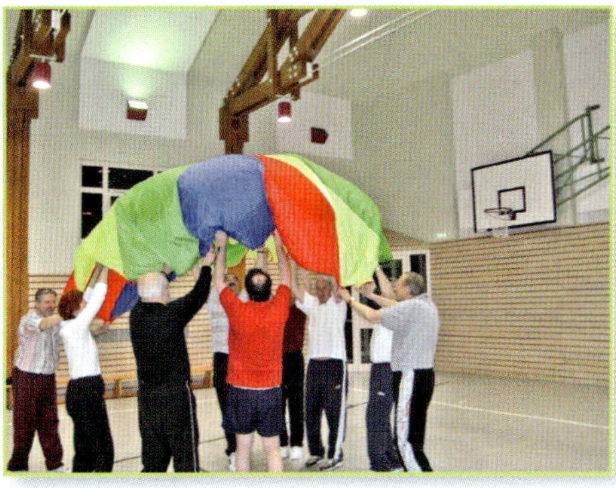

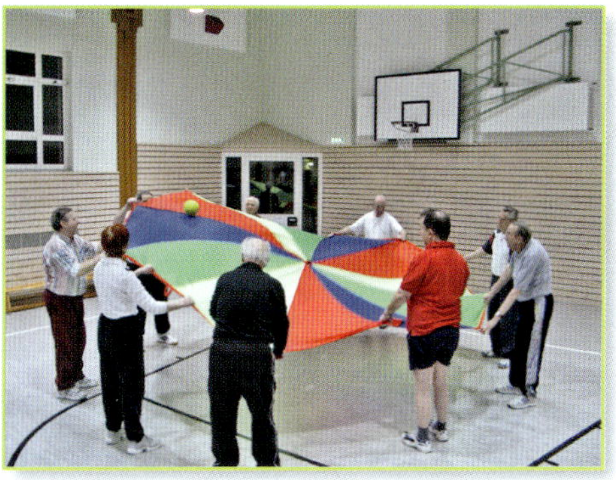

4.3 Reaktionsspiel mit Gymnastikstäben

Die Teilnehmer stehen in einem Kreis. Jeder stellt seinen Stab vor sich auf. Auf das Kommando „rechts" lassen alle ihren Stab los, gehen einen Platz nach rechts und versuchen, den Stab, den der rechte Nachbar losgelassen hat, zu greifen, bevor er umfällt. Auf das Kommando „links" bewegen sich alle nach links. Das Kommando kann vom Übungsleiter oder von den Teilnehmern kommen.

4.4 Reifenmemory

Es wird pro Teilnehmer ein Reifen ausgelegt. Alle gehen umher und stellen sich auf ein bestimmtes Kommando in einen beliebigen Reifen. Diesen Reifen merkt sich jeder als seine „Nummer 1". Der Vorgang wird wiederholt: Jeder sucht sich wieder einen beliebigen Reifen, stellt sich hinein und merkt sich diesen als seine „Nummer 2". Es folgen ein dritter und eventuell ein vierter und fünfter Durchgang. Jeder merkt sich seine Reifen mit den dazugehörigen Nummern.

Dann gehen alle wieder umher und der Übungsleiter (oder ein Teilnehmer) sagt z.B. „Nummer 3". Es müssen sich also alle in ihren Reifen Nummer 3 stellen. Beim nächsten Durchgang muss Reifen Nummer 1 aufgesucht werden usw..
Das Umhergehen kann dabei auch mit verschiedenen Aufgaben verknüpft werden: Beispielsweise langsames Gehen, schnelles Gehen, betonte Abrollbewegung oder Knieheben.
Variante: Es werden zwei Mannschaften gebildet. Die Mannschaft, die zuerst komplett ihre Reifen gefunden hat, erhält einen Punkt.

4.5 Reifen wandern lassen

Alle Teilnehmer fassen sich an den Händen. Ein oder mehrere Teilnehmer haben einen Reifen am Arm hängen. Indem die Teilnehmer durch den Reifen steigen, der an ihrem Arm hängt, wandert dieser durch den Kreis. Dabei wird die Handfassung nicht gelöst.
Variante: Es werden zwei Kreise gebildet, jeder Teilnehmer, an dem der Reifen vorbei wandert, erhält einen Punkt. Nach drei Minuten werden die Punkte zusammengezählt.

4.6 Gruppenkegeln

In der Mitte der Sporthalle werden ca. 20 Kegel (z.B. große Jogurtbecher) aufgestellt. Die Teilnehmer werden in zwei Gruppen aufgeteilt und stellen sich auf beiden Seiten ca. 10 m von der Mittellinie entfernt auf. Jeder bekommt einen (besser zwei) Tennisbälle. Auf ein Startkommando rollen alle ihre Bälle und versuchen, die Kegel zu treffen, so dass sie auf die gegnerische Seite fallen. Steht kein Kegel mehr auf der Linie, sagt der Schiedsrichter laut „Stopp" und keiner darf mehr rollen. Die Mannschaft, die weniger Kegel auf ihrer Seite hat, hat gewonnen.

4.7 Staffellauf mit Luftballon

Es werden zwei (oder drei) gleich große Gruppen gebildet. Die Aufgabe besteht darin, einen Luftballon mit den Händen vor sich her zu treiben und damit durch einen Hindernisparcours zu gehen. Hierzu einige Beispiele:

Slalomstrecke
Über eine Matte
Über eine Bank oder ein kleines Hindernis
Den Luftballon über eine gespannte Schnur lupfen
Um einen Kegel herum

Als Vorbereitung bietet es sich an, den Parcours zunächst mehrere Male ohne Wettbewerb und auch ohne Luftballon zu absolvieren. Die Hindernisse sollten so gewählt werden, dass die Unfallgefahr minimiert wird.
Als Alternative zum Luftballon können auch ein Tennisball auf einer Frisbeescheibe, ein Tischtennisball auf einem Esslöffel oder im Freien auch ein mit Wasser gefüllter Plastikbecher balanciert werden.

4.8 Staffel in der Reihe

Der Ball wird in der Gruppe von vorne nach hinten gereicht.
Wenn der letzte Teilnehmer den Ball bekommen hat, umläuft er ein Fähnchen, stellt sich vorne an und reicht den Ball wieder nach hinten. Der Letzte läuft dann wieder los
Variante: Ohne Laufstrecke
Diese Übung kann als Wettspiel in zwei oder drei Gruppen, aber als kooperative Übung mit nur einer Gruppe durchgeführt werden.

4.9 Balljagd

Die gesamte Gruppe steht in einem großen Kreis. Es wird abwechselnd abgezählt (1-2-1-2-1-2 usw.). Jede Mannschaft bekommt einen Ball. Am besten verwendet man Softbälle mit unterschiedlichen Farben. Beginn ist jeweils auf der gegenüberliegenden Seite des Kreises. Jede Mannschaft versucht, ihren Ball möglichst schnell von einem Mannschaftsmitglied zum nächsten weiter zu werfen. Ziel des Spiels ist es, den Ball der anderen Mannschaft einzuholen. Das Spiel ist auch im Sitzen durchführbar, wenn die Teilnehmer gut werfen und fangen können.

4.10 Turmball

Die Teilnehmer stellen sich im Kreis auf und fassen sich an den Händen. In der Mitte steht ein Kegel oder ein ähnlicher Gegenstand. Dies ist der „Turm", der von einem Mitspieler verteidigt wird. Die Teilnehmer im äußeren Kreis versuchen, durch Ballschüsse mit dem Fuß den Turm zu treffen. Wer dies schafft, wird neuer Turmwächter.
Variante: Ohne Handfassung.
Variante: Zwei oder mehrere Turmwächter.

4.11 Volleyball

Volleyball ist wohl die Mannschaftssportart, die sich im Koronarsport am ehesten eignet, insbesondere, wenn die Spielgeschwindigkeit reduziert wird. Hierzu kann beispielsweise ein Wasserball oder ein Luftballon verwendet werden. Die Regeln können auch insofern abgeändert werden, als dass der Ball nach jeder Berührung einmal aufprellen darf.
Variante: Miteinander: Wie viele Netzüberquerungen schaffen wir heute?
Variante: Häufiges Zuspiel in der eigenen Mannschaft erhöht die Punktzahl.

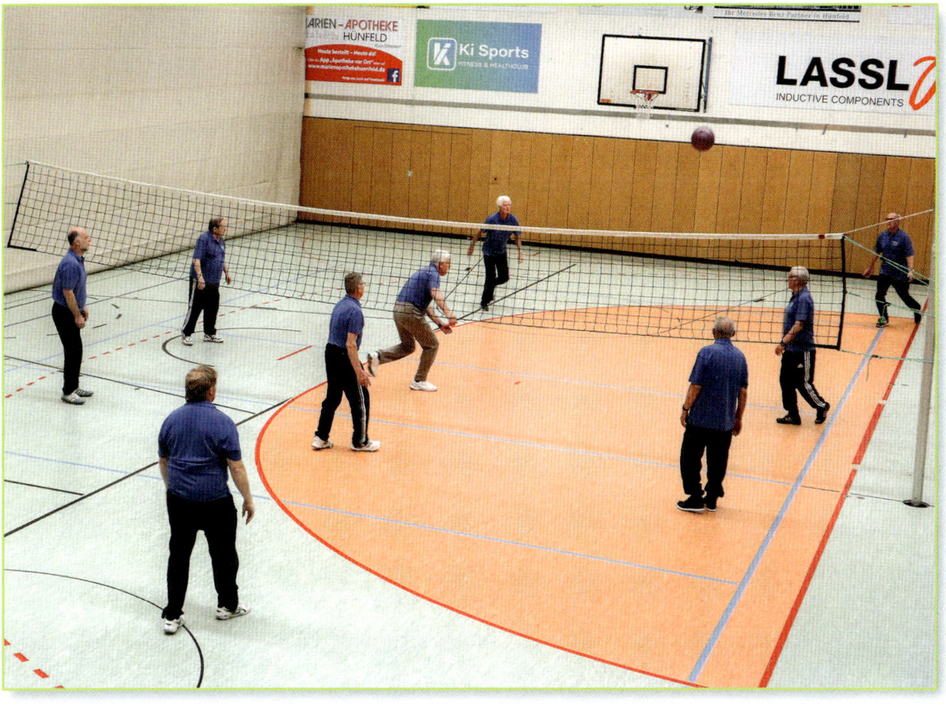

4.12 Ringtennis

Zwei Mannschaften stehen sich wie beim Volleyball gegenüber. Spielgerät ist ein Gymnastikring, der über das Netz (ca. 1,50 m hoch) geworfen wird. Der Ring wird mit der Hand geworfen. Wer den Ring gefangen hat, bleibt stehen und wirft den Ring mit der Hand zurück, mit der er gefangen hat. Der Ring muss dabei aufwärts geworfen werden.

4.13 Prellball

Es werden zwei Mannschaften gebildet (ca. 3-6 Teilnehmer). Das Spielfeld ist durch eine Turnbank oder ein gespanntes Seil (ca. 40-60 cm hoch) geteilt. Der Ball wird ins gegnerische Feld geprellt, dabei muss er vorher einmal im eigenen Feld aufprellen. Der Ball darf nicht gefangen werden, sondern muss mit der Faust oder der flachen Hand gespielt werden

Variante: Um möglichst alle Teilnehmer einzubinden, muss es mindestens drei Ballkontakte in der eigenen Mannschaft geben. Erst dann darf der Ball ins gegnerische Feld gespielt werden. Auch beim Abspielen innerhalb der Mannschaft muss der Ball zuerst einmal aufprellen. Prellt der Ball im eigenen Feld gar nicht oder mehr als einmal auf, ist dies ein Fehler und somit ein Punkt für die andere Mannschaft.

Variante für zwei Spieler: Der Ball wird nicht über die Bank, sondern in einen Kreis (Gymnastikreifen) geprellt.

4.14 Fußballtennis

Fußballtennis eignet sich als Spielform für Teilnehmer, die in dieser Sportart erfahren oder sehr bewegungsbegabt sind. Der Ball wird mit dem Fuß direkt über die Bank gespielt, ansonsten gelten die Regeln des Prellballspiels.

4.15 Rückschlagspiele

Rückschlagspiele mit geringem Krafteinsatz sind für Herzpatienten gut geeignet. Sie wecken den Spaß an Bewegung und am „Spielen miteinander statt gegeneinander“. Sie bieten auch einen Anstoß, sich in der Freizeit wieder mehr zu bewegen.

Geeignet sind:
Frisbeescheiben aus Stoff,
Tischtennis,
Tennis mit Schaumstoffball (Family-Tennis),
Federball,
Indiaca mit oder ohne Schläger.

Einige Spielformen:
Partnerweise *mit*einander hin- und herspielen,
Schlägerhand wechseln, mit der schwachen Seite spielen.
Im Dreieck mit zwei Bällen spielen.
Partnerweise in 30 Sekunden möglichst viele Ballwechsel spielen.
Ball im Zickzack durch die ganze Gruppe spielen.
Zwei Reihen stehen sich gegenüber, wer geschlagen hat, stellt sich hinten an: „Rundlauf“.
Variante 1: Bei der eigenen Gruppe hinten anstellen.
Variante 2: Bei der anderen Gruppe hinten anstellen.

Im Kreis, immer zum Übernächsten spielen.
Im Kreis spielen und vorher den Namen des Teilnehmers nennen, den man anspielen möchte.
Variante: Mit Tiernamen (s. Kap. 4.1.2)

„Federball habe ich vor zwanzig Jahren das letzte Mal gespielt. Wenn ich das meinem Enkel erzähle, wird er staunen.“
(Ein Patient während der stationären Rehabilitation nach einem Herzinfarkt)

5 Atmung und Entspannung

Eine Übungsstunde im Herzsport sollte generell eine ausgleichende Wirkung haben. Zu komplizierte Übungen, Stress und Leistungsdruck sind fehl am Platz. Die Teilnehmer sollten nicht aufgeregt, sondern zufrieden und entspannt nach Hause gehen. Entspannungsübungen sind meist sehr wohltuend und bilden deshalb einen besonders harmonischen Abschluss der Übungsstunde, den die Teilnehmer sehr genießen. Die Teilnehmer sollten solche Übungen außerdem kennenlernen, um sie selbständig im Alltag zur Stressbewältigung anwenden zu können. Auch bei Einschlafstörungen können Entspannungsübungen hilfreich sein.

Der Übungsleiter sollte die Übungsanweisungen bewusst langsam und mit ruhiger, deutlicher Stimme vortragen und gerade so laut sprechen, dass ihn alle Teilnehmer gut verstehen. Wenn der Übungsleiter spricht, ist es günstiger, die Musik auszuschalten. Alternativ könnte man den Teilnehmern vorher oder nachher ein paar Minuten Entspannungsmusik gönnen. Türen und Fenster sollten vor der Entspannungsphase geschlossen sein und grelle Beleuchtung ausgeschaltet werden. Die Teilnehmer sollten genug Zeit bekommen, eine angenehme Ausgangsposition einzunehmen.

5.1 Traumreisen

Bildererlebnisse, beispielsweise aus der Natur, sind eine beliebte Möglichkeit, Alltagsstress für einen Moment zu vergessen. Vorteilhaft ist, dass alle Teilnehmer in diesen Genuss kommen können, auch wenn sie minderbelastbar sind. Für die Übungsstunde kann der Übungsleiter dabei auf Vorlesetexte zurückgreifen. Zum selbständigen Üben eignen sich CDs. Auch eigene schöne Erlebnisse, wie der letzte Strandurlaub oder das angenehm erschöpfte Gefühl nach einer Wanderung, können in die Erinnerung gerufen – „visualisiert" – werden. Man kann sich auch einfach einen Sonnenuntergang, einen plätschernden Bach oder eine Blumenwiese vorstellen.

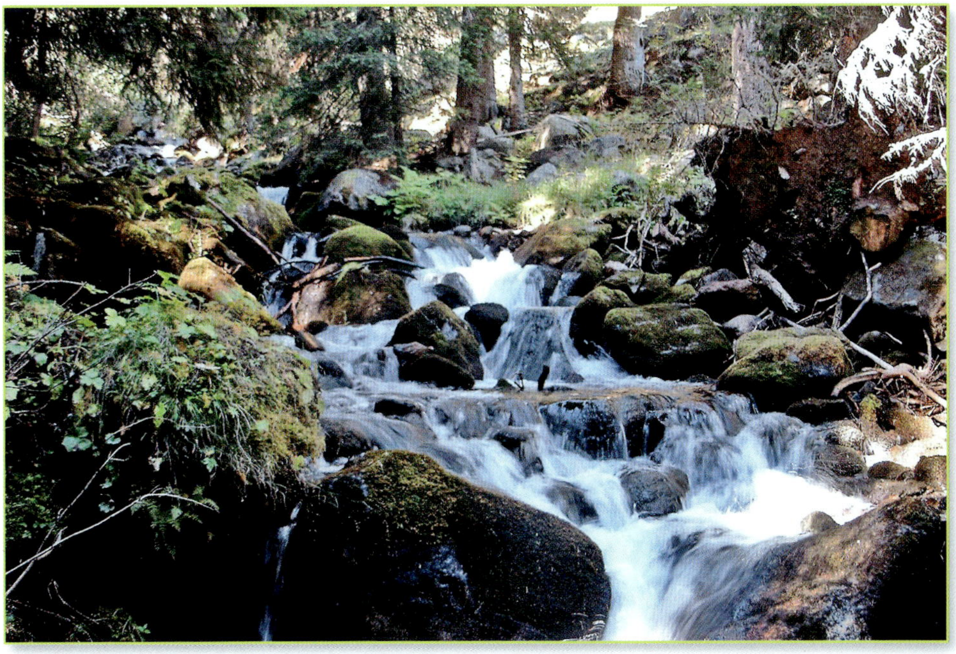

5.2 Körperwahrnehmung

5.2.1 Körperwahrnehmung im Sitzen oder Liegen

Ziel: Wahrnehmung einzelner Körperpartien in Anspannung und Entspannung
Die Teilnehmer können sitzen oder liegen. Sie schließen die Augen, sofern ihnen das nicht unangenehm ist.
Erspüren der Kontaktfläche des Körpers mit der Matte oder Stuhl:
Seitenunterschiede wahrnehmen.
Eine Hand zur Faust ballen, dabei die Hand so fest wie möglich schließen, die Spannung ca.10 – 15 Sekunden halten, die Atmung fließt dabei ruhig weiter, dann die Spannung wieder lösen.
Das Gefühl in der Hand bewusst wahrnehmen,
das Gefühl in beiden Händen vergleichen.
Die andere Hand zur Faust ballen, die Hand so fest wie möglich schließen,
die Spannung ca.10 – 15 Sekunden halten, die Atmung fließt dabei ruhig weiter.
Das Gefühl in der Hand bewusst wahrnehmen.
Es können auch andere Körperteile angespannt werden:
Die Zehen einkrallen,
den Bauch einziehen,
ein Bein maximal strecken und fest auf die Unterlage drücken,
einen Arm maximal beugen,
die Hände zusammendrücken,
die Zähne fest aufeinander drücken.

5.2.2 Körperwahrnehmung im Gehen (eventuell als Abschluss von Walkingeinheiten)

So langsam wie möglich gehen, Arme hängen ganz locker neben dem Körper und pendeln passiv mit. Jede einzelne Bewegung bewusst wahrnehmen: Aufsetzen der Ferse, Abrollen des Fußes, Strecken des Beins, Anheben des Beins usw..
Wenn genügend Platz zur Verfügung steht, können die Teilnehmer für einige Schritte die Augen schließen.

5.3 Atemgymnastik

Um eine erhöhte Sauerstoffaufnahme und damit eine schnellere Erholung nach einer Belastung zu erreichen, sind dynamische Atemübungen mit Einsatz der Atemhilfsmuskulatur geeignet. Für minderbelastbare Patienten hat die Atemgymnastik einen noch höheren Stellenwert und sollte für das tägliche Üben empfohlen werden. Weiterhin eignen sich Atemübungen hervorragend zur Entspannung.

5.3.1 Atemwahrnehmung

Zunächst beobachtet jeder Teilnehmer seine Atmung und versucht, die Bewegung des Bauchs und des Brustkorbs zu erspüren und eventuelle Veränderungen wahrzunehmen, die sich vielleicht schon nach kurzer Zeit einstellen. Die Atmung wird häufig ganz von selbst ruhiger und ausgeglichener. Um das Erspüren der Atmung etwas zu erleichtern, kann man auch die Hände auf Bauch und Brustkorb legen.

5.3.2 Weitere Atemübungen

In der Ein- und Ausatmungsphase jeweils gedanklich bis drei zählen. Ist dies mühelos möglich, bis vier, fünf oder weiter zählen. Die Übung soll **ohne Anstrengung (!)** ausgeführt werden.

Durch die Nase einatmen, durch den Mund ausatmen. Beim Ausatmen eine Kerzenflamme vorstellen, die man zum Flackern bringen möchte.

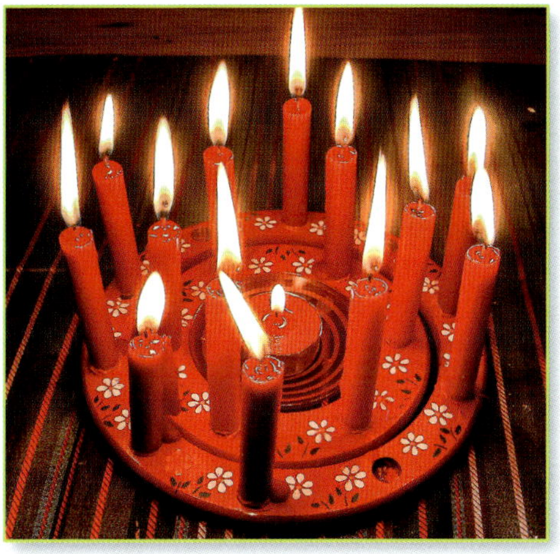

Durch die Nase einatmen, durch den Mund ausatmen. Beim Ausatmen sachte in die eigene Handfläche blasen, so dass ein leichter Windhauch zu spüren ist.

Durch die Nase einatmen, dabei die Schultern hoch ziehen. Beim Ausatmen die Schultern langsam und bewusst nach unten ziehen.

Durch die Nase einatmen, durch den Mund ausatmen. Beim Einatmen die Arme anheben, beim Ausatmen die Arme fallen lassen.

Durch die Nase einatmen, dabei die Arme anheben, durch den Mund ausatmen, dabei die Arme fallen lassen.
Variante: Alle Teilnehmer führen die Übung zusammen aus und beenden das dritte Ausatmen mit einem lauten „UA".

Eine gute Ergänzung ist die vorgeschaltete Mobilisation der Brustkorbmuskulatur:
Die Schultern nach hinten kreisen, erst abwechselnd, dann gleichzeitig.
Die Schultern locker heben und senken.
Die Schultern langsam heben und dann aktiv nach unten ziehen.
Die Arme im Wechsel schwingen: Das Bewegungsausmaß ist anfangs klein und wird mit jeder Bewegung etwas größer.
Die Arme im Wechsel nach vorne strecken: Den rechten Arm nach links, den linken Arm nach rechts.
Die Arme im Wechsel nach oben strecken: Den rechten Arm nach links-oben, den linken Arm nach rechts-oben. Bildliche Vorstellung: Räkeln wie eine Katze.

5.4 Massagetechniken

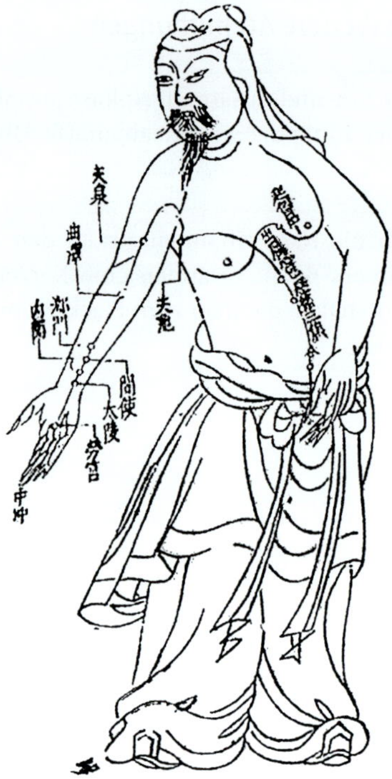

Massagen verbinden die meisten Menschen mit Wohlbefinden. Für einige Teilnehmer ist es jedoch eventuell ungewohnt, Massagetechniken an sich selbst bzw. an einer anderen Person auszuführen. Dabei kommt es sehr auf die Persönlichkeit und das Verhältnis zwischen den Gruppenteilnehmern an. Der Igelball ist hierfür ein gutes Hilfsmittel, da er eine gewisse Distanz schafft. Bei einigen der vorgestellten Übungen ist der Verlauf der in der Chinesischen Medizin bekannten Meridiane[122] berücksichtigt. Die YIN–Meridiane (beruhigende Seite) verlaufen auf der Körperinnenseite vom Fuß über Bauch und Brust zur Hand. Die YANG-Meridiane (aktivierende Seite) verlaufen auf der Körperaußenseite von der Hand über die Arme und die Schultern zum Kopf, dann über den Rücken und das Bein zum Fuß. Der Übungsleiter kann diesen Aspekt miteinfließen lassen, wenn er möchte.

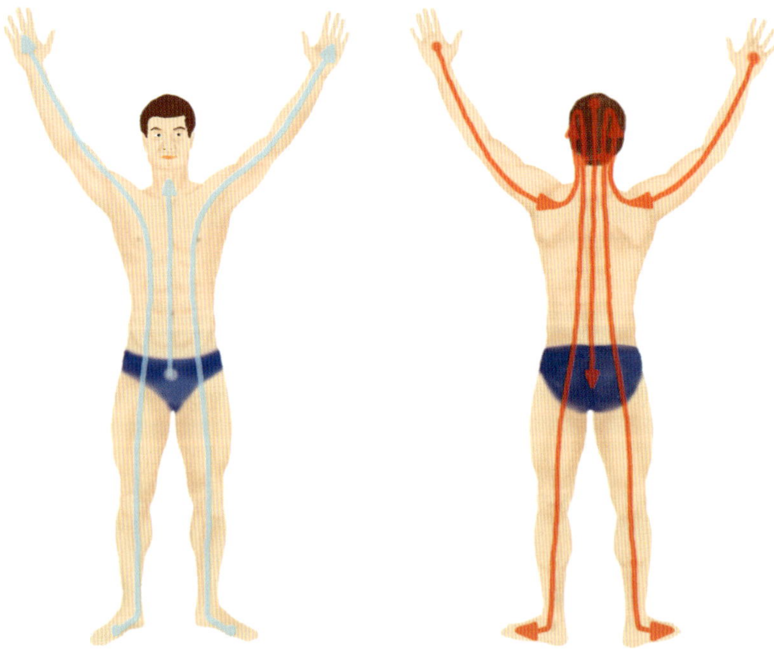

122 Meridiane sind Leitbahnen des Körpers, in denen die Lebensenergie „Qi" fließt. Gesundheit ist nach Vorstellung der Traditionellen Chinesischen Medizin mit dem freien und ausreichenden Fließen des Qi in den Meridianen verbunden.

5.4.1 Igelballmassage

Zwischen den Händen rollen.
Um die Hände herum rollen.
Rollen am Arm: Auf der Arminnenseite von der Schulter bis zur Hand.
Auf der Armaußenseite von der Hand bis zur Schulter.
Die Schulter massieren.
Die Lendenwirbelsäule massieren.
Rollen am Bein: Auf der Außenseite von der Hüfte bis zum Fuß.
Auf der Beininnenseite vom Fuß zur Leiste.
Die Oberschenkel und die Knie massieren.
Den Bauch im Uhrzeigersinn massieren.
Zum Abschluss überall massieren, wo es angenehm ist (Knie, Schulter, Rücken, Bauch).

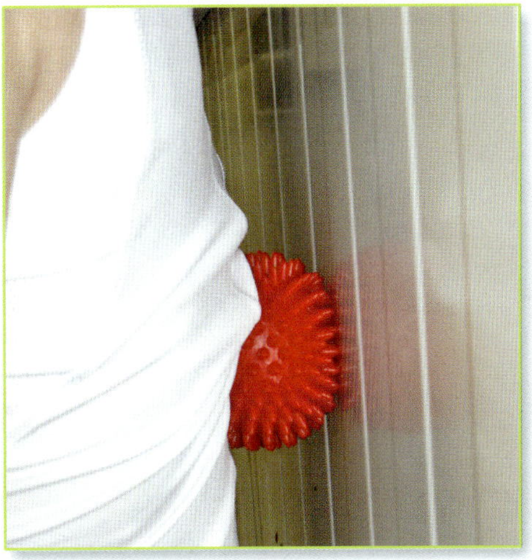

Igelball zwischen Wand und Rücken einklemmen, durch leichtes Auf- und Abbewegen den Rücken massieren.

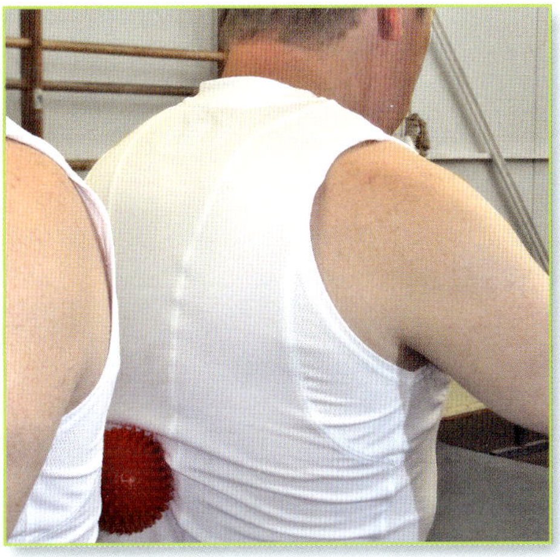

Partnerweise: Den Rücken massieren, dabei sollte die Wirbelsäule ausgespart werden.

5.4.2 Klopfen, klatschen, streichen

Bauch im Uhrzeigersinn massieren.
Wirkung: Fördert die Verdauung.

Sanft an der Körperinnenseite entlang streichen: Beginnend am Fuß, über die Innenseite des Beins, den Bauch, die Brust, die Schulter, die Arminnenseite bis zur Hand.
Wirkung: Beruhigend

Mit lockerer Faust vom Handrücken bis zum Ellenbogen klopfen.
Den Oberarm kneten.
Mit der flachen Hand auf Schulter und Nacken klatschen.
Gesäß, Hüfte und Beinaußenseite bis zum Fuß abklatschen.
Wirkung: Belebend

5.5 Qigong[123]

Qigong-Übungen werden langsam und ohne große körperliche Anstrengung ausgeführt und wirken darum entspannend. Dennoch sind sie oft etwas schwierig zu erlernen. Man braucht Geduld! Mit kompletten Übungsreihen sind wohl die meisten Teilnehmer überfordert. Einzelne Übungen eignen sich jedoch gut zum Stundenausklang. Dabei kommt es nicht auf Perfektion, sondern auf eine möglichst leichte, fließende Bewegung an.

5.5.1 „Der Drache schwimmt“ oder „Dreifache Kreise“

Startposition: im Stehen, Füße geschlossen, Knie leicht gebeugt.
Die Hände werden flach gegeneinander gelegt und beschreiben vor dem Körper drei Kreise. Diese Bewegung wird mehrmals ausgeführt, die Kreise gehen dabei immer ineinander über. Der Körper schwingt in einer Gegenbewegung schlangenartig mit.
Wirkung: Verbesserung der Beweglichkeit der Wirbelsäule.

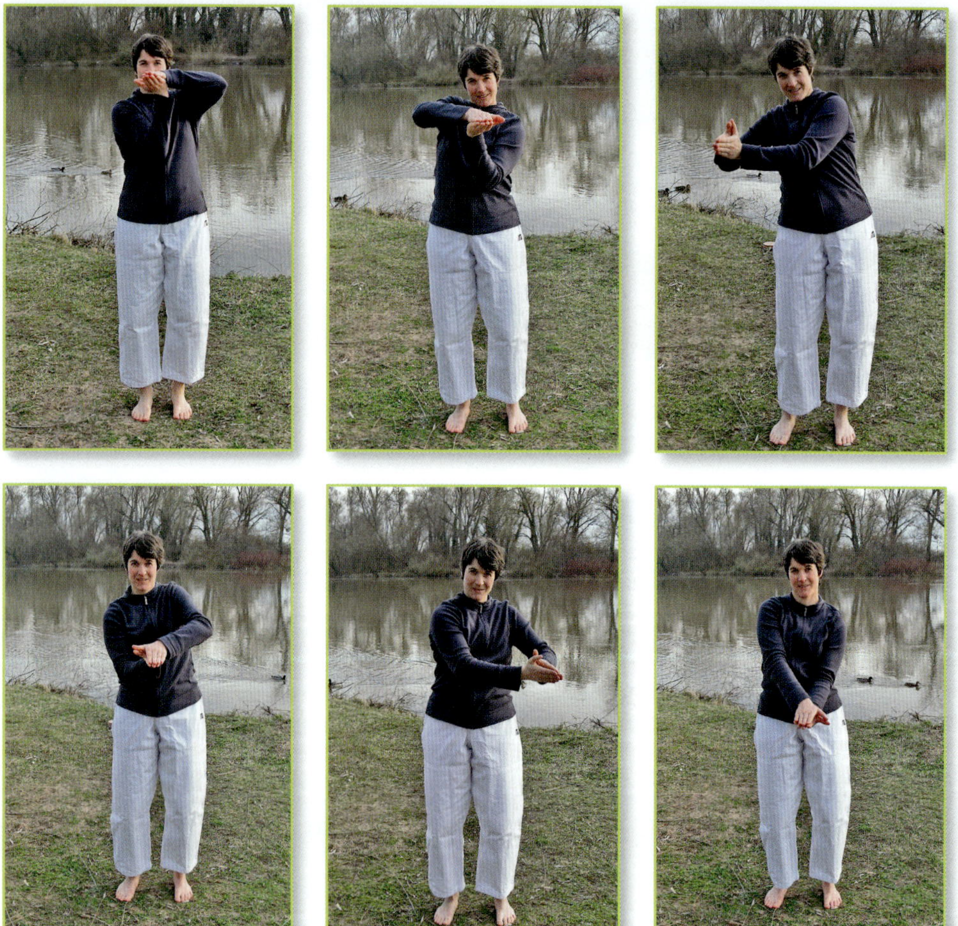

123 Qigong ist eine Meditations-, Konzentrations- und Bewegungsform zur Harmonisierung von Körper und Geist und zur Stabilisierung des Energiehaushaltes. Die Praxis des Qigong ist ein Teil der Traditionellen Chinesischen Medizin und soll die Lebensenergie stärken, das Leben verlängern und zu einer gesunden geistigen Verfassung verhelfen. (Quelle: Guorui (2000))

5.5.2 „Mit Verachtung hinter sich blicken“ oder „Auf Vergangenes zurückblicken“

Startposition im Stehen oder im Sitzen.

Mit dem Einatmen die Arme vor dem Körper etwas anheben.

Beim Ausatmen die Arme neben den Körper absenken, dabei den Kopf langsam zur Seite drehen und über die Schulter nach hinten schauen.

Die Drehbewegung muss im angenehmen, schmerzfreien Bereich durchgeführt werden.

Wirkung: Regulierung der Nackenmuskulatur, Verbesserung der Durchblutung des Gehirns, Abbau vegetativer Überreiztheit.

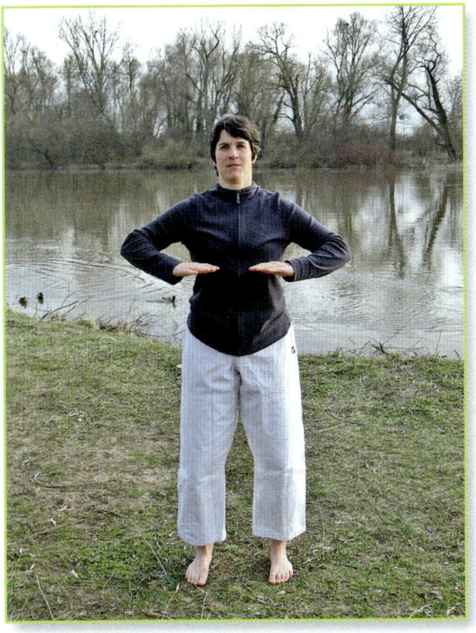

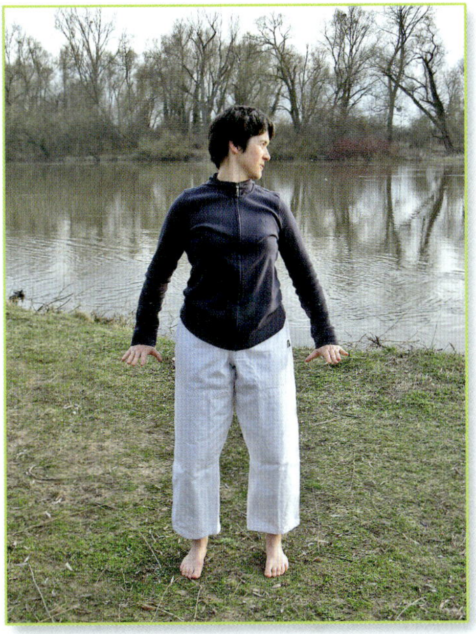

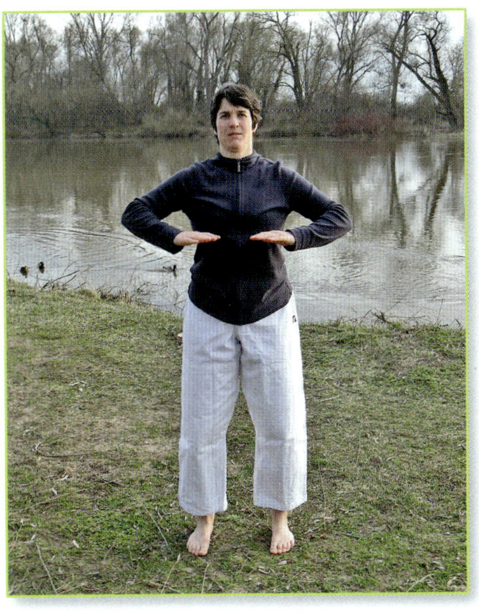

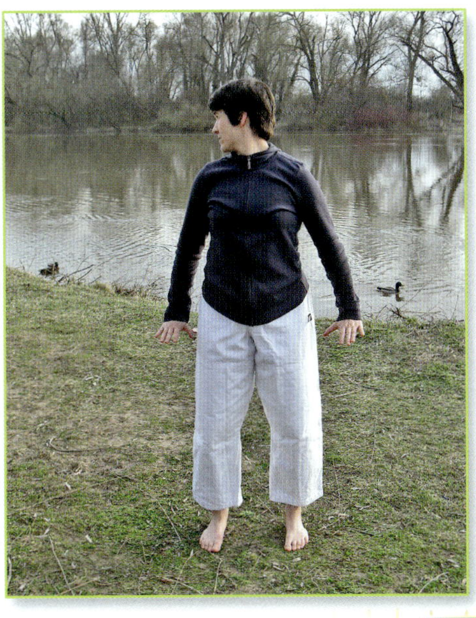

5.5.3 „Bogenschießen“ oder „Den Adler schießen“

Startposition: im Sitzen oder Stehen Füße breit stellen, Hände vor der Brust kreuzen, linke Hand ist innen.
Linke Hand zur Seite strecken und mit Zeige- und Mittelfinger ein V bilden,
gleichzeitig den Kopf nach links drehen und das V anvisieren. Der rechte Ellenbogen bleibt angewinkelt und wird etwas nach hinten gezogen. Spannung lösen und die Arme wieder vor der Brust kreuzen, so dass jetzt die rechte Hand innen ist.
Gleiche Übung nach rechts: Rechten Arm strecken, V bilden, Kopf drehen, Blick durch das V, linken Ellenbogen etwas nach hinten ziehen.
Wirkung: stärkt die Lunge und das Herz-Kreislaufsystem, kräftigt Brust, Arme und Schultern, steigert die Konzentration und wirkt gegen vegetative Störungen, nervöse Überreiztheit und Schlaflosigkeit.

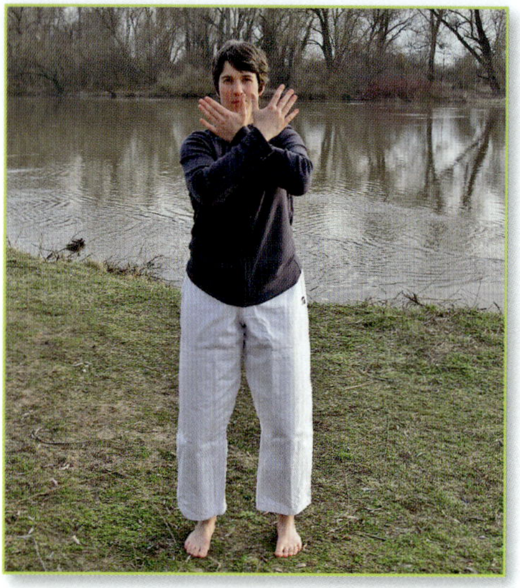
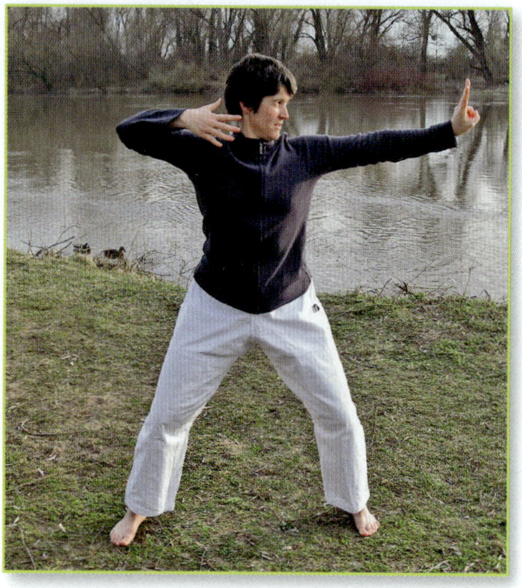
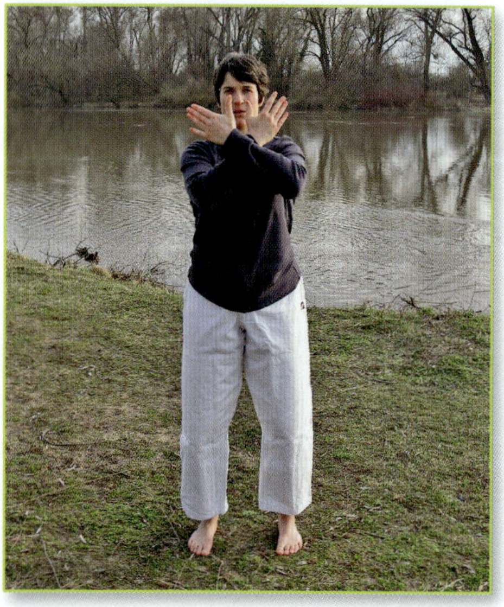
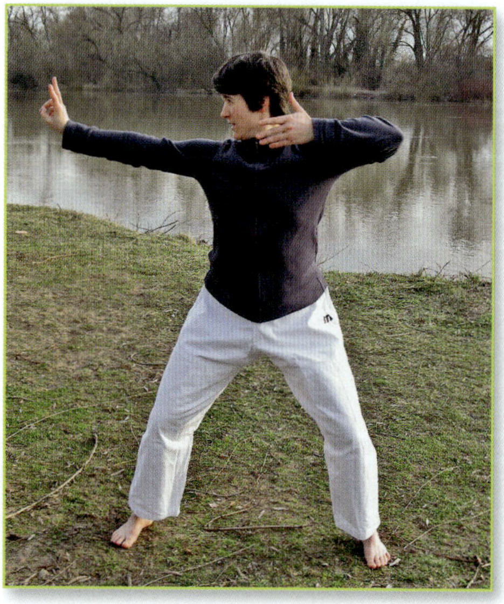

5.5.4 „Trage den Ball nach rechts und links."

Startposition im Sitzen oder Stehen, Füße geschlossen.
Es wird ein (gedachter) Ball vor dem Unterbauch gehalten (rechte Hand oben, linke Hand unten).
Rechte Hand nach unten neben die Hüfte führen, gleichzeitig langsamer Schritt mit dem linken Fuß nach vorne.
Linken Arm leicht strecken und den Ball Richtung linker Fuß halten.
Beide Hände drehen und wieder in die Ausgangsposition vor den Unterbauch bringen.
Der Ball fällt (gedanklich),
nun geht die linke Hand nach unten, dabei der rechte Fuß nach vorne,
dann die rechte Hand mit dem Ball nach vorne.
Hände wieder drehen, zur Mitte führen und die Übung fortführen.
Wirkung: Wirkt positiv auf die Verdauung und die Funktion der Beckenorgane.
Stärkt den Rücken und die Beine und verleiht tagsüber Frische und Wachheit sowie nachts erholsamen Schlaf.

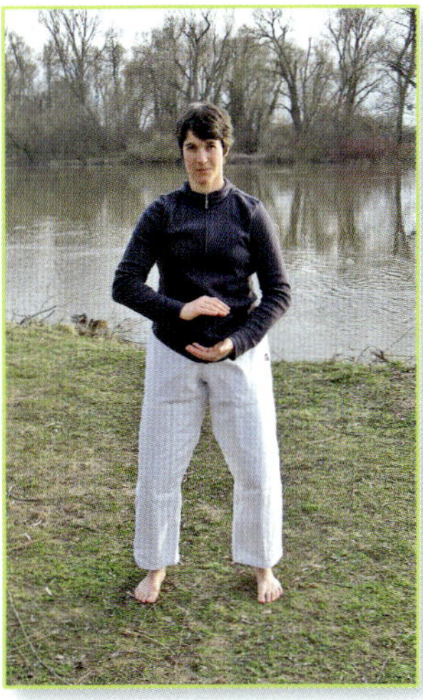
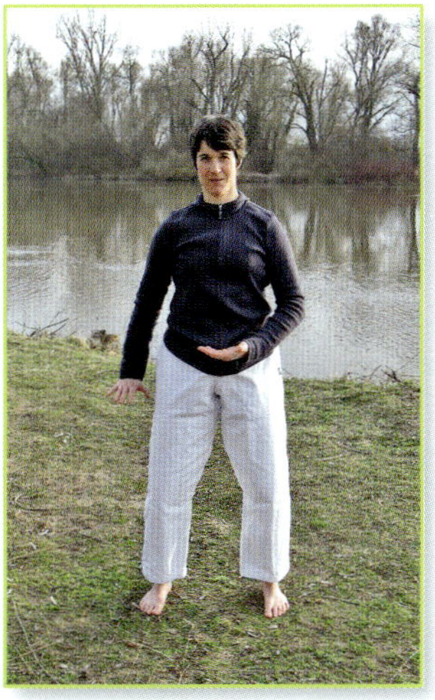
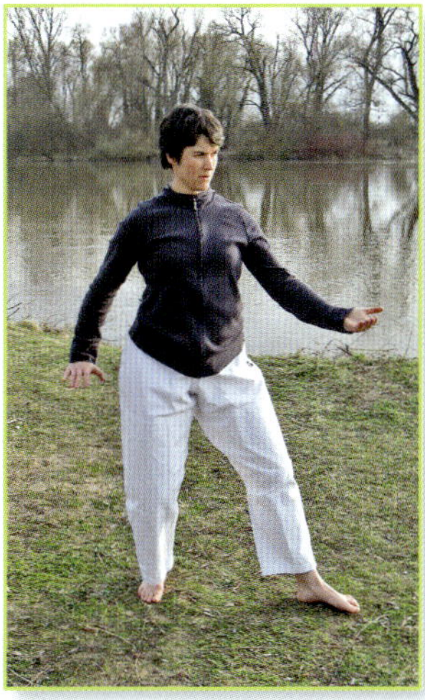
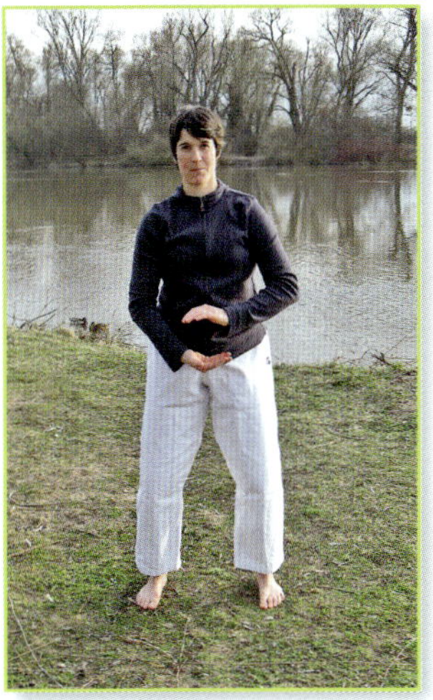
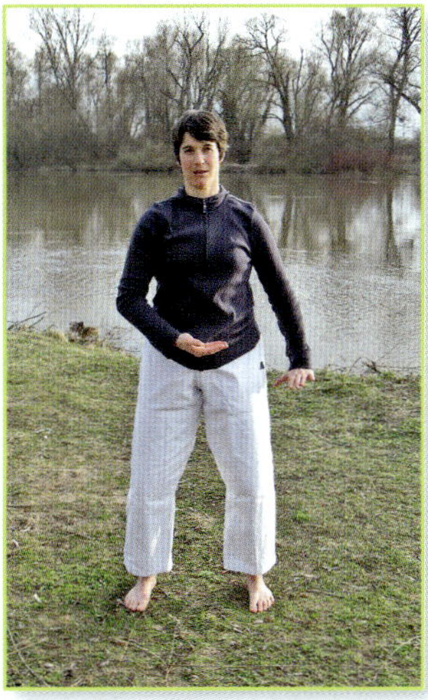
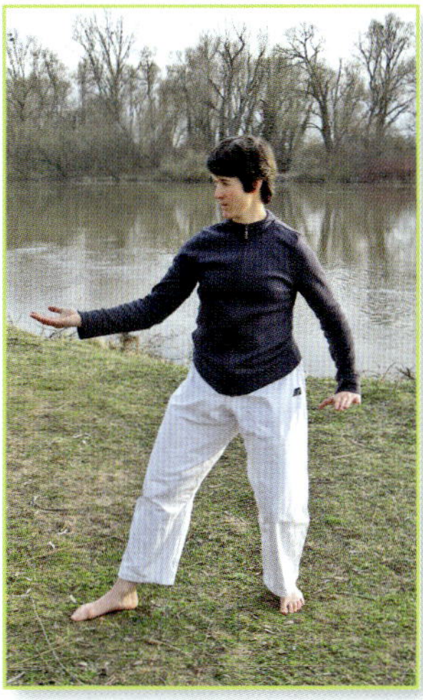

6 Dehnübungen

Zur allgemeinen Entspannung und um muskulären Dysbalancen[124] entgegenzuwirken, sollen die zur Verkürzung neigenden Muskelgruppen regelmäßig gedehnt werden. Insbesondere die Nacken- und Brustmuskulatur, die Rückenmuskulatur und die Muskulatur auf der Beinrückseite sind hier zu berücksichtigen.

Es bietet sich an, dabei jeweils die Muskelgruppen besonders zu beachten, die in der Übungseinheit aktiv waren.

Dehntechnik

Um den Muskel gezielt zu entspannen und Verletzungen vorzubeugen, sollten beim Dehnen folgende Regeln beachtet werden:

- Spürbar, aber schmerzfrei dehnen.
- Nicht ruckartig dehnen, Dehngefühl langsam aufbauen.
- Mindestens 10 Sekunden (3–4 Atemzüge halten) dehnen.
- Konzentriert dehnen, „in den Muskel hinein spüren". Als gedankliche Unterstützung sagt der Übungsleiter an, welche Muskelgruppe gerade gedehnt weren soll.
- Jede Übung 2-3-mal wiederholen.

6.1 Dehnung der Rückenmuskulatur (M. erector spinae)

Im Sitzen die Füße etwas mehr als hüftbreit aufstellen, den Oberkörper entspannt nach vorne hängen lassen und das Kinn leicht auf die Brust ziehen.

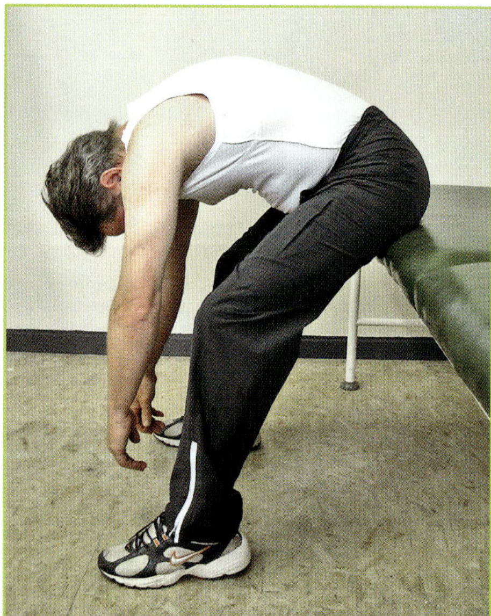

124 Muskuläre Dysbalance: Ungleichgewicht von Kraft- und Längenverhältnis innerhalb einer Bewegungsseinheit. Häufige Ursache ist eine Fehl- oder Überbelastung im Alltag.

6.2 Dehnung der Brustmuskulatur (M. pectoralis major)

Einseitige Ausführung: Der angewinkelte Arm wird beispielsweise an einem Türrahmen fixiert und die Schulter nach vorne geschoben.
Variante: Ellenbogen etwas höher bzw. etwas tiefer anlegen. Dadurch werden die unterschiedlichen Anteile der Brustmuskulatur angesprochen.

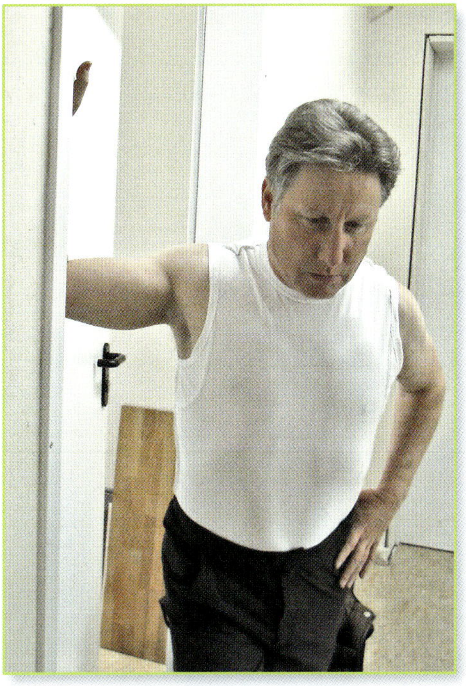

Beidseitige Ausführung: ein Seil oder ein Handtuch werden über Kopf gehalten und langsam hinter dem Kopf nach unten geführt. Die Daumen zeigen dabei nach innen, die Ellenbogen zeigen nach außen. Je enger gefasst wird, desto intensiver ist die Dehnung.

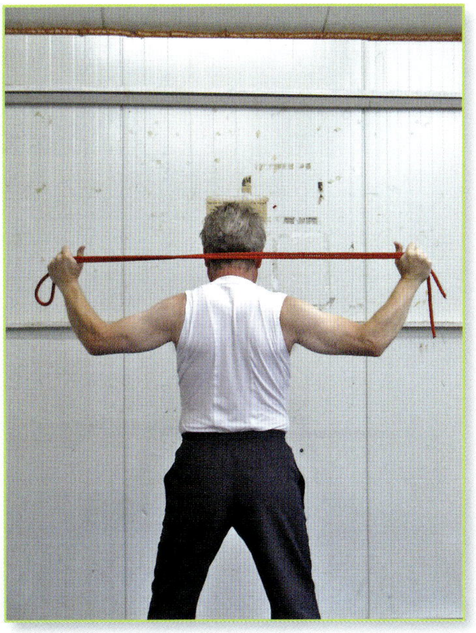

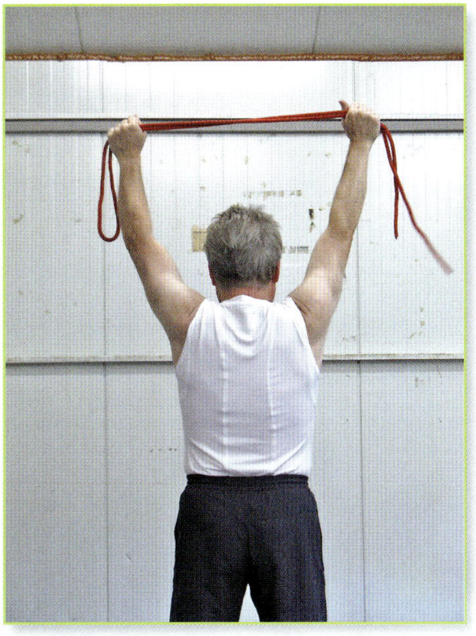

6.3 Dehnung der Schulter-Nacken-Muskulatur (M. levator scapulae, M. trapezius)

Den Kopf zur Seite neigen und gleichzeitig mit dem gegenseitigen Arm Richtung Boden ziehen. Diese Bewegung eventuell über einen leichten Zug am Kopf verstärken.
Variation: Zusätzlich leichte Drehung des Kopfs.
Achtung: Bei Schwindel oder Schmerzen die Übung abbrechen und Rücksprache mit dem Arzt halten!

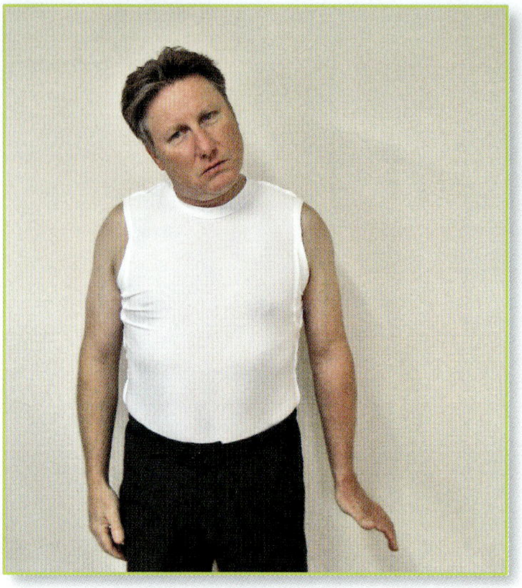

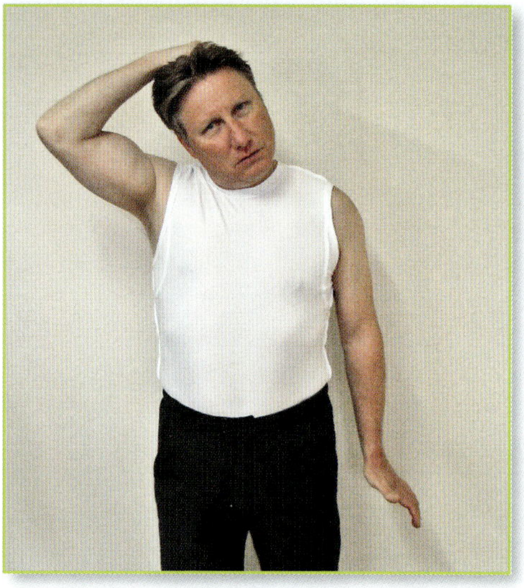

6.4 Dehnung der Hüftbeugemuskulatur (M. iliopsoas)

Im großen Ausfallschritt die Hüfte nach vorne schieben und den Oberkörper etwas zurücknehmen.

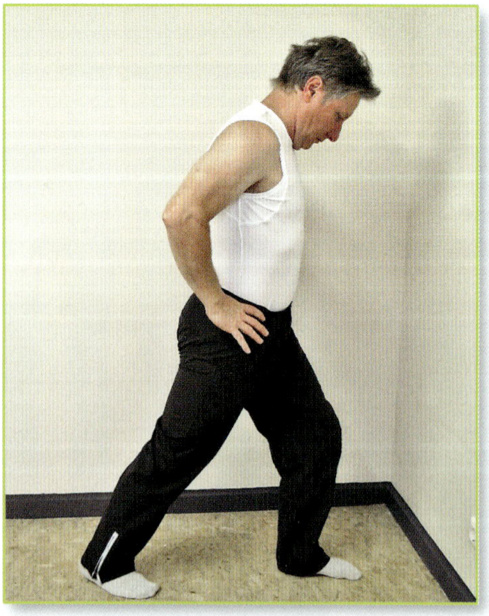

6.5 Dehnung der Oberschenkelvorderseite (M. quadriceps femoris)

Bei starker Bewegungseinschränkung gegebenenfalls am Hosenbein greifen bzw. ein Seil oder Handtuch als Hilfsmittel verwenden.
Die Übung ist auf gleiche Weise in Seitlage durchführbar.

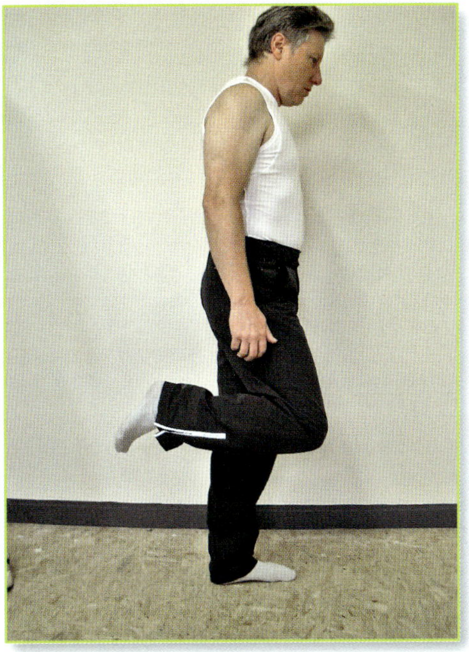

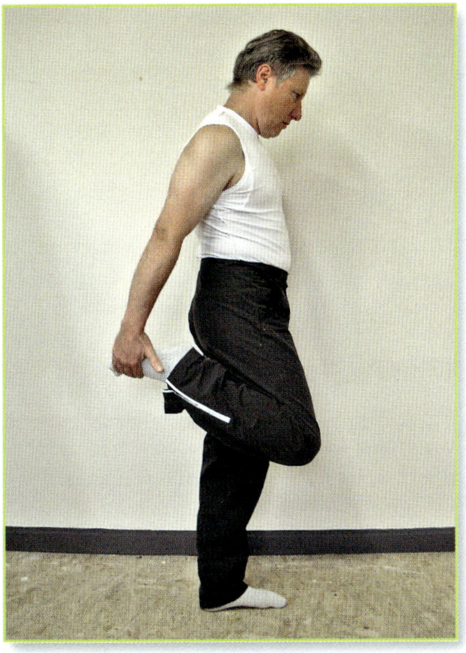

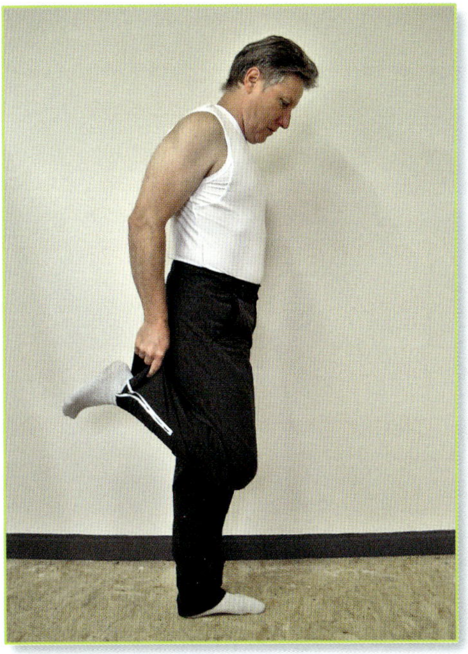

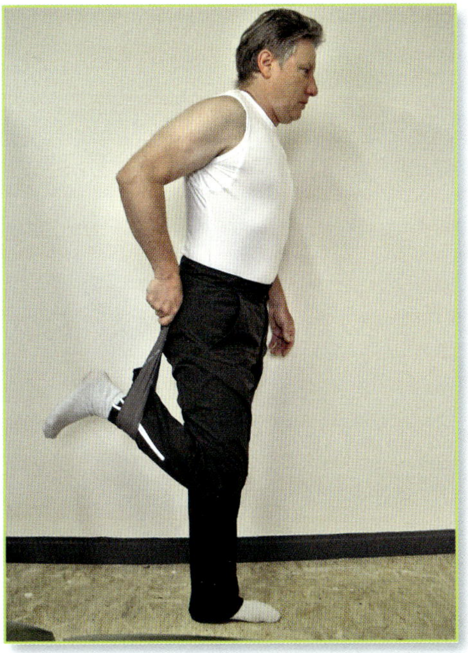

6.6 Dehnung der Oberschenkelrückseite (Ischiocrurale Muskulatur)

Variante 1 (im Stehen): Ein Bein auf eine kleine Stufe stellen, die Fußspitze heranziehen und den Oberkörper etwas nach vorne verlagern.

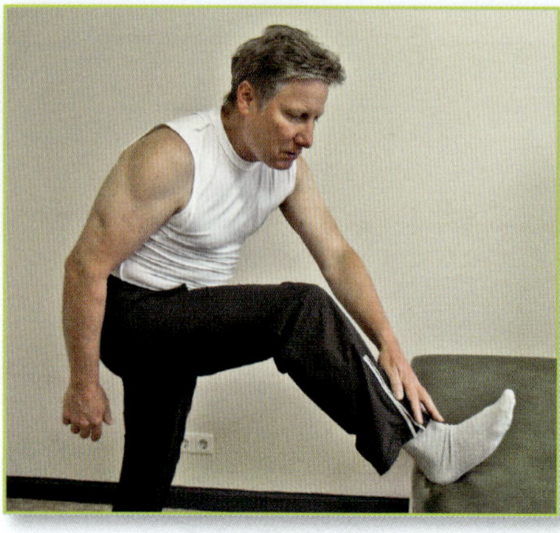

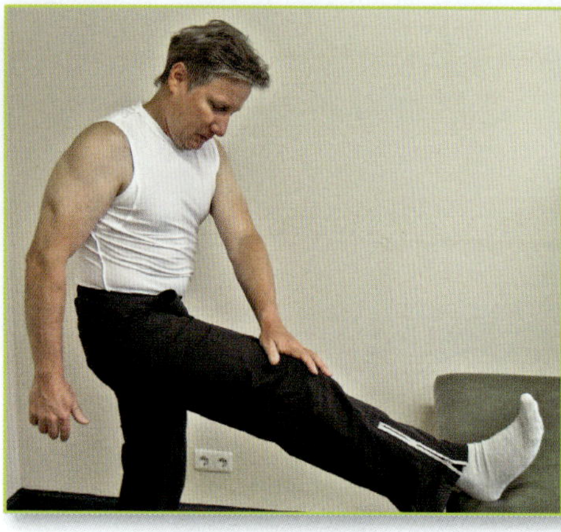

Variante 2 (im Sitzen): Ein Bein nach vorne ausstrecken, die Fußspitze heranziehen und den Oberkörper etwas nach vorne verlagern.
Variante 3 (in Rückenlage): Den Oberschenkel von hinten umfassen, Fußspitze heranziehen und das Bein so weit wie möglich strecken.
Bei starker Bewegungseinschränkung gegebenenfalls ein Seil oder Handtuch als Hilfsmittel verwenden.
Weitere Variationsmöglichkeit: Bei gebeugtem Knie wird die Dehnung mehr in den Bereich der Lendenwirbelsäule (Rückenstrecker) verlagert.

6.7 Dehnung der Wadenmuskulatur (M. triceps surae)

Im Ausfallschritt die hintere Ferse auf den Boden drücken.
Variante: Durch eine leichte Beugung im Kniegelenk verlagert sich die Dehnung mehr in den Bereich der Ferse (M. soleus).

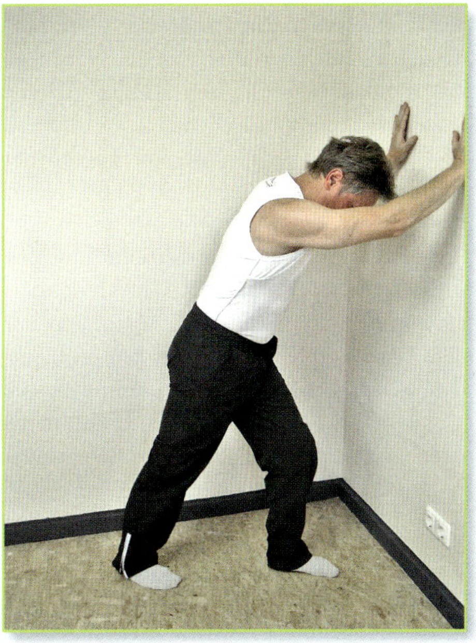

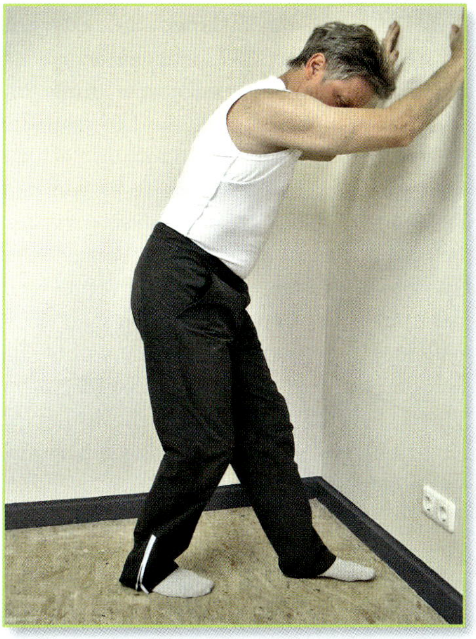

7 Wassergymnastik

Wassergymnastikübungen für Herzpatienten sollten so ausgewählt sein, dass die Vorteile des Aufenthalts im Wasser genutzt werden, ohne kardiale Überlastungen herbeizuführen. Für Gruppenteilnehmer, die zusätzlich an orthopädischen Erkrankungen leiden, ist die Entlastung der Gelenke eine große Erleichterung und ermöglicht ein fast schmerzfreies Üben, welches an Land kaum noch zu erreichen ist. Nicht selten heißt es von den Teilnehmern: *„Ja, das wäre schön, wenn immer alles so leicht ginge, wie im Wasser."* Der Entspannungseffekt durch die Wärme und der Auftrieb des Wassers kommen auch Herzpatienten zugute, sofern sie eine ausreichende Belastbarkeit mitbringen und keine Angst im Wasser haben. Um die kardiale Belastung gering zu halten, werden die Übungen langsam, wenn möglich im flachen Wasser, ausgeführt. Zur Intensitätssteigerung werden das Bewegungstempo und somit der Wasserwiderstand erhöht. Die Teilnehmer können die Übungen gegebenenfalls auch im schultertiefen Wasser ausführen. Durch diese Variationsmöglichkeiten kann auch in sehr inhomogenen Gruppen die Intensität individuell gesteuert werden.

7.1 Organisatorische Aspekte

In Schwimmbädern herrscht meistens eine schlechte Akustik. Außerdem können Teilnehmer, die Hörgeräte tragen, diese in der Wassergymnastik nicht verwenden. Um sich verständlich zu machen, sollte der Übungsleiter sehr deutlich sprechen, seine Erklärungen mit Handzeichen ergänzen und jede Übung für alle sichtbar vormachen.

Die Teilnehmer sind schon vor Beginn der Übungsstunde darüber zu informieren, dass sie sich im Falle von Unwohlsein oder Schwindelgefühl sehr frühzeitig melden müssen, da sie im Wasser sonst besonders gefährdet sind. Auch beim Aussteigen aus dem Wasser treten häufig Kreislaufprobleme auf[125]. Die Teilnehmer sollten darum langsam aus dem Becken aussteigen, sich festhalten oder sich gegebenenfalls vom Übungsleiter begleiten lassen. Badeschuhe helfen außerdem, die Gefahr des Ausrutschens auf dem nassen Boden zu minimieren.

125 Im Wasser wirkt auf Körper und Gefäße der Druck des Wassers. Lässt dieser Druck plötzlich nach, kann es zum Versacken des Blutes in die Beine kommen.

7.2 Übungsbeispiele

Als weiterführende Literatur ist zu empfehlen:
Bleul-Gohlke, C.: Wassergymnastik, 4. Auflage. Reihe Praxisbücher Sport. Wiebelsheim: Limpert Verlag 2009

7.2.1 Übungen ohne Geräte

Übungen zur Mobilisation der Beine

Unsichere Teilnehmer können sich bei den Übungen am Beckenrand festhalten.
Gehen im Wasser, dabei
Knie heben,
anfersen,
mit großen Schritten gehen,
rückwärts gehen,
die Arme miteinsetzen: Armbewegung wie Kraulschwimmen

Im Stehen: Mit einem Bein Fahrradfahren oder ein Bein seitlich abspreizen.

Übungen zur Mobilisation des Oberkörpers

Unsichere Teilnehmer können sich bei den Übungen am Beckenrand anlehnen:
Schulterkreisen.
Nach vorne boxen.
Die Arme neben dem Körper auf und ab bewegen (parallel oder gegengleich).
Die Arme vor dem Körper öffnen und schließen, „jemanden umarmen".

7.2.2 Übungen mit dem Stab

Den Stab um den Körper herum geben.
Den Stab abwechselnd unter dem rechten und linken Bein hindurch geben,
Paddelbewegung mit dem Stab.
Variante für stärkere Teilnehmer: Zusätzlich auf der Stelle laufen.
Den Stab senkrecht halten, im Wasser kreisförmig „rühren" (einhändig oder beidhändig),
Stab waagrecht halten, im Wasser kreisen (einhändig oder beidhändig).
Mit dem Stab zum gegenüberliegenden Knie ziehen.

7.2.3 Übungen mit der Poolnudel

Auf dem Wasser kreisen (einhändig oder beidhändig).
Die Nudel unter Wasser drücken (einhändig oder beidhändig).
Auf der Nudel in Bauchlage, Rücklage oder im Sitzen das Gleichgewicht halten.
Partnerweise:
Schieben und Ziehen (für stärkere Teilnehmer: Zusätzlich Wechselsprünge).
Nach innen und außen ziehen (für stärkere Teilnehmer: zusätzlich Grätschsprünge).
Hinweis: Für schwächere Teilnehmer eignen sich halbierte Poolnudeln, da sie weniger Auftrieb haben.

7.2.4 Übungen mit dem Schwimmbrett

Das Brett auf der Wasseroberfläche vor- und zurückbewegen.
Leichte Variante: liegendes Brett.
Schwere Variante: stehendes Brett.

8 Stundenbilder

8.1 Kennenlernspiele

8.1.1 Balltrio

Material: 3 Bälle in unterschiedlichen Farben (am besten langsame weiche Bälle)
Dauer: ca. 20 Minuten
ASTE: Alle TN sitzen oder stehen im Innenstirnkreis.

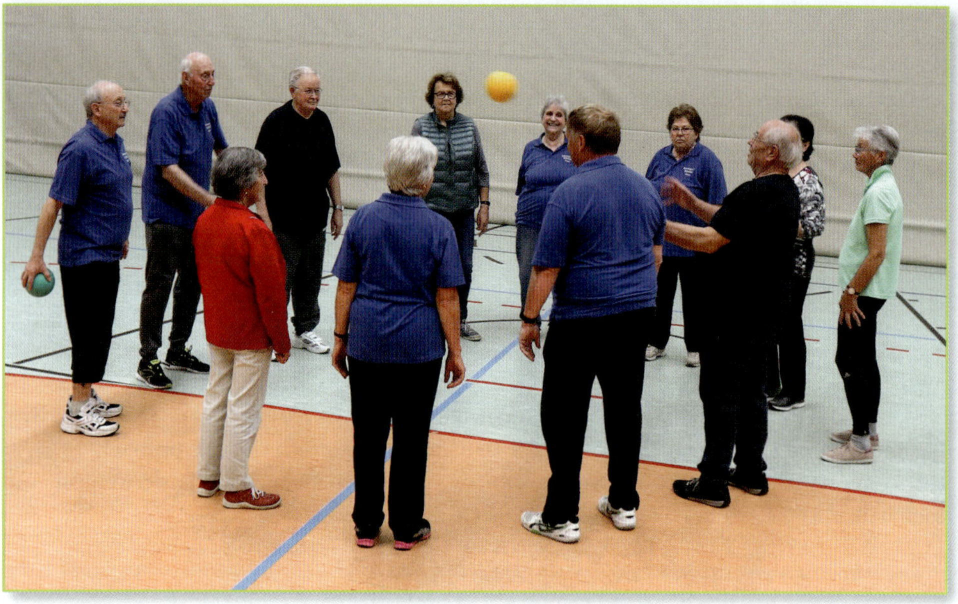

Das Spiel bietet sich an, um neue Teilnehmer in die Gruppe zu integrieren. Vorher sollte geklärt werden, ob die Ansprache beim Vornamen ohne Probleme möglich ist.
Der Übungsleiter gibt den ersten Ball (gelb) mit folgendem Auftrag in die Runde:

- Den gelben Ball von Teilnehmer zu Teilnehmer weiterwerfen.
- Dabei nennt der werfende Teilnehmer seinen eigenen Vornamen.
- Der Fänger nennt dem nächsten Teilnehmer als Werfender wieder seinen Vornamen.
- Das Spiel geht solange weiter, bis jeder Mitspieler mindestens 2–3-mal den Ball erhalten und weitergeworfen habt.
- Ziel ist es, sich die Namen zu merken!
- Der Übungsleiter tauscht nun den gelben Ball gegen einen grünen Ball aus.
- Nun beginnt das gleiche Procedere:
- Der grüne Ball wird von Teilnehmer zu Teilnehmer geworfen.
- Der werfende Teilnehmer nennt den Namen des Teilnehmers, welcher den Ball fangen soll.

Es wird solange weitergeworfen, bis den TN die Namen der Partner relativ geläufig geworden sind. Nach kurzer Unterbrechung und zur Steigerung der Aufmerksamkeit übergibt der Gruppenleiter den bereits bekannten gelben Ball zusätzlich ins Spiel. Nun hat die Gruppe zwei Aufgaben:

- Gelben Ball weiterwerfen zu einem der Mitspieler und den eigenen Namen nennen.
- Grünen Ball weiterwerfen zu einem der Mitspieler und den Namen des jeweiligen Zielpartners nennen.

Nach einer Weile wird der Spielverlauf unterbrochen. Der Spielleiter nimmt die beiden Bälle wieder an sich. Nun wird ein Ball mit der Farbe „rot" ins Spiel gebracht. Der rote Ball wird zu einem beliebigen Partner geworfen, welcher die Aufgabe bekommt, diesen an einen bestimmten Partner weiter zu werfen (Auftragsball). Diese Aufgabe muss sehr genau erklärt werden, damit der Ablauf von jedem verstanden wird. Die Geschwindigkeit der Steigerung ist immer abhängig von der Aufnahmemöglichkeit der gesamten Gruppe. Sobald dieser Ablauf einigermaßen funktioniert, können als zusätzliche Steigerung der gelbe oder der grüne Ball, bzw. beide Bälle, mit ihren bereits bekannten jeweiligen Aufträgen zusätzlich ins Spiel gegeben werden. Der Übungsleiter muss jederzeit abwägen und steuern können, wie intensiv die Steigerung stattfinden soll. Es ist IMMER darauf zu achten, dass keine körperliche und koordinative Überforderung stattfindet und immer in der methodischen Reihenfolge gearbeitet wird.

8.1.2 Teamwork

Material: 4–6 Bälle
Dauer ca. 15–20 Minuten
ASTE: 2–3 Gruppen zu je 5–6 Teilnehmern stehen im Kreis.
Ziel und Zweck: Konzentration, Namensgedächtnis auffrischen, Regeln befolgen, andere respektvoll behandeln. Die TN stehen im Kreis. Ein Ball wird nach oben geworfen und der Name der Person, die den Ball auffangen soll, wird genannt. Nur wenn der Name laut gerufen und Augenkontakt zur Person aufgebaut wird, darf der Ball geworfen werden. Die genannte Person muss nun den Ball auffangen, bevor er auf dem Boden aufkommt.
Steigerungsmöglichkeiten:

- Zweiter Ball.
- Die Gruppen mischen sich (stehen abwechselnd im Kreis) und spielen gleichzeitig im gleichen Kreis.
- Der Kreis löst sich auf und die Teilnehmer bewegen sich durch den Raum. Hier kann der Gruppenleiter je nach Möglichkeiten der Teilnehmer die Aufgabe steigern oder erleichtern!

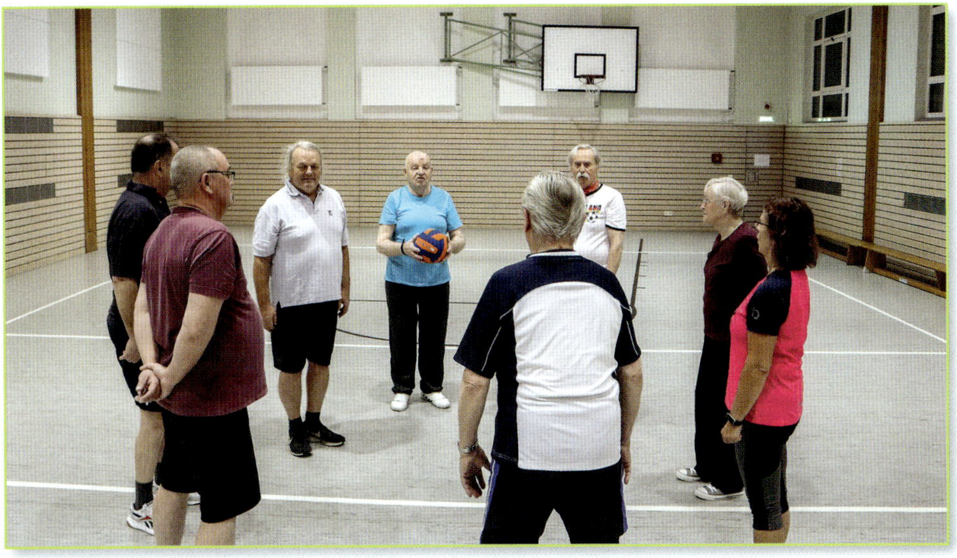

8.2 Übungen auf dem Hocker mit Stoffwechselgymnastik mit Tanz durch die Welt

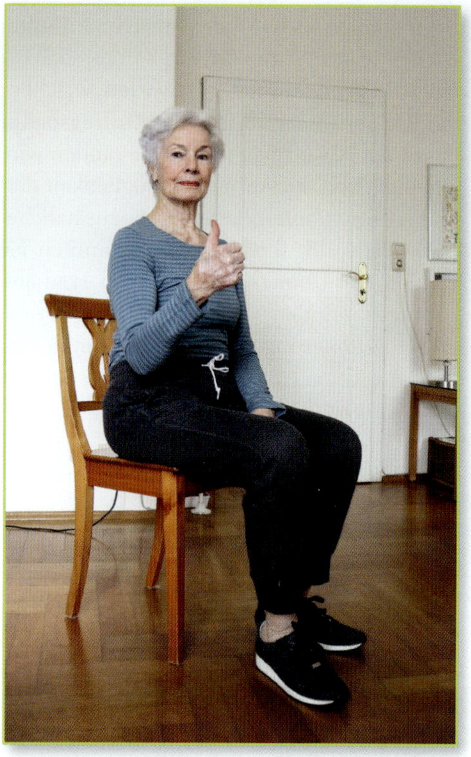

Bewegungsserien mit rhythmischen Bewegungen der Hände/Arme und der Füße/Beine mit dazwischengeschalteten Tiefatemzügen
Material: Pro TN ein Hocker oder eine mit Steppern erhöhte Sitzbank (Gymnastikbank)
Hilfsmittel: Jegliche 100–120 Beats-Musik, (Polka sehr gut geeignet!)
Dauer: ca. 45 Minuten

Hinweise zur praktischen Umsetzung für zu Hause: Die folgenden Übungen können 1:1 zu Hause auf einer geeigneten Sitzmöglichkeit nachvollzogen werden!

Aufwärmphase und Hauptteil: Gehen nahtlos ineinander über.
Anteile des folgenden Programmes eignen sich als allgemeine Aufwärmübungen und können für andere Übungsstunden übernommen werden.

8.2.1 Aufwärmphase/Hauptteil

Alle TN sitzen auf einem Hocker im Kreis oder auf erhöhten Gymnastikbänken frontal zu den Übungsleitern.
Gemeinsames Erarbeiten der richtigen, optimalen Sitzposition auf der Sitzgelegenheit. Durchbewegen aller Extremitäten und Gelenke.

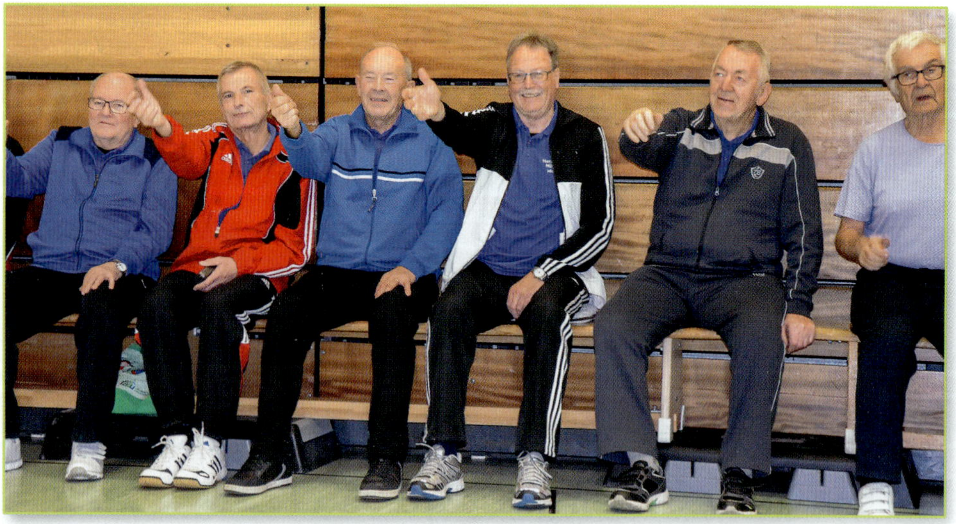

Füße/Beine:
- Zehen krallen und wieder strecken,
- Zehen spreizen und wieder locker lassen,
- Fersen aufstellen und Vorfuß heben und senken, einzeln, gemeinsam und im Wechsel,
- Fersen aufstellen und Fußinnenseite heben und senken, einzeln, gemeinsam und im Wechsel,
- Fersen aufstellen und Fußaußenseite heben und senken, einzeln, gemeinsam und im Wechsel,
- Füße auf Spitzen aufstellen und wieder auf der Ferse abstellen, einzeln, gemeinsam und im Wechsel,
- Fuß steht auf dem Boden, Fuß nach rechts und nach links drehen, einzeln, gemeinsam und im Wechsel,
- Ferse nach vorne mit gestrecktem Knie aufsetzen, Fuß zurück nach hinten nehmen, Knie beugen und Fußspitze aufsetzen, einzeln und im Wechsel,
- Fußaußenseite auf den Boden legen und danach die Fußinnenseite auf den Boden legen, links und rechts,
- Kombination aller vier zuletzt genannten Bewegungen (Ferse, Spitze, innen, außen...),
- Knie und Fuß anheben und wieder absetzen, einzeln und im Wechsel,
- Knie und Fuß anheben und wieder absetzen, einzeln und im Wechsel, dabei die Füße immer weiter nach außen wandern lassen und wieder retour.
- Fußspitze aufstellen und Ferse nach innen und außen drehen.

Wichtig: Zwischen den Übungen regelmäßige tiefe Atemübungen einbauen!

Hände/Arme:
- Finger krallen und wieder strecken,
- Faust schließen und Finger wieder strecken,
- geschlossene Faust rotieren – beide Richtungen,
- Unterarme beugen und strecken. Beim Beugen Faustschluss, beim Strecken Finger/Hand öffnen.
- Den gebeugten Arm seitwärts abspreizen und wieder heranführen – Seitenwechsel,
- beide gebeugten Arme seitwärts abspreizen und wieder heranführen – im Wechsel,
- Handflächen der rechten/linken Hand in den Nacken legen im Wechsel,
- beide Handflächen in den Nacken legen,
- Handrücken der rechten/linken Hand in den unteren Rücken legen im Wechsel,
- beide Handrücken im Wechsel,
- eine Hand im Nacken, eine Hand am unteren Rücken – im Wechsel,
- beide Hände im Nacken, im Wechsel beide Hände am unteren Rücken.

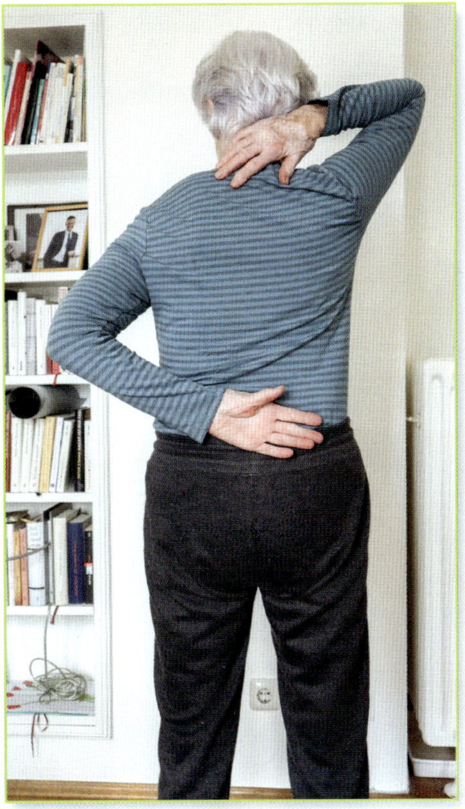

Wichtig: Zwischen den Übungen regelmäßige tiefe Atemübungen einbauen!

Kombinationen:
- Linke Ferse aufstellen und Vorfuß heben und senken – gleichzeitig rechte Faust schließen und öffnen,
- rechte Ferse aufstellen und Vorfuß heben und senken – gleichzeitig linke Faust schließen und öffnen,
- linke Ferse aufstellen und Vorfuß heben und senken – gleichzeitig linke Faust schließen und öffnen,
- linken Fuß auf die Spitze aufstellen und wieder auf der Ferse abstellen – gleichzeitig rechten Ellbogen beugen und strecken,
- rechten Fuß auf die Spitze aufstellen und wieder auf der Ferse abstellen – gleichzeitig linken Ellbogen beugen und strecken,
- beide Fersen im Wechsel heben und senken – gleichzeitig rechte Faust schließen und öffnen,
- beide Fersen gleichzeitig heben und senken – gleichzeitig linke Faust schließen und öffnen,
- beide Fäuste im Wechsel öffnen und schließen – gleichzeitig rechte Faust schließen und öffnen.
- beide Fäuste im Wechsel öffnen und schließen – gleichzeitig linke Faust schließen und öffnen,
- beide Spitzen im Wechsel heben und senken – gleichzeitig beide Fäuste schließen und öffnen,
- beide Spitzen gleichzeitig heben und senken – gleichzeitig beide Fäuste im Wechsel schließen und öffnen.

Wichtig: Zwischen den Übungen regelmäßige tiefe Atemübungen einbauen!

8.2.2 Ausklang: Abschlussspiel 1–2–3

Material: Pro TN ein Hocker oder eine mit Steppern erhöhte Sitzbank (Gymnastikbank)
Dauer: ca. 15 Minuten
ASTE: Die TN sitzen oder stehen sich paarweise gegenüber.

Durchführung:
- Zwei Partner stehen/sitzen sich gegenüber!
- *Sie zählen im Wechsel 1–2–3–1–2–3, usw.*
- Sobald dieses funktioniert, folgt die erste Veränderung:
- *1 wird ersetzt durch Klatschen!*
- Sobald dieses funktioniert, folgt die zweite Veränderung:
- *2 wird ersetzt durch Stampfen!*
- Sobald dieses funktioniert, folgt die zweite Veränderung:
- *3 wird ersetzt durch Pfeifen! (Wer nicht pfeifen kann, ruft Pfiff oder Pfeife.)*

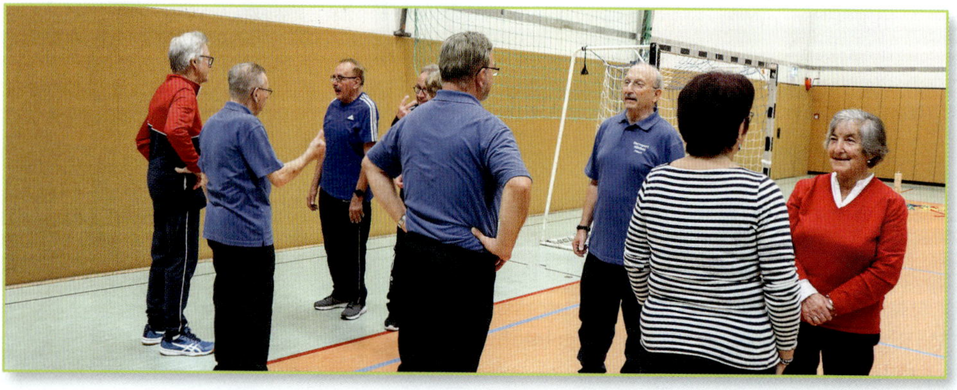

8.3 Übungen ohne Geräte in Bildern, um Körperhaltung, Rücken und Augen zu trainieren

Dauer: ca. 35–40 Minuten
Material: evtl. Klebeband
ASTE: Teilnehmer stehen frontal zum Übungsleiter.
Aufwärmphase und Hauptteil: Gehen nahtlos ineinander über.
Hinweise zur praktischen Umsetzung für zu Hause:
Die folgenden Übungen 1–11 können 1:1 zu Hause nachvollzogen werden!

8.3.1 Schwimmen auf dem Trockenen

Durchführung:
- Handflächen in Brusthöhe aneinander legen!
- Mit den Armen soll nun die (Brust-) Schwimmbewegung von unten nach oben durchgeführt werden.
- Bei der Streckung der Arme heben die TN nun die Fersen vom Boden ab.
- Arme nach außen in die U–Haltung führen
- Die Schultern und Ellenbogen bilden jetzt einen rechten Winkel.
- Die Ellenbogen nähern sich nun dem Oberkörper an (W-Stellung der Arme), sie führen die Hände wieder zusammen.
- Dabei gehen die TN leicht in die Kniebeuge.

Wirkung, Ziel:
- Aufrichtung der Brustwirbelsäule
- Entwickelt Gleichgewicht und Koordinationsfähigkeit.
- Ganzkörperaktivierung

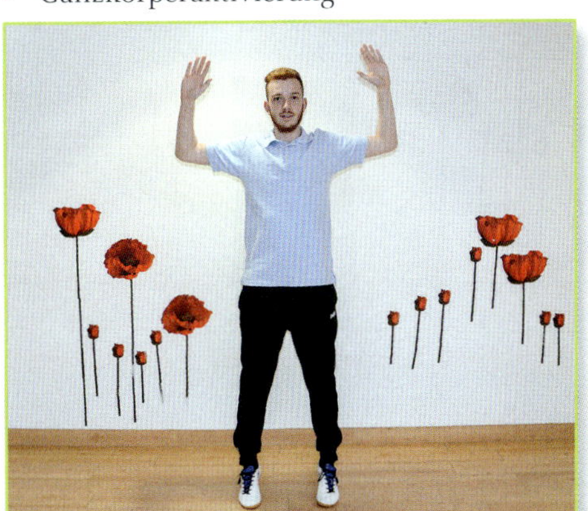

8.3.2 Skilanglangläufer/Nordic Walker

Durchführung:
- Rechten Finger/Arm nach vorn oben strecken.
- Gleichzeitig linken Fuß/Bein nach hinten strecken und eine diagonale Körperspannung im Körper aufbauen.
- Entspannen und gleichzeitig die entgegengesetzte Diagonale (linker Arm, rechtes Bein) aktivieren.
- Dadurch entstehen rhythmische, wechselnde Bewegungen, welche der Skilanglaufbewegung ähneln.

Wirkung, Ziel:
- Aktivierung der langen Rückenstrecker, Bein- und Gesäßmuskeln
- Wohltuende Ganzkörperaufrichtung
- Positiver Atemimpuls mit verbesserter Atemtiefe

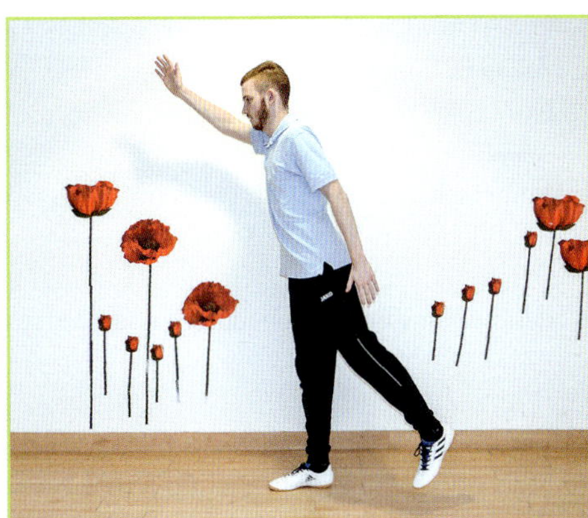

8.3.3 Marionettentanz

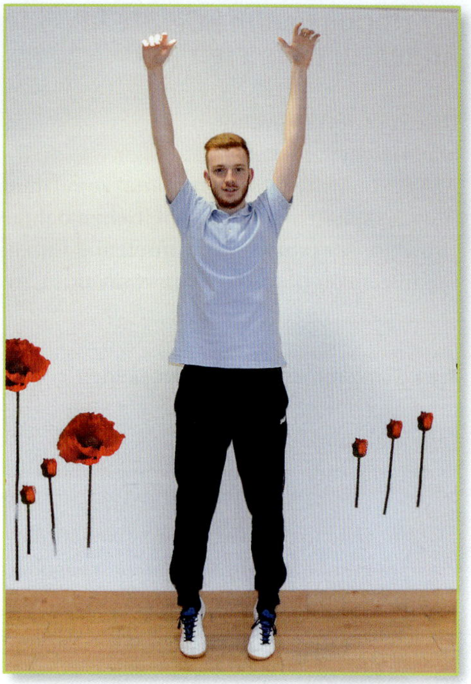

Durchführung:
- Das Körpergewicht auf den Vorfuß verlagern und die Fersen anheben.
- Beide Arme nach oben strecken, als ob Sie an Fäden hingen.
- Jetzt werden die gestreckten Arme aus den Schultern heraus bewegt, gegenläufig nach vorn, zurück und nach außen.
- Nun lassen Sie nach und nach locker.
- Zuerst die Füße, rechte Hand, linke Hand, rechter Ellenbogen, linker Ellenbogen,
- Rechter Arm und linker Arm.
- Abschließend können Sie den gesamten Körper ausschütteln und sich „hängenlassen".
- Mehrfach wiederholen.

Wirkung, Ziel:
- Aktiviert Rückenmuskulatur
- Aktiviert Bein- und Fußmuskulatur
- Lockert beanspruchte Muskelgruppen

8.3.4 Arm- und Kopfdreher

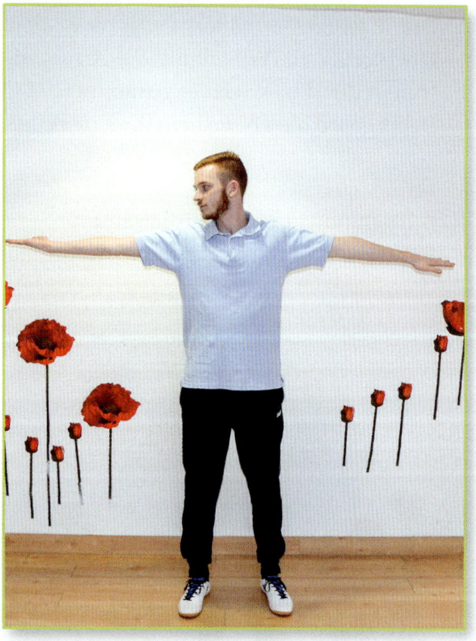

Durchführung:
- Die Arme in Verlängerung zu den Schultern in die Waagerechte anheben.
- Die linke Hand zeigt mit der Handinnenfläche zum Boden und die rechte Hand mit der Handinnenfläche nach oben.
- Der Kopf schaut über die Schulter zu der rechten Seite, in der die Handinnenfläche nach oben zeigt.
- Sobald der Kopf die Bewegungsrichtung ändert und nach links rotiert, werden die Arme in den Schultern gedreht.
- Nun zeigt die linke Handinnenfläche nach oben und die rechte zum Boden.
- Mehrfach, sachte und sorgsam, langsam die Blickrichtung wechseln.
- Der Kopf schaut immer in die Richtung, in der die Handinnenflächen nach oben weisen.

Wirkung, Ziel:
- Verbessert die Beweglichkeit der HWS
- Mehrdurchblutung im Schulter- und Nackenbereich
- Beugt Nackenschmerzen vor

8.3.5 Aufgespannt zwischen Himmel und Erde

Durchführung:
- Einen Arm nach oben strecken.
- Die Handinnenfläche zeigt zur Decke und die Fingerspitzen zeigen nach außen.
- Den anderen Arm streckst du gleichzeitig nach unten, die Handinnenfläche zeigt zum Boden, die Fingerspitzen nach außen.
- Langsam die Spannung in den Handflächen aufbauen, als ob man sich oben und unten abstützt.
- Es entsteht eine Diagonalspannung im gesamten Oberkörper.
- Einen Augenblick in dieser Anspannung verbleiben und dann langsam die Seiten wechseln.
- Dabei die Atembewegung beobachten.

Wirkung, Ziel:
- Aktivierende Ganzkörperstreckung
- Vertiefte und entspannte Atmung
- Entspannt den Schulterbereich

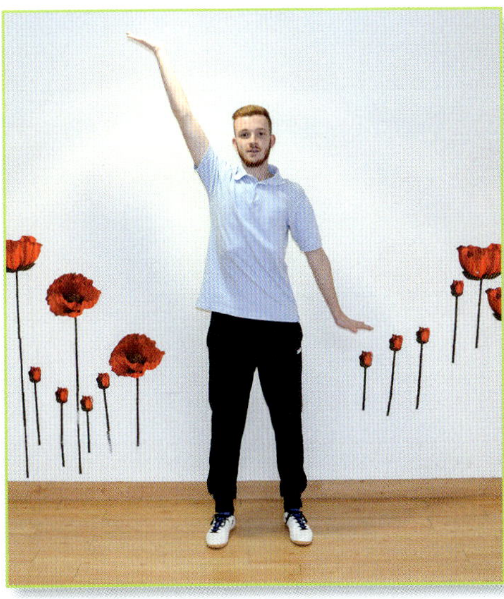

8.3.6. Liegende Acht

Durchführung:
- Die TN stehen in schulterbreitem Stand, schauen auf die gegenüberliegende Wand und stellen sich dort eine liegende Acht vor.
- Den linken/rechten Arm nach vorne strecken und das linke/rechte Ohr auf die linke/rechte Schulter legen.
- Mit dem ausgestreckten Daumen/Zeigefinger die Acht nachzeichnen, dabei den Oberkörper mitbewegen.
- Dabei tief durchatmen und den Blick über die Hand richten.
- Dreimal wiederholen und dann den Arm wechseln.
- Die Intensität und das Tempo sollen selbst bestimmt werden!
- Beachte: Arme und Oberkörper nicht verkrampfen.

Variationen:
- Nur ein Auge ist geöffnet.
- Beide Augen sind geschlossen.

Wirkung, Ziel:
- Entspannung der Augenmuskeln
- Lockern und Entspannung des Nackens
- Lindert Kopfschmerzen.
- Verbessert die Hörfähigkeit und das Sehen.

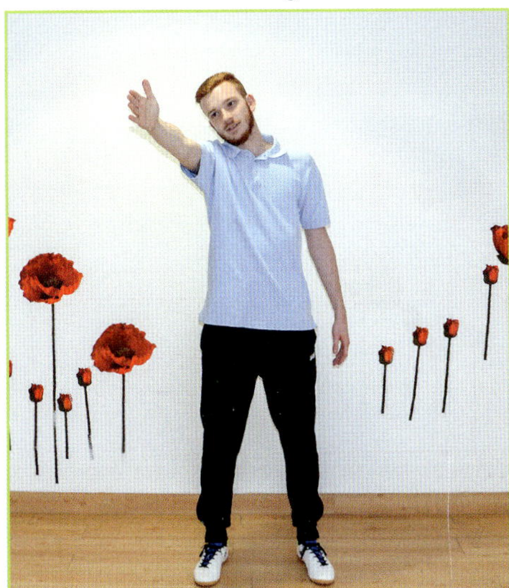

8.3.7 Herr Lehrer: Ich weiß was!

Durchführung:
- Den rechten Arm senkrecht nach oben strecken.
- Die linke Hand fixiert den rechten Arm oberhalb der rechten Schulter.
- Möglichst die linke Hand hinter dem Kopf zum Arm führen!
- Falls diese Bewegung nicht möglich ist, Fixierung auch vor dem Kopf möglich!
- Langsam durch den Mund ausatmen und den rechten Arm circa 8 Sekunden gegen die linke Hand nach vorn drücken.
- Den Druck nachlassen und einatmen.
- Weitermachen, indem man mit der linken Hand bei der Ausatmung in die drei anderen Richtungen drückt:
  - zum Ohr hin,
  - seitlich nach außen,
  - nach hinten.
  - Wechsel der Arme.

Wirkung, Ziel:
- Dehnt die Schulter- und Brustkorbmuskulatur,
- entspannt und koordiniert die Schulter- und Armmuskulatur und
- macht den Kopf frei.

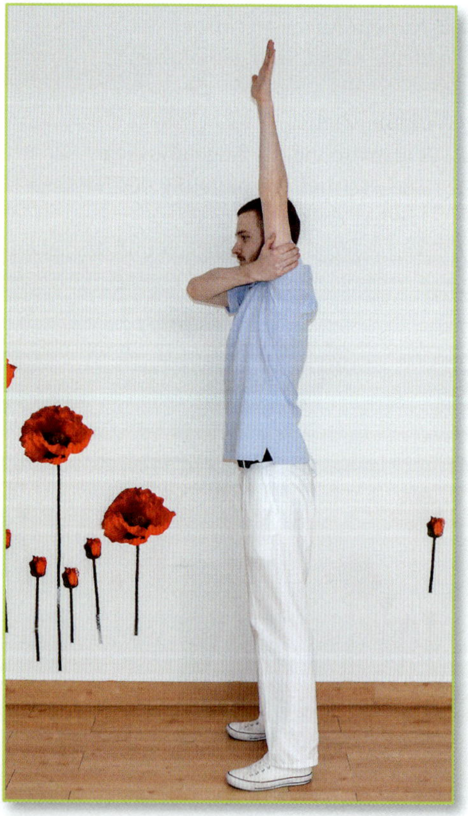

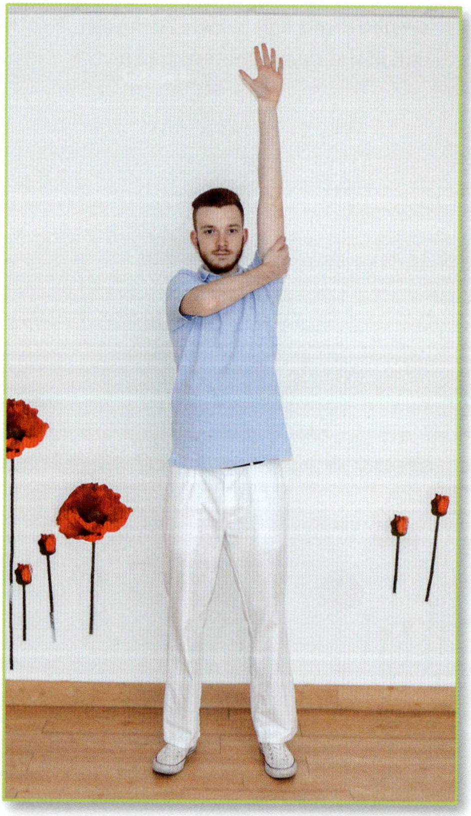

8.3.8. Zeig deine Medaille

Durchführung:
- Im Sitzen oder Stehen die Arme angewinkelt anheben.
- Den Oberkörper aufrichten und die Schulterblätter langsam soweit nach hinten ziehen, bis Sie die Anspannung spüren!
- Nach 5 Sekunden die Spannung wieder langsam lösen und dabei kräftig atmen.
- Gedanklich seine Medaille zeigen.

Wirkung, Ziel:
- Gezielte Aufrichtung der Brustwirbelsäule
- Verbesserung der Körperhaltung

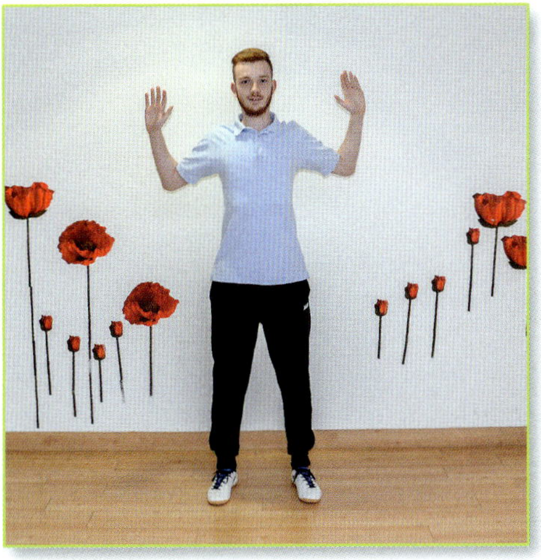

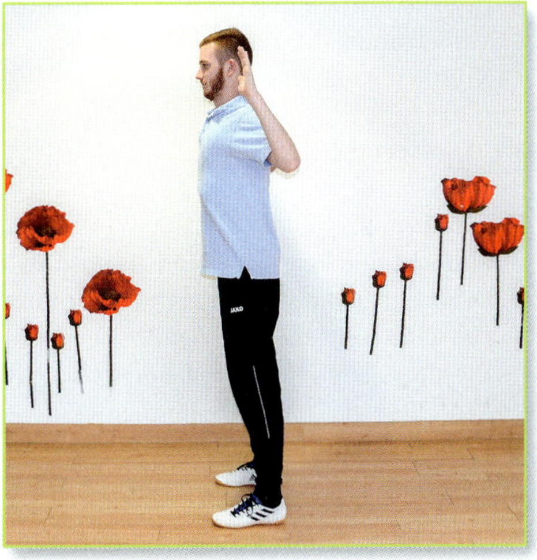

8.3.9 Griff nach den Sternen

Durchführung:
- Im Sitzen oder Stehen mit der rechten Hand ganz langsam so hoch wie möglich in die Luft greifen, tief einatmen, mit der Vorstellung: greifen sie nach den Sternen!
- Die Spannung langsam lösen, kräftig ausatmen.
- Anschließend im Sitzen oder Stehen mit der linken Hand ganz langsam so hoch wie möglich in die Luft greifen, tief einatmen, Vorstellung: greifen Sie nach den Sternen!
- Die Spannung langsam lösen und dabei kräftig ausatmen.

Wirkung, Ziel:
- Gezielte Aufrichtung der Brustwirbelsäule
- Verbesserung der Körperhaltung

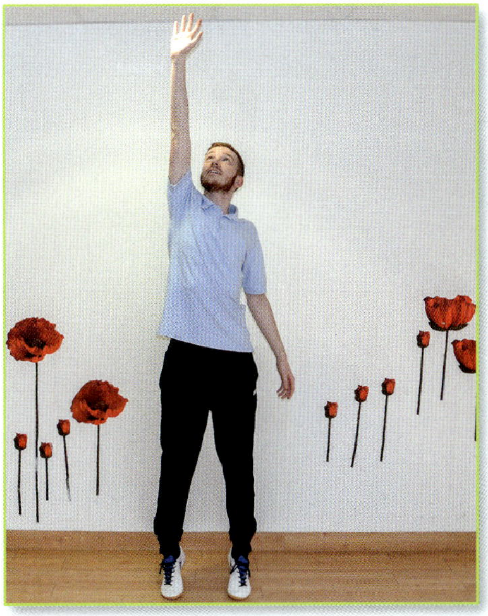

8.3.10 Bewegungsteil Fingerhakeln

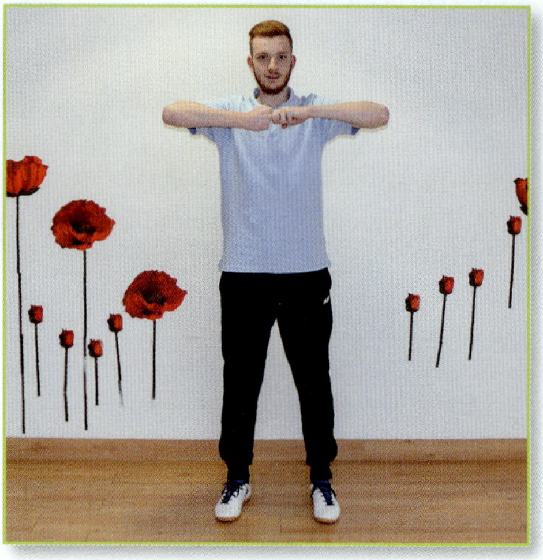

Durchführung:
- Aufrecht sitzen oder stehen.
- Die Mittelfinger vor der Brust fest ineinander hakeln.
- Die Arme langsam auseinander ziehen.
- Die Spannung 5–10 Sekunden halten (gleichmäßig weiteratmen).
- Die Spannung langsam lösen.

Wirkung, Ziel:
- Gezielte Aufrichtung der Brustwirbelsäule
- Verbesserung der Körperhaltung
- Kräftigung der Finger-/Armmuskulatur

8.3.11 Halspendel

Durchführung:
- Einfache und langsame Pendelbewegung mit dem Kopf ausführen.
- Dabei entspannt von der rechten zur linken Schulter pendeln.
- Das Kinn führt im Zuge der Bewegung am Brustkorb entlang.
- Die TN sollen selbst entscheiden, ob sie die Augen dabei geöffnet lassen oder lieber schließen. Diese gleichförmige Bewegung im schmerzfreien Bereich erzeugt zusätzlich ein angenehmes Entspannungsgefühl.

Wirkung, Ziel:
- Mobilisiert den Nacken.
- Löst Spannungen im Schulter- und Nackenbereich.
- Mindert mögliche Verspannungskopfschmerzen.

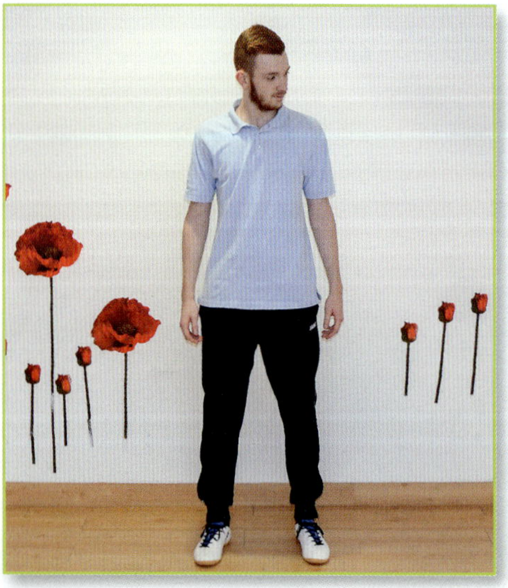

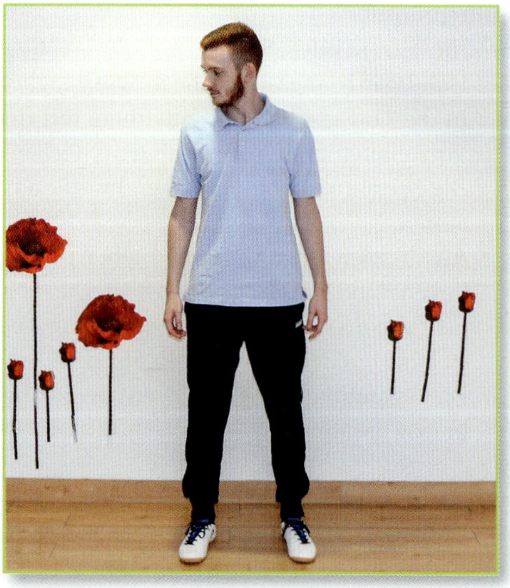

8.3.12 „Verwirrter Übungsleiter“

Die Aufmerksamkeit der Teilnehmer sollen geschult werden!

Material: Auf der Wand aufgezeichnetes oder aufgeklebtes Kreuz mit Pfeilspitzen.
Dauer: ca.15–20 Minuten
ASTE: Alle TN sitzen oder stehen frontal zum Übungsleiter.

1.)Der Übungsleiter zeigt auf einen der Pfeile, bzw. hebt seine Arme und die TN müssen mit beiden parallel ausgestreckten Armen auch in diese Richtung zeigen und gleichzeitig laut im Chor diese Richtung benennen.
2.) Der Übungsleiter zeigt bei dieser Übung in beliebigem Wechsel mehrfach auf einen dieser Pfeile.

Variationen:
3.) Der Übungsleiter zeigt auf den nach oben weisenden Pfeil, bzw. hebt seine Arme nach oben und sagt oben! Die TN zeigen in die Gegenrichtung, benennen aber die richtige Richtung.
4.) Der Übungsleiter zeigt auf den nach oben weisenden Pfeil, bzw. hebt seine Arme nach oben und sagt oben! Die TN zeigen in die angezeigte Richtung, benennen aber die Gegenrichtung.
5.) Der Übungsleiter zeigt auf den nach oben weisenden Pfeil, bzw. hebt seine Arme nach oben und sagt oben! Die TN zeigen und sagen genau die Gegenrichtung, z. B. Übungsleiter sagt oben und die TN müssen unten sagen und zeigen.

8.4 Übungen mit dem Tennisball

Dauer: ca. 60 Minuten
Material: Pro TN ein Tennisball, ca. 15–20 Becher (z.B. große Joghurtbecher)

8.4.1 Aufwärmphase und Gewöhnung an den Tennisball

Die TN bewegen sich frei durch den Raum, dabei sollen sie eigenständig die Flug- und Prelleigenschaften der Tennisbälle erkunden.
Danach erfolgt ein neuer Auftrag:

8.4.2 Passt oder passt nicht

- Alle TN gehen zügig durcheinander und versuchen, mit einem Partner die Bälle zu tauschen.
- Die Bälle können nur getauscht werden, wenn sich zwei TN frontal gegenüberstehen und beide Bälle in der rechten bzw. beide ihren Ball in der linken Hand halten (PASST!). (Bild links)
- Es passt nicht, wenn sich die Bälle in verschiedenen Händen befinden. (Bild rechts)

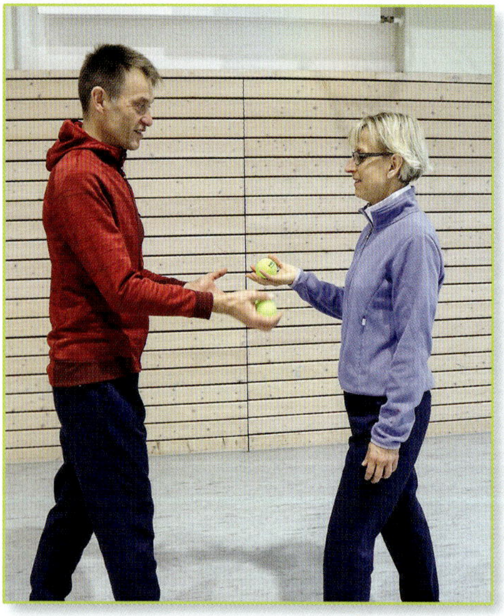

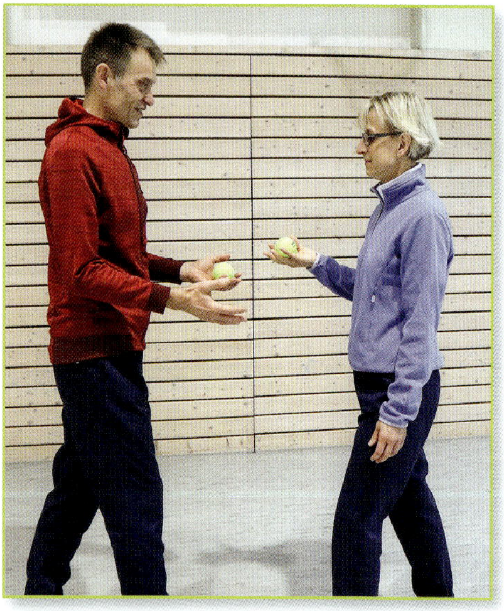

Variationen:
- Tauschentscheidung akustisch mit „PASST" oder "PASST NICHT" unterstützen!
- Tempo verschärfen!
- Raum verkleinern!
- Zusätzlich kann man Bodenhindernisse aufbauen!
- Nette anspruchsvolle Variation:

Das Spiel ununterbrochen mit gekreuzten Händen spielen.

8.4.3 Ball werfen und fangen

ASTE: Alle TN treffen sich nun stehend im Innenstirnkreis.
Zunächst alleine üben lassen, dann klare Aufträge erteilen. Einen Ball senkrecht anwerfen und dabei:

1. Variation:
1. nach vorne gehen –
2. nach hinten gehen – linke Hand wirft Ball senkrecht nach oben!
3. nach rechts gehen – beide Hände werfen Ball senkrecht nach oben!
4. nach rechts gehen – Ball beidhändig festhalten!

2. Variation:
1. nach vorne gehen – rechte Hand prellt den Ball auf dem Boden!
2. nach hinten gehen – linke Hand prellt den Ball auf dem Boden!
3. nach rechts gehen – beide Hände prellen den Ball auf dem Boden!
4. nach rechts gehen – Ball festhalten!

3. Variation:
1. Rechte Hand wirft Ball senkrecht nach oben und fängt ihn wieder mit der rechten Hand! Gleichzeitig mit dem Fangen wird diagonal der linke Fuß vorgestellt!
2. Linke Hand wirft Ball senkrecht nach oben und fängt ihn wieder mit der linken Hand! Gleichzeitig mit dem Fangen wird diagonal der rechte Fuß vorgestellt!
3. Zunächst selbständig üben!
4. Danach klare Vorgabe des Übungsleiters!
5. Als Steigerung 1) dabei den eigenen Namen zunächst vorwärts, dann rückwärts buchstabieren!
6. Als Steigerung 2) Von 100 in 2er-, bzw. in 3er-Schritten rückwärts zählen lassen.

8.4.4 Partnerübungen

Ball fangen mit Partner

- Die TN stellen sich paarweise gegenüber.
- Einer der beiden Partner hält einen Ball in der Hand, sagt seinem Gegenüber „links" oder „rechts" oder beide Hände an und wirft ihm den Ball zu.
- Dieser fängt mit der/den angesagten Hand/Händen und wirft seinerseits seinem Gegenüber den Ball mit Ansage der/den Fang-Hand/Händen zu.

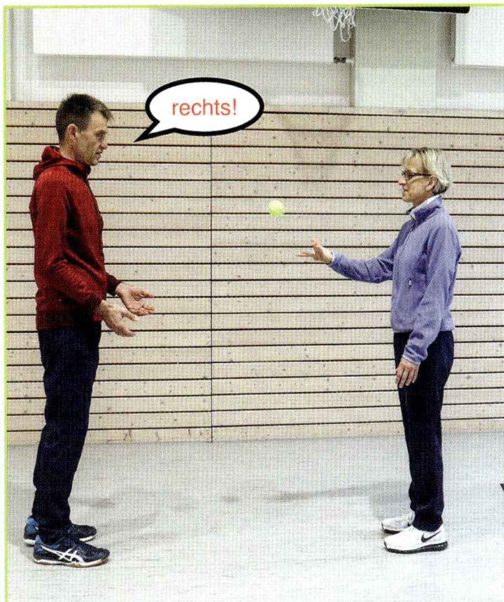

1. Variation:
- Beim Fangen das gegengleiche Bein einen halben Schritt nach vorne setzen (links = links fangen und rechts Bein nach vorne).

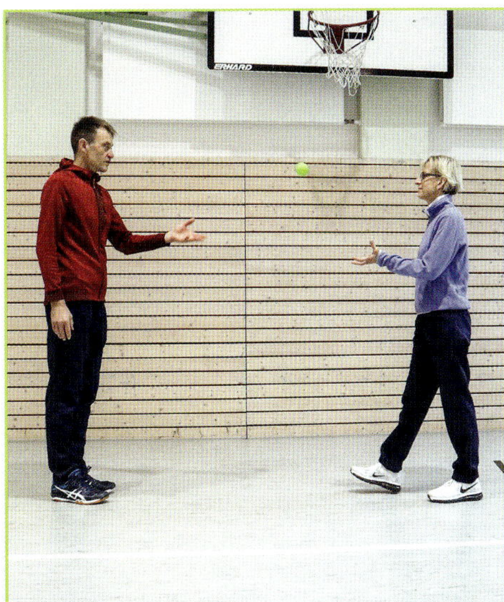

- Steigerungsmöglichkeit: Zusätzliche Ansageoption „beide“: Mit beiden Händen fangen und einen kleinen beidbeinigen Hüpfer nach vorne machen.

2. Variation:

- Anstatt rechts oder links oder beide Hände als Ansage zu benennen, wird nun eine Farbe für jede Aufgabe (z.B. rechts – rot/lila – links/beige für beide Hände, o.ä.) benannt.

3. Variation:

- Der Partner ruft beim Zuwerfen nun einen Frauennamen (z.B. Evelyn).
- Aufgabe des Fängers ist es nun, mit dem letzten Buchstaben des genannten Namens, (Bei Evelyn wäre das ein „N“.) mit diesem „N“ am Anfang nun einen neuen Namen nennen und retour zum Partner werfen.
- Eine Zeit lang üben lassen und danach die gleiche Übung mit Männernamen durchführen.
- Wenn nun genügend Frauen- und Männernamen geläufig sind, ergeht folgender Auftrag:
- Den Ball nun zuwerfen und einen Männer- oder Frauennamen nennen.
- Bei Frauennamen muss nun der Ball mit links gefangen werden, bei Männernamen den Ball mit rechts fangen lassen.
- Steigerung wäre, noch das linke oder rechte Bein mit einzubauen (siehe Variation 1).

8.4.5 Abschlussspiel: Kegeln

In der Mitte der Sporthalle werden ca. 15–20 Kegel (z.B. große Joghurtbecher) aufgestellt. Die Teilnehmer werden in zwei Gruppen aufgeteilt und stellen sich auf beiden Seiten ca. 10 m von der Mittellinie entfernt auf. Jeder bekommt einen (besser zwei) Tennisbälle. Auf ein Startkommando rollen alle ihre Bälle und versuchen, die Kegel zu treffen, sodass sie auf die gegnerische Seite fallen. Steht kein Kegel mehr auf der Linie, sagt der Schiedsrichter laut „Stopp“ und keiner darf mehr rollen. Die Mannschaft, die weniger Kegel auf ihrer Seite hat, hat gewonnen.

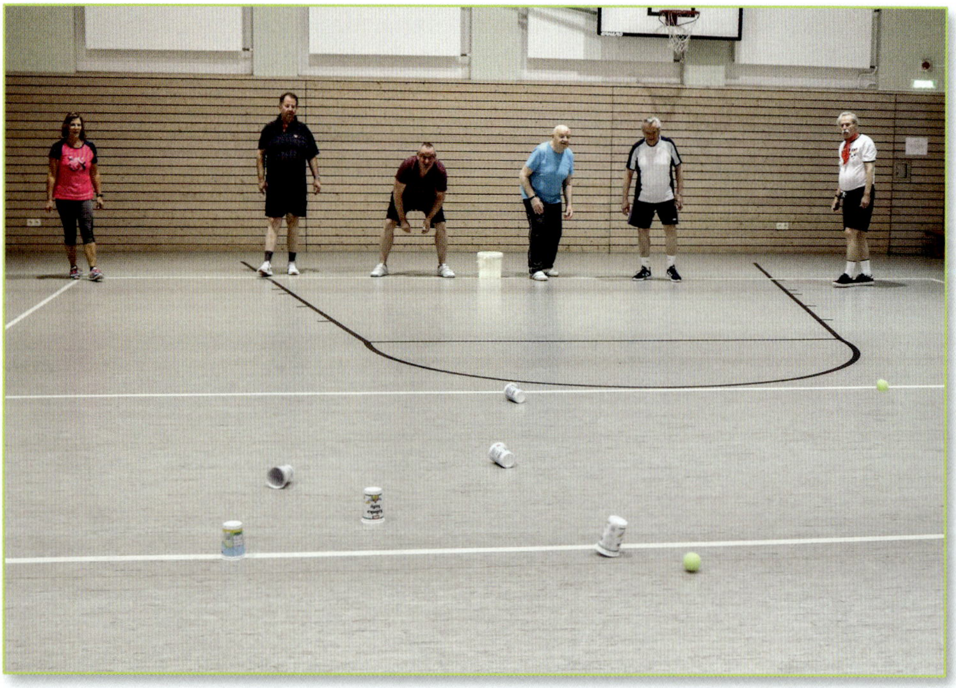

8.5 Übungen mit dem Gymnastikball

Material: 1 Gymnastikball pro TN
Dauer: ca. 60 Minuten

8.5.1 Aufwärmen

Die TN gehen mit einem Ball kreuz und quer durch die Halle; und sie bewegen diesen in verschiedenen Varianten:

- Den Ball mit beiden Händen werfen und fangen.
- Rückwärts gehen und den Ball mit beiden Händen prellen und fangen.
- Den Ball um den Körper herum gehen lassen.
- Den Ball von einer Hand in die andere werfen.
- Das Gangtempo steigern und den Ball mit einer Hand prellen.
- Langsam gehen, die Knie hochziehen und den Ball unter dem Bein hindurch geben.
- Auf den Fußballen gehen und den Ball in beiden Händen möglichst weit über dem Kopf halten.
- Gehen mit Ausfallschritten und den Ball jeweils unter dem vorderen Bein hindurch geben.

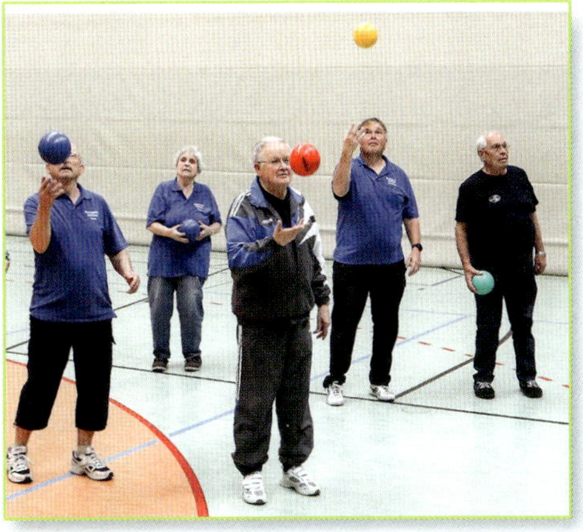

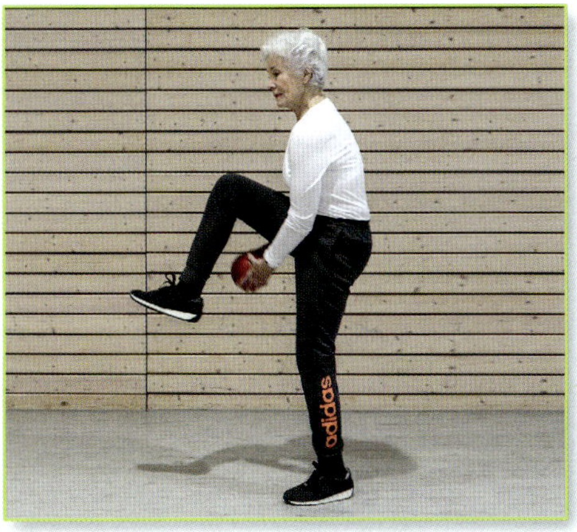

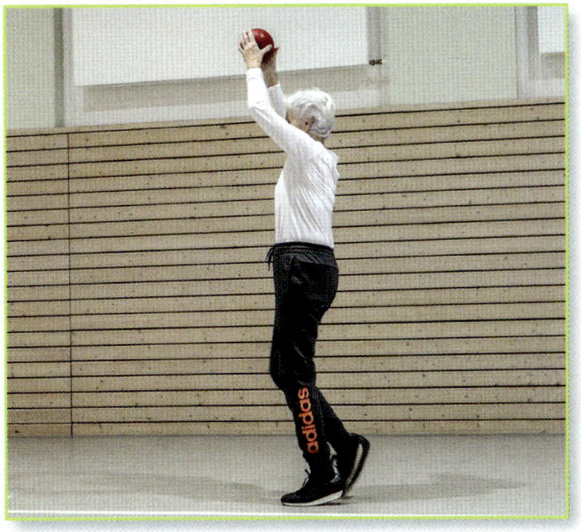

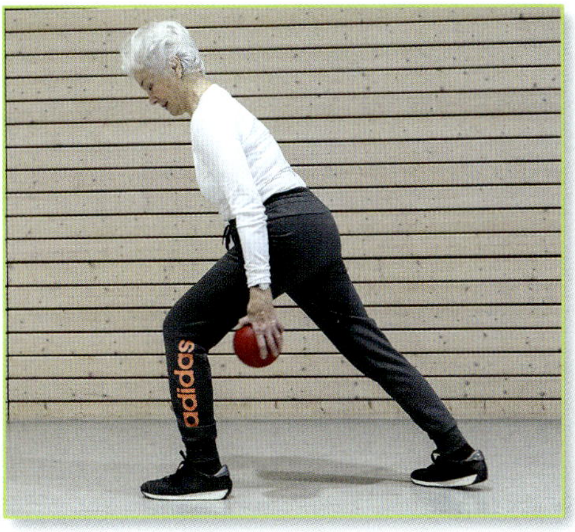

8.5.2 Kräftigungsübungen

Wichtig: Während der Muskelanspannung gleichmäßig weiter atmen.
Ausgangsposition: Schulterbreiter Stand.

- Den Ball mit leichtem Druck zwischen den Händen halten und die Arme langsam heben und senken (10x).
- Den Ball auf Brusthöhe zwischen den Händen halten und fest zusammendrücken. 4 x 5 sec. halten.
- Den Ball mit ausgestreckten Armen nach vorne halten und fest zusammendrücken. 4 x 5 sec. halten.
- Den Ball über dem Kopf halten und fest zusammendrücken. 4 x 5 sec. halten.
- Den Ball zwischen die Knie klemmen und fest zusammendrücken. 4 x 5 sec. halten.
- Den Ball zwischen die Knie klemmen, ein Bein leicht anheben und den Ball fest zusammendrücken. 4 x 5 sec. halten.

Partnerübungen:

- Die Partner stehen sich frontal gegenüber und bewegen die Bälle zunächst ohne Kraft nach innen und außen, bzw. oben und unten.
- Die Partner stehen in Schrittstellung voreinander und schieben die Bälle mit angepasstem Krafteinsatz im Wechsel vor und zurück.
- Beide Partner drücken gleichstark gegen die Bälle und heben dann die Fersen vom Boden ab.
- Beide Partner drücken gleichstark gegen die Bälle und heben dann jeweils ein Bein vom Boden ab.

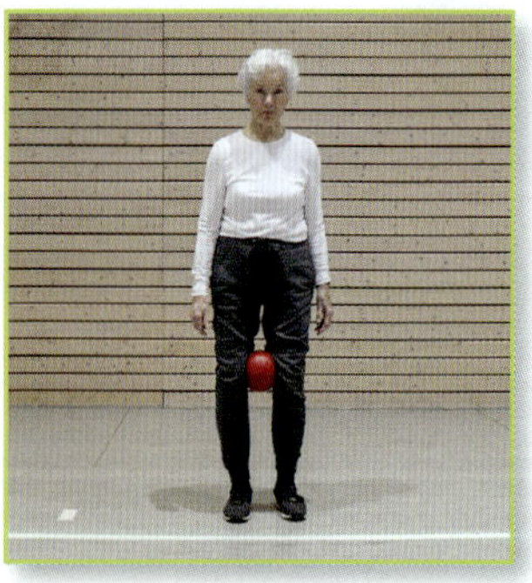
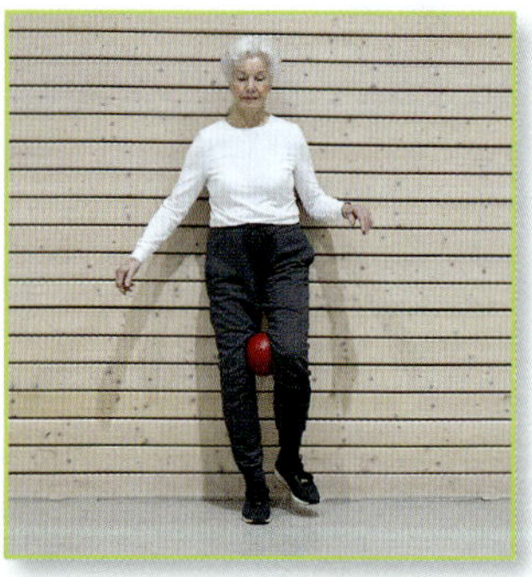
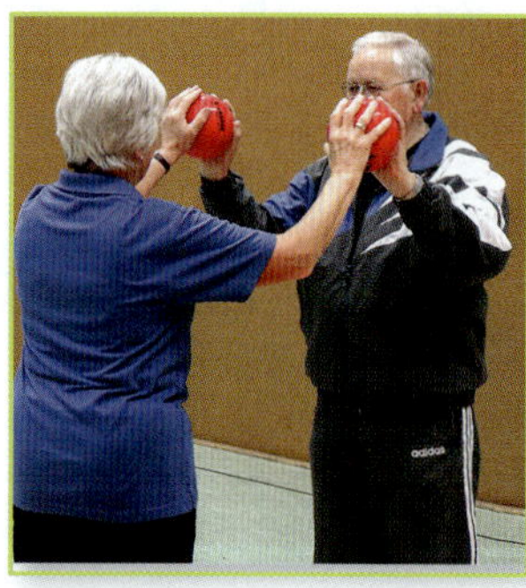
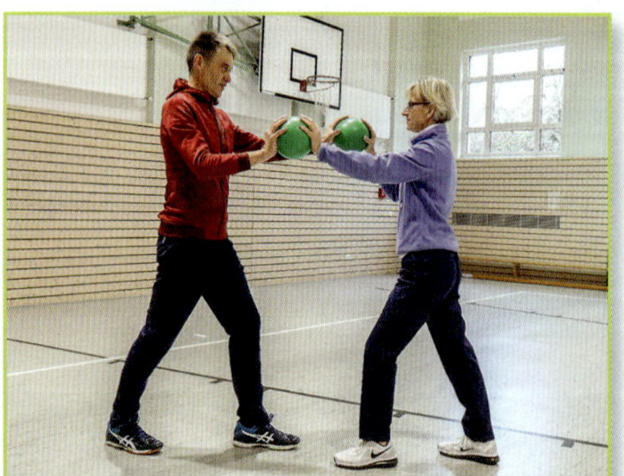
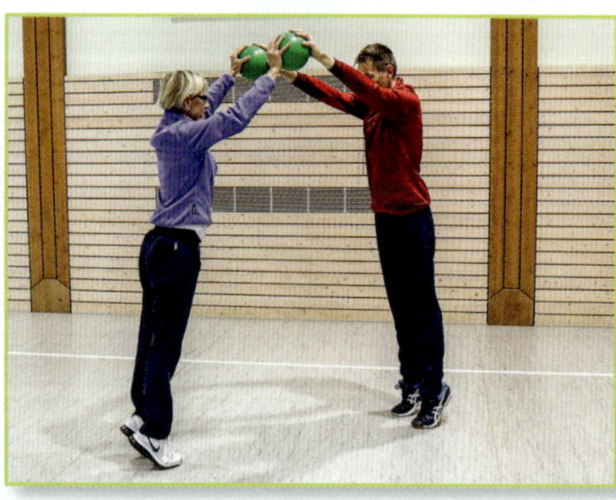

8.5.3 Ausdauertraining

8.5.3.1 Partnerübungen

Die Partner stehen sich im Abstand von ca. 6 m gegenüber:

- Beide Bälle im Wechsel hin und her prellen.
- Einen Ball prellen, den anderen Ball rollen.
- Einen Ball mit beiden Händen prellen, den anderen Ball mit dem Fuß rollen.

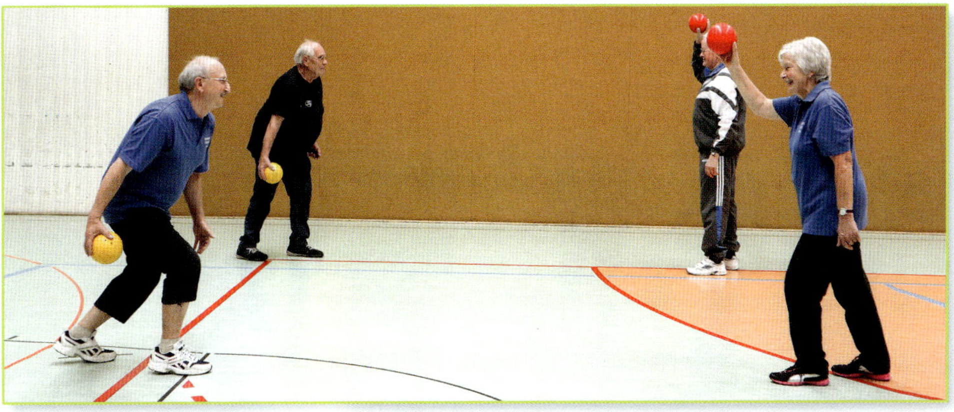

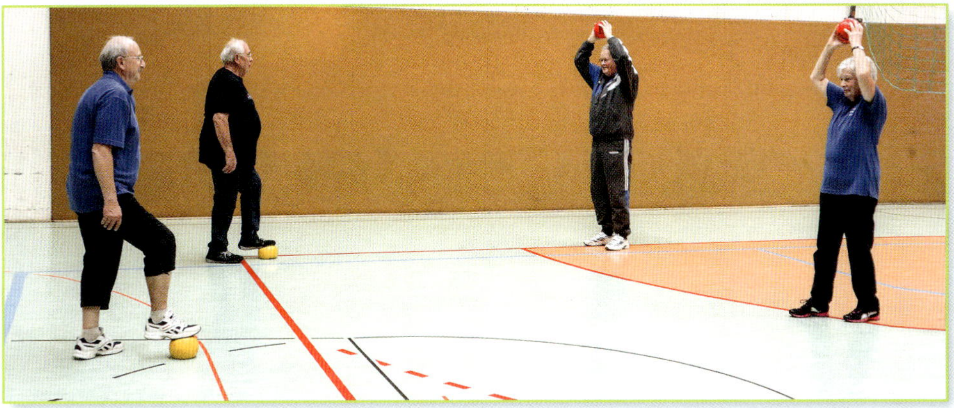

- Beide Bälle gleichzeitig in einem Bogen hochwerfen, die Bälle sollen sich in der Luft treffen.

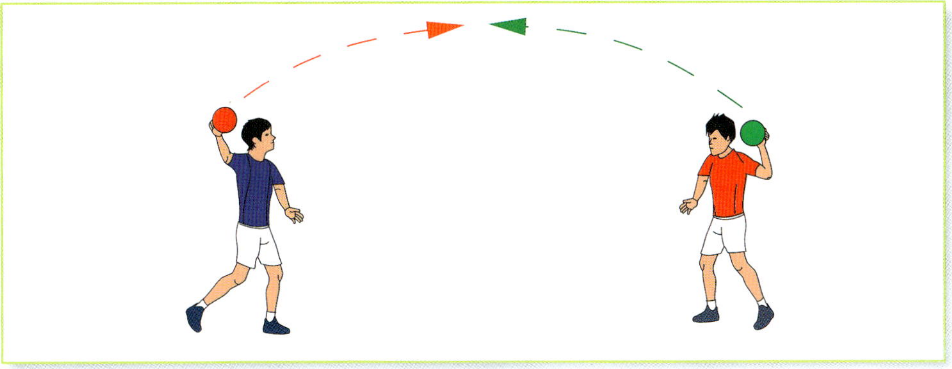

Mit einem Ball pro Paar:
- Den Ball einmal in die Luft werfen, wieder auffangen und dann zum Partner rollen.
- Den Ball mit beiden Händen nach hinten über den Kopf werfen.
- Den Ball mit beiden Händen nach rücklings zum Partner rollen.

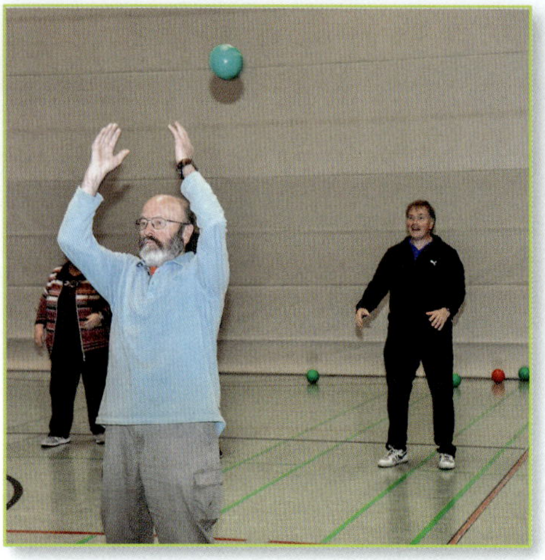

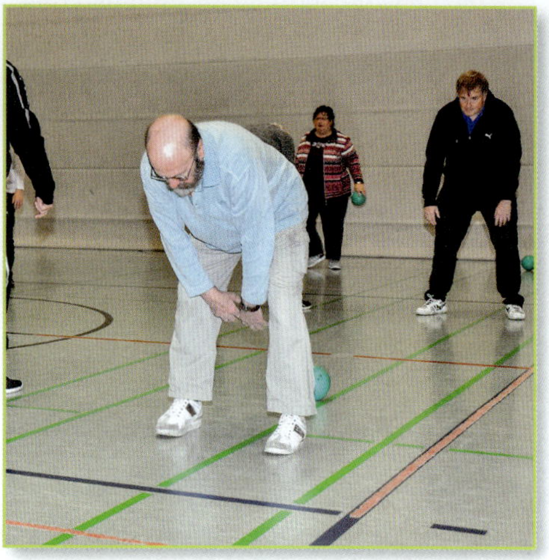

8.5.3.2 Kreuzball

Die TN stehen kreuzförmig in vier etwa gleich großen Gruppen hintereinander.
Person 1 und Person 2 (siehe Skizze) bekommen jeweils einen Ball, werfen diesen zur ersten Person der Gruppe gegenüber und gehen dann gegen den Uhrzeigersinn zur nächsten Gruppe und stellen sich dort hinten an.

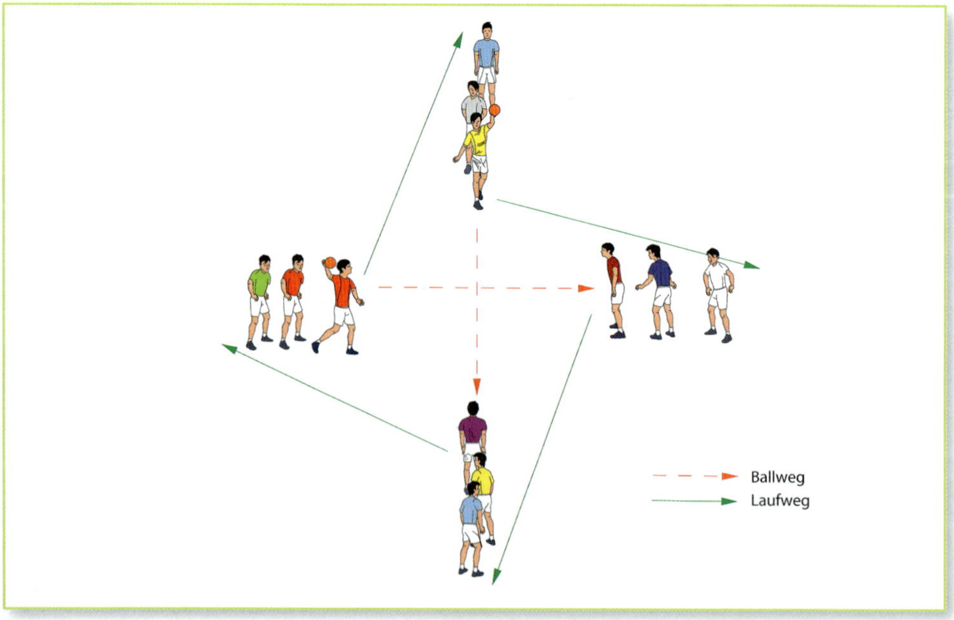

Als Variation können die Bälle auch geprellt oder gerollt werden. Auch andersartige Bälle, verknotete Seile, Kirschkernsäckchen etc. können gut eingesetzt werden. Zur Erholung kann nun gut eine Pause mit Atemübungen eingelegt werden.

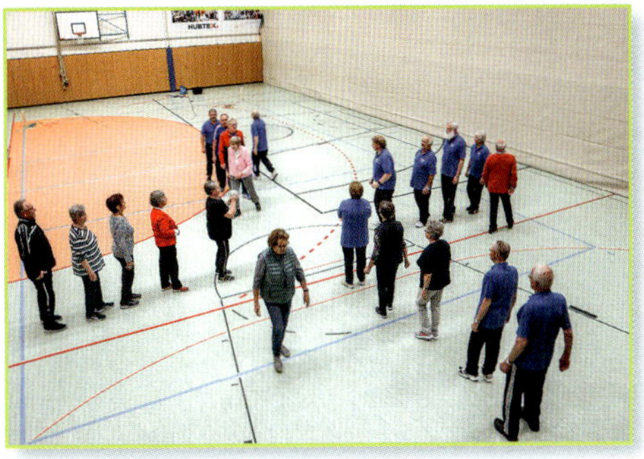

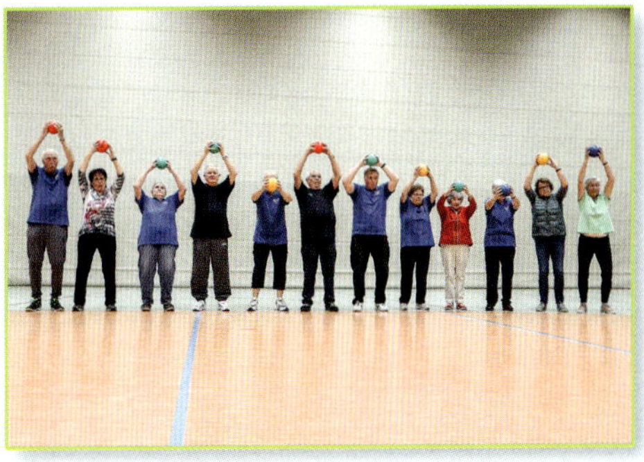

8.5.3.3 Balljagd im Kreis

Die Gruppe (ca. 12–16 TN) steht in einem großen Kreis. Es wird abwechselnd abgezählt (A–B–A–B–A–B usw.). Jede Mannschaft bekommt einen Ball. Beginn ist jeweils auf der gegenüberliegenden Seite des Kreises.

Beide Mannschaften versuchen, den Ball möglichst schnell von einem Mannschaftsmitglied zum nächsten zu werfen. Die Mannschaft, welche die andere Mannschaft mit dem Ball überholt, hat gewonnen.

Varianten:

- Schwächere Gruppen spielen mit Kirschkernsäckchen im Sitzen.
- Größere Gruppen können in drei Mannschaften aufgeteilt werden.

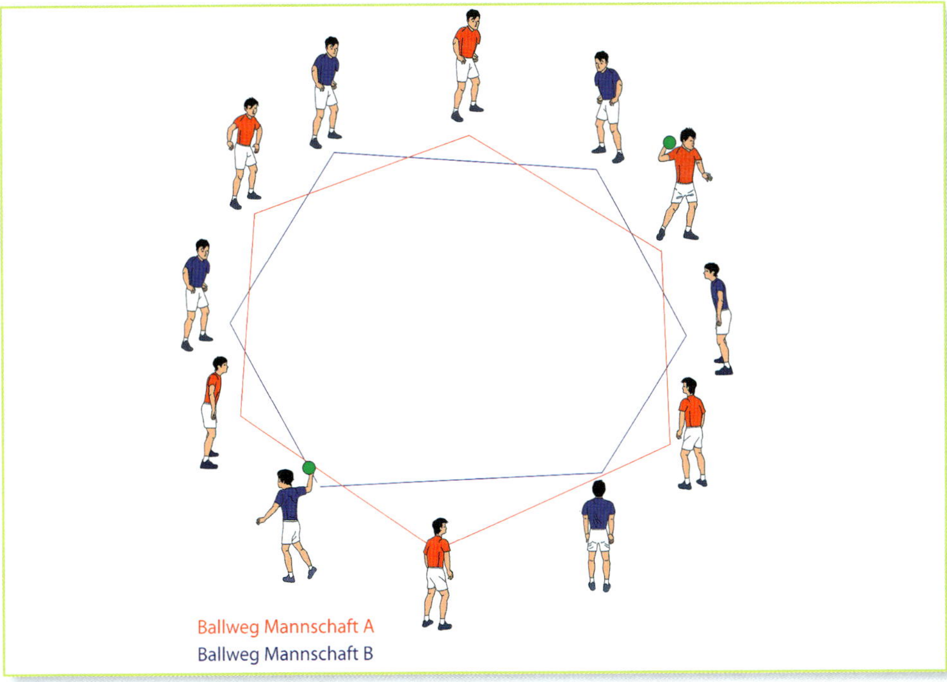

8.5.4 Stundenausklang/Entspannung. „Pushing Hands"

Nach dieser recht turbulenten Stunde eignet sich eine Übung aus dem Tai-Chi zum ruhigen Ausklang.

Das Prinzip der Übung besteht darin, die Bewegung des Übungspartners zu spüren, aufzunehmen und sich harmonisch miteinander zu bewegen. Die TN stehen in schulterbreitem Stand voreinander; der Abstand wird dabei so gewählt, dass die Handrücken aneinander liegen und die Ellbogen leicht gebeugt sind. Der Abstand kann im Laufe der Übung verändert werden, wenn die TN merken, dass sie die Bewegung nicht bequem ausführen können. Die Handrücken werden dabei ganz sanft aneinandergelegt, wobei die Fingerspitzen schräg nach oben zeigen. Dann beginnen die Partner, gemeinsam mit den Händen, einen liegenden Kreis zu beschreiben. Als Hilfestellung kann dabei ein Blatt Papier zwischen den Handrücken gelegt werden. Die TN bekommen den Auftrag, das Blatt Papier so sanft zu halten, dass es nicht zerknittert wird.

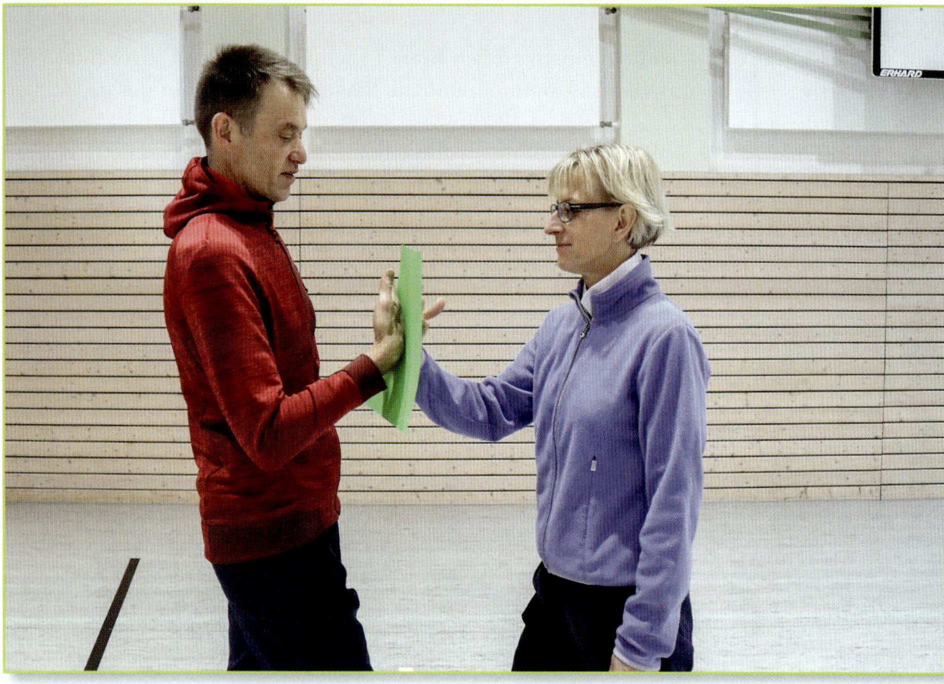

8.6 Übungen mit dem Gymnastikseil

Material: Pro TN ein Seil
Dauer: ca. 60 Minuten
ASTE: TN und Übungsleiter stehen im Kreis.

8.6.1 Aufwärmen

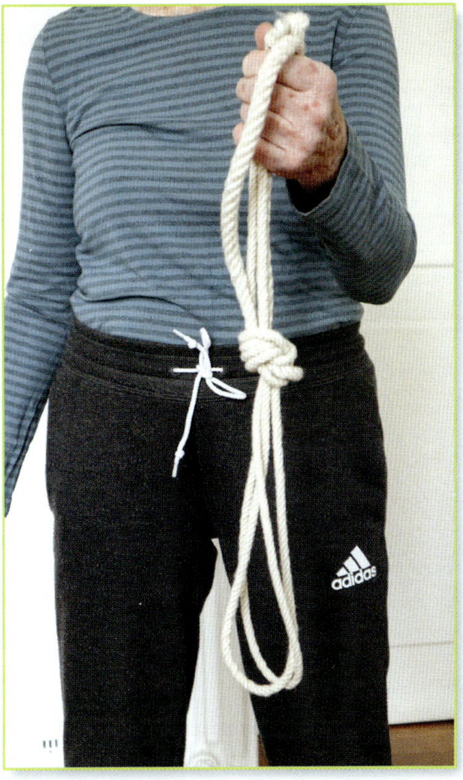

- Das Seil zweimal zusammenlegen und dann in der Mitte verknoten.
- Das Seil um den Körper herumgeben.
- Die Knie hochziehen und das Seil unter dem Bein hindurchgeben.
- Das Seil hoch in die Luft werfen und wieder auffangen.
- Das Seil hoch in die Luft werfen, zu Boden fallen lassen, und dann in einer Ausfallschrittbewegung aufheben.
- Dann den Knoten wieder lösen.
- Das Seil einmal zusammengelegt in der rechten Hand halten und den rechten Arm aus der Schulter heraus schwingen lassen; anfangs kleine, dann größere Schwungbewegungen. Dann aus den Schwingen in Kreisbewegungen übergehen.
- Anschließend die gleichen Bewegungen mit der linken Seite ausführen.
- Das Seil einmal zusammengelegt in der rechten Hand halten, und schwingende Achterbewegungen ausführen.
- Anschließend die gleichen Bewegungen mit der linken Seite ausführen.

8.6.2 Kräftigungsübungen

Tipp: Die Übungen können zu Hause auch gut mit einem Handtuch als effektives Rückenkräftigungsprogramm ausgeführt werden

- Das Seil zweimal zusammenlegen und etwa schulterbreit in beiden Händen halten.
- Das Seil auf Zug bringen, sodass eine deutliche Spannung in den Armen und in den Schultern zu spüren ist. Die Atmung soll dabei ruhig weiterfließen.
- Schulterbreiter Stand: Die Arme auf Schulterhöhe langsam vor und zurück bewegen.
- Schrittstellung: Die Arme langsam heben und senken. Dann für diese Übung das Bein wechseln.
- Schulterbreiter Stand: Die Arme leicht ausgestreckt auf Schulterhöhe halten und den
- Oberkörper langsam nach rechts und links drehen.
- Einbeinstand: Das Seil senkrecht halten. Dann für diese Übung das Bein und die Hände wechseln.
- Schrittstellung: Die Arme auf Schulterhöhe nach vorne strecken und das hintere Bein leicht

vom Boden lösen. Dann für diese Übung das Bein wechseln.
- Schulterbreiter Stand: Die Arme langsam heben und senken. Beim Heben der Arme auf die Fersen anheben, beim Senken der Arme leicht in die Hocke gehen.

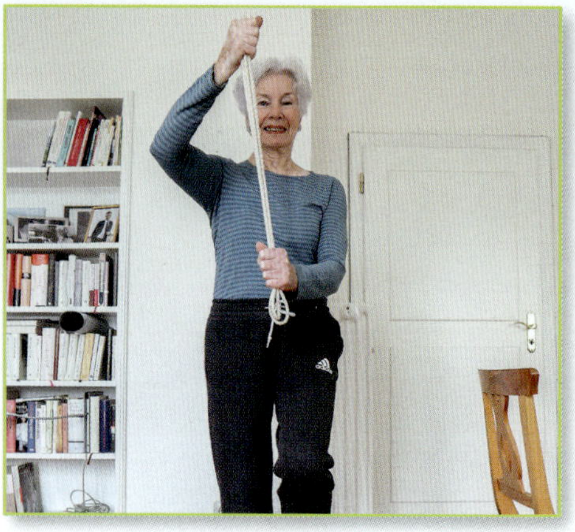

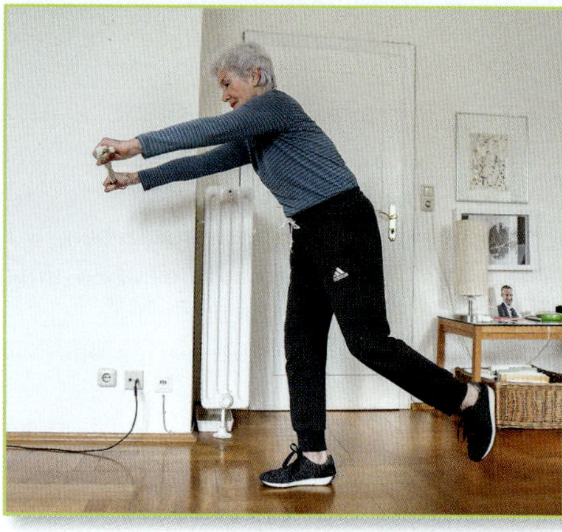

8.6.3 Gleichgewichtsübungen/Balancieren

Tipp: Diese Übungen lassen sich auch auf den Linien des Hallenbodens durchführen.

- Vorwärts am Seil entlanggehen, dabei das Seil überkreuzen.
- Schwierigere Variante: Rückwärts am Seil entlanggehen, dabei das Seil überkreuzen.
- Seitwärts auf dem Seil balancieren.
- Vorwärts gehen, ein Fuß geht auf dem Seil, der andere Fuß neben dem Seil.
- Rückwärts gehen, ein Fuß geht auf dem Seil, der andere Fuß neben dem Seil.
- Vorwärts gehen, beide Füße balancieren auf dem Seil.
- Rückwärts gehen, beide Füße balancieren auf dem Seil.

Steigerungsmöglichkeiten:
- Das Gangtempo reduzieren.
- Die Arme gekreuzt vor der Brust halten.
- Die Augen schließen (nur wenn TN sehr sicher sind).

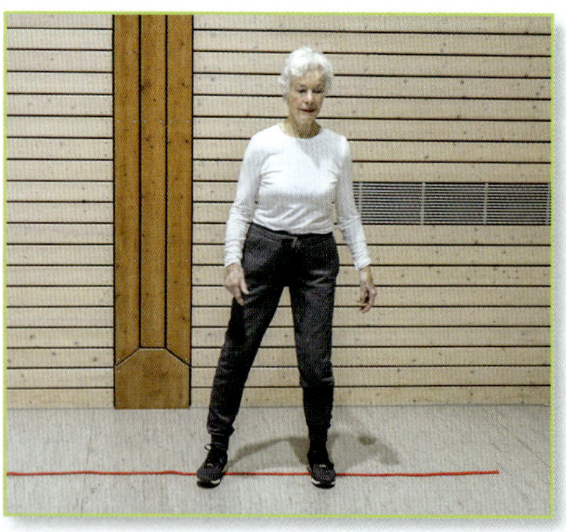

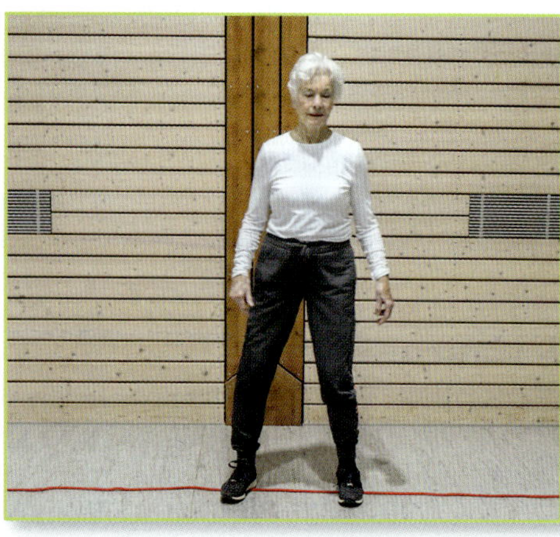

8.6.4 Ausdauertraining

Das Seil zu einem Kreis legen und in der Mitte dieses Kreises auf der Stelle gehen. Dann jeweils für ca. 10 Schritte die Augen schließen. Ziel ist es, möglichst in der Mitte des Kreises zu bleiben und das Seil nicht zu berühren.

Variante: Mit geschlossenen Augen nach eigener Wahrnehmung 20 Sekunden auf der Stelle gehen. Die Teilnehmer sollen hier selbst eine Übungsdauer von 20 Sekunden abschätzen.

Steigerung: Zeitdauer erhöhen.

- Das Seil zu einer Linie auslegen und im Zick-Zack über das Seil gehen.
- Das Seil zu einem Rechteck legen und verschiedene Schrittkombinationen ausführen.

Jeweils ca. 45 Sekunden, dazwischen kurze Atem- und Lockerungspausen.

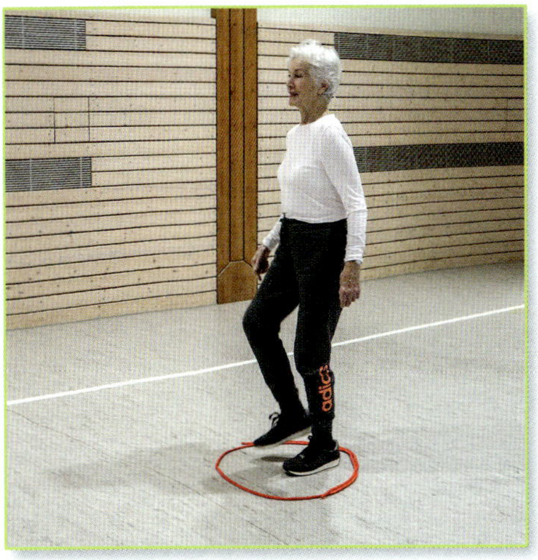

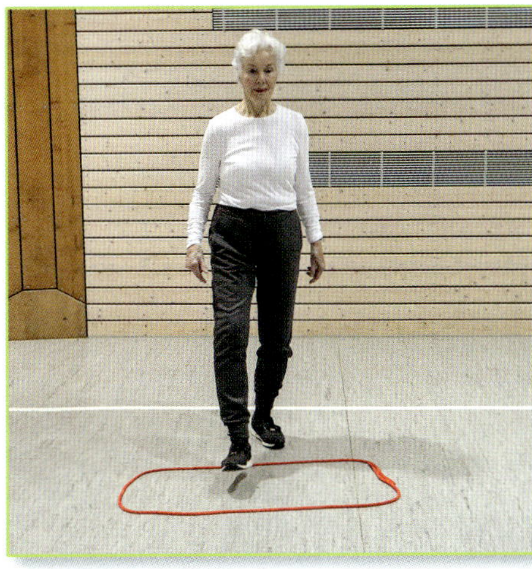

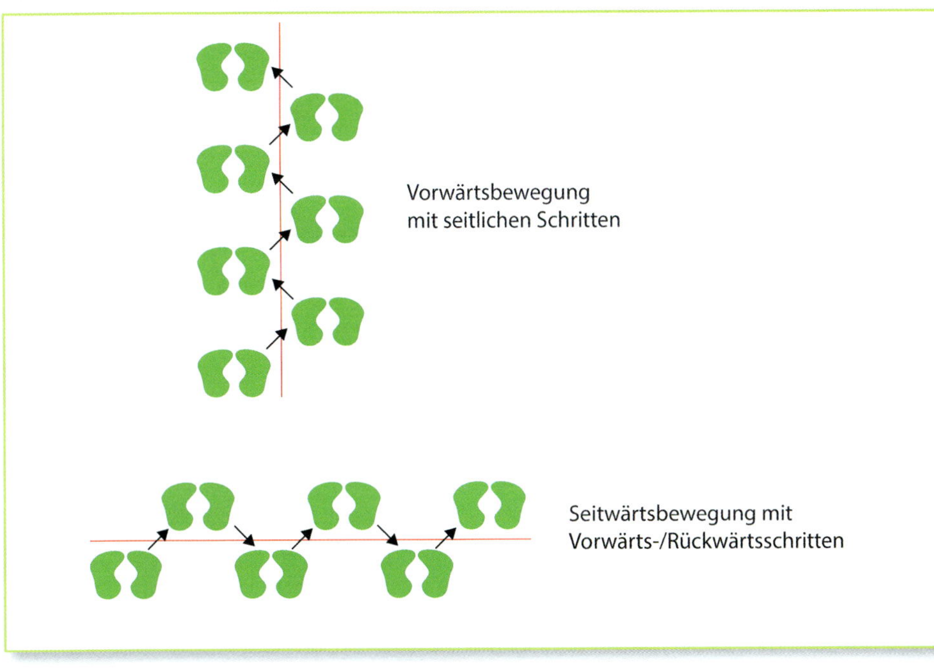

- Erst mit dem rechten Fuß, dann mit dem linken in ein Rechteck hineinsteigen. Dann mit dem rechten Fuß wieder nach hinten aussteigen und mit dem linken Fuß nach hinten aussteigen.
- Dann die gleiche Abfolge mit dem linken Fuß beginnend.
- Dann die gleiche Abfolge, dabei abwechselnd mit rechts und links beginnen (rechts-links, rechts-links, links-rechts-links-rechts, rechts-links-rechts-links, rechts....)
- Seitlich ein- und aussteigen.
- Mit einem großen Schritt über das Rechteck drübersteigen, ½ Drehung ausführen und wieder über das Rechteck hinwegsteigen.
- Achterlauf (siehe Skizze).
- Den rechten Fuß in das Rechteck stellen, und mit dem linken Fuß ein- und aussteigen.
- Den linken Fuß in das Rechteck stellen, und mit dem rechten Fuß ein- und aussteigen.

Tipp: Die gleichen Schrittkombinationen eignen sich bei leistungsstärkeren Gruppen auch für Ausdauertraining mit dem Step.

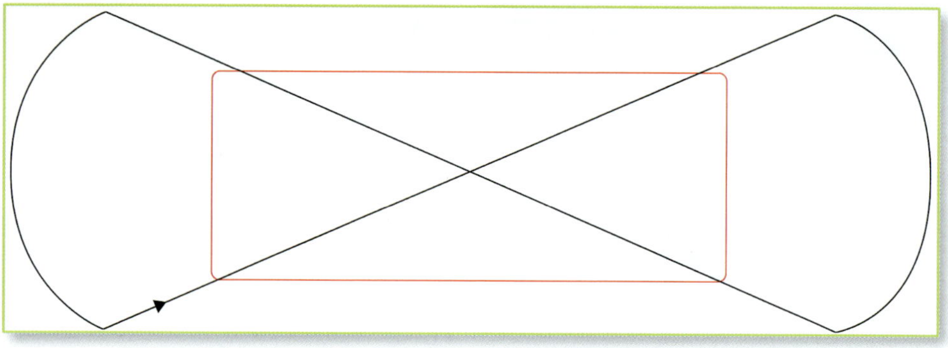

8.6.5 Dehnen

Die Übungen sind erleichterte Varianten bewährter Dehnübungen. Sie können zu Hause gut mit einem Handtuch ausgeführt werden.

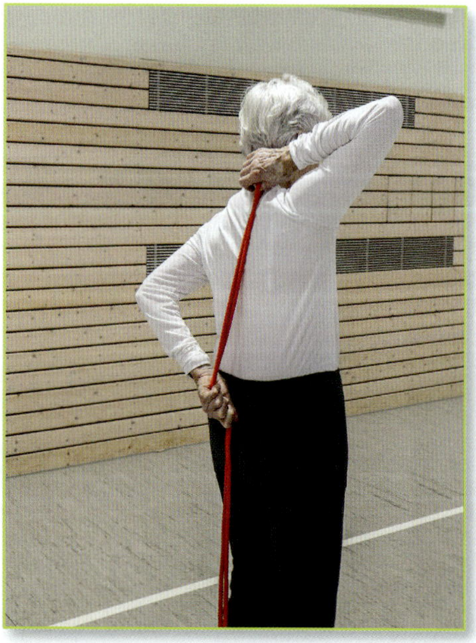

Dehnung der Schultermuskulatur

Das doppelte Seil in einer Hand halten und diese Hand in den Nacken legen. Die andere Hand greift von unten an das Seil und arbeitet sich nun langsam nach oben, soweit dies möglich ist. Dann den Rücken strecken, sodass ein angenehmes Dehngefühl entsteht. Ca. 15 sec. halten, jede Seite zwei Mal.

Dehnung der Oberschenkelvorderseite

Das Seil um den Fuß herumlegen und die Ferse Richtung Gesäß ziehen, bis auf der Oberschenkelvorderseite eine angenehme Spannung entsteht.

Da es recht schwierig ist, das Gleichgewicht zu halten, kann dies auch als Partnerübung

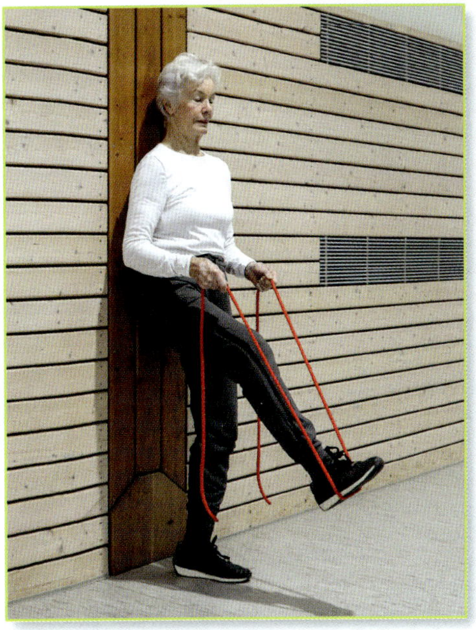

ausgeführt werden, wobei ein Partner die Dehnung durchführt und der andere sichert. Ca. 15 sec. halten, jede Seite zwei Mal.

Dehnung der ischiocruralen Muskulatur

Gesäß und Rücken an die Wand anlehnen, das Seil um die Fußsohle herumlegen. Das gestreckte Bein langsam (!) nach oben ziehen, bis eine angenehme Spannung auf der Oberschenkelrückseite entsteht.
Ca. 15 sec. halten, jede Seite zwei Mal.

8.6.6 Stundenausklang: Gordischer Knoten

Alle Seile werden auf einen Haufen gelegt. Jeder TN greift mit jeder Hand ein Ende aus den Seilen und lässt diese nicht mehr los. Es ergibt sich ein Gewirr, das dadurch aufgelöst wird, dass die TN über die Seile steigen oder unter den Seilen hindurchgehen. Dabei entsteht am Ende ein Kreis.

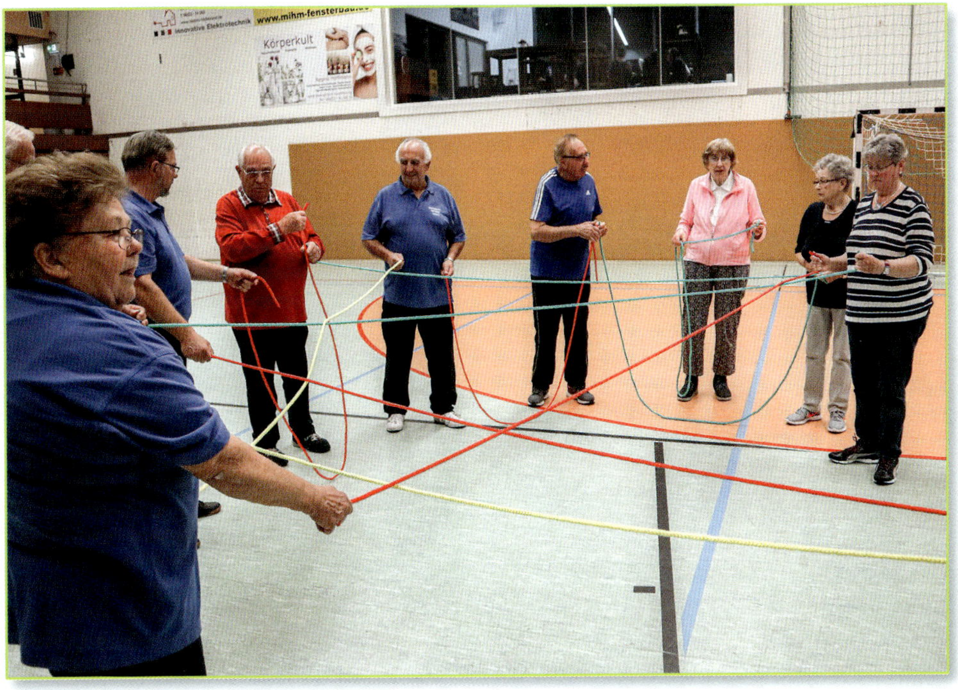

8.7 Übungen mit dem Federball

Material: Pro TN ein Federballschläger und ein Ball, zusätzlich einige Bälle in Reserve
Dauer: ca. 60 Minuten

8.7.1 Aufwärmen ohne Ball

Die TN stehen im Kreis, jeder hat einen Schläger.

- Der Schläger wandert um den Körper herum, dabei mehrmals die Richtung wechseln.
- Die Knie im Wechsel hochziehen und den Schläger unter dem Bein hindurchreichen.
- Einen Ausfallschritt nach vorne (rechts/links im Wechsel) machen, und den Schläger unter dem vorderen Bein hindurchreichen, dann den Fuß wieder zurücksetzen.
- Den Schläger über die Schulter in den Rücken halten und mit der anderen Hand am unteren Ende übernehmen.
- Der rechte Fuß bleibt stehen; das linke Bein macht im Wechsel einen weiten Schritt nach vorne und hinten; dabei wird der Schläger jeweils unter dem vorderen Bein hindurchgereicht.
- Der linke Fuß bleibt stehen; das rechte Bein macht im Wechsel einen weiten Schritt nach vorne und hinten; dabei wird der Schläger jeweils unter dem vorderen Bein hindurchgereicht.
- Den Schläger so greifen, dass das Ende des Griffs in der Mitte des Handballens und der Zeigefinger auf dem Griff liegen.
- Im Wechsel lockere Vor- und Rückhandschläge ohne Ball im Stand, dabei die Dynamik und den Körpereinsatz langsam steigern.
- Dann für diese Übung die Hand wechseln.
- Überkopfschläge im Stand ohne Ball, dabei die Dynamik und den Körpereinsatz langsam steigern. Dann für diese Übung die Hand wechseln.
- Im Wechsel Vor-, Rückhand- und Überkopfschläge aus der Vorwärts-/Rückwärtsbewegung, dabei das Tempo langsam steigern. Dann für diese Übung die Hand wechseln.

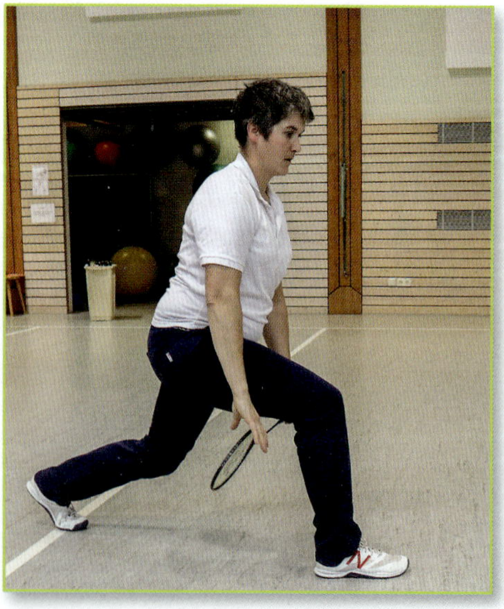

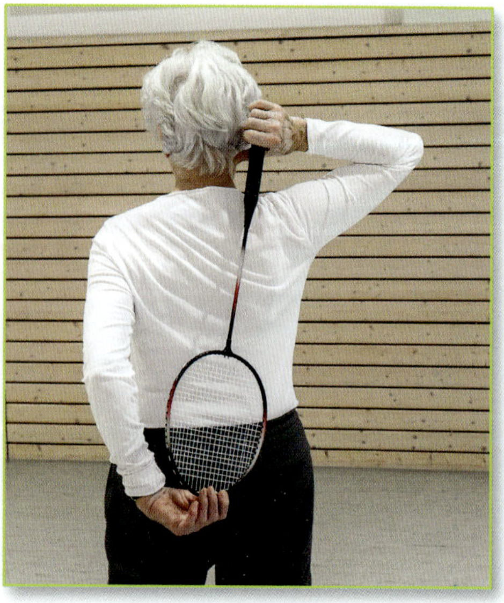

8.7.2 Aufwärmen mit Ball (Pro TN 1 Ball)

8.7.2.1 Aufheben des Balls mit dem Schläger

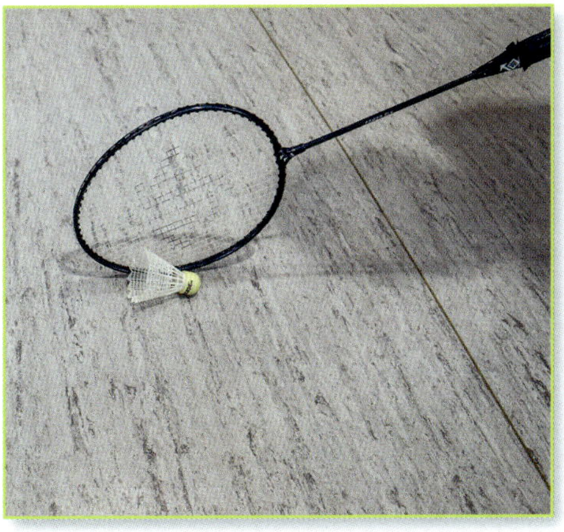

- Der Ball liegt auf dem Boden und zeigt mit der Spitze zum Körper.
- Etwas in die Knie gehen und den Schläger direkt neben den Ball stellen. Nun mit einer schnellen Drehbewegung des Schlägers den Ball aufnehmen.
- Wenn die Übung mit der starken Seite gut funktioniert, wird sie auch auf der schwächeren Seite ausgeführt. Die TN, die größere Schwierigkeiten haben, dürfen bei der starken Seite bleiben.

8.7.2.2 Zielschlagen:

In der Halle sind zahlreiche Markierungen ausgelegt (z.B. Kirschkernsäckchen, Ringe, etc.). Alternativ können auch sich kreuzende Linien als Ziel anvisiert werden.

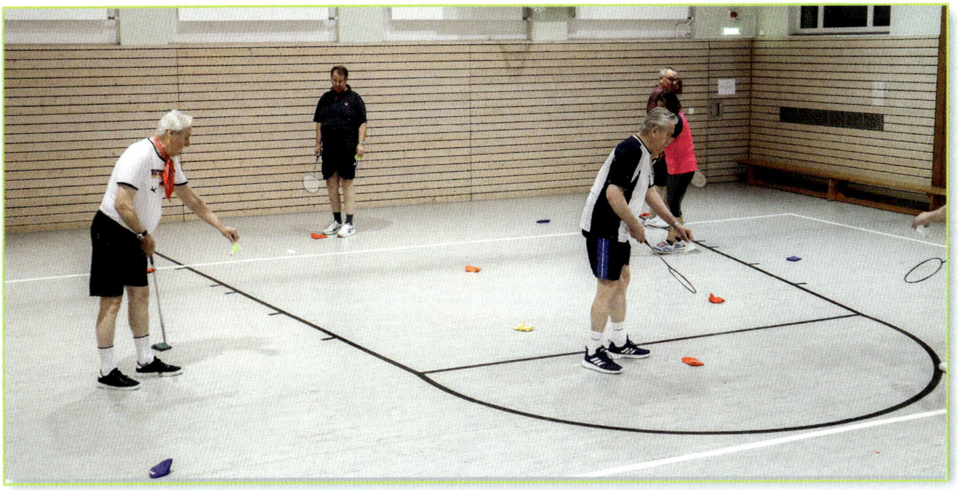

8.7.3 Partnerübungen (pro Paar 1 Ball)

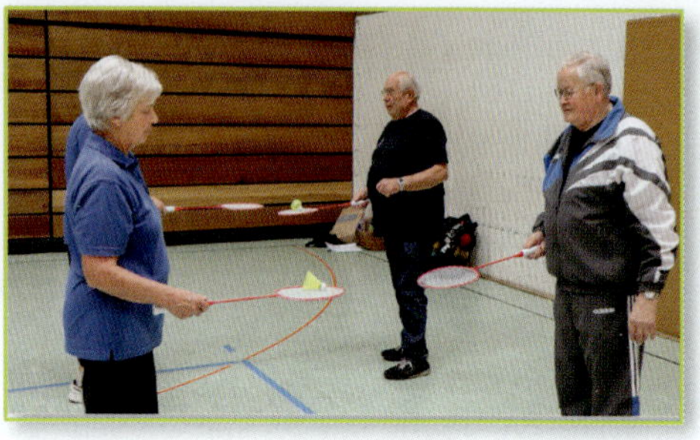

Partner stehen in ca. 1,5 m Abstand gegenüber voneinander.
Der Ball liegt auf dem Schläger und wird nun auf den Schläger des Partners übergeben.

- Im Stand.
- Vor der Ballübergabe 2 Kniebeugen ausführen.
- Vor der Ballübergabe einmal ans Knie oder den Fuß klatschen.
- Vor der Ballübergabe eine Drehung um die eigene Achse ausführen.
- Vor der Ballübergabe drei Schritte rückwärts und drei Schritte vorwärts laufen.

8.7.4 Besondere Spielformen, zur Verbesserung der Schlagtechnik

8.7.4.1 Spielen auf engem Raum:

Die Partner stehen in ca. 3 m Abstand gegenüber voneinander und spielen sich den Ball ganz leicht mit Vorhandschlägen zu; dabei soll der Abstand nicht vergrößert werden.

8.7.4.2 „Doppel mit Anbindung“

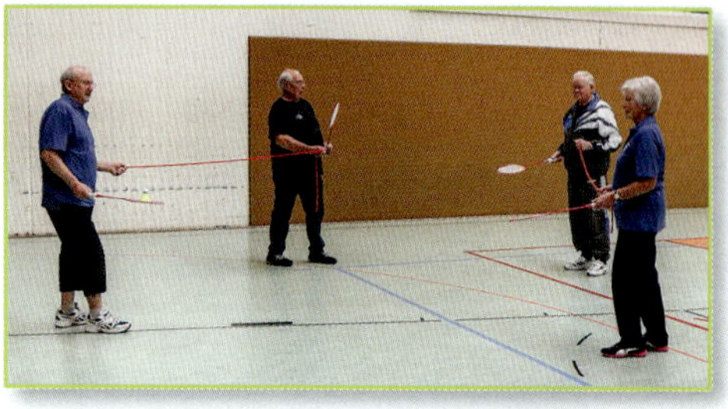

Die Partner müssen ein Seil festhalten.
Oder: Ein Partner spielt mit der schwächeren Seite.

8.7.4.3 Ein Partner spielt im Sitzen, der andere Partner spielt in der freien Bewegung

8.7.5 Freies Spiel

Partnerweise oder im Dreieck, je nach Teilnehmerzahl. Alle 3–4 Minuten werden die Partner gewechselt. Diese Spielform kann recht intensiv werden. Daher immer mal wieder eine Pause einlegen. Die Teilnehmer könnten hier sinnvollerweise ihren Puls messen. Alternativ könnte der Übungsleiter auch das subjektive Wohlbefinden der Teilnehmer abfragen.

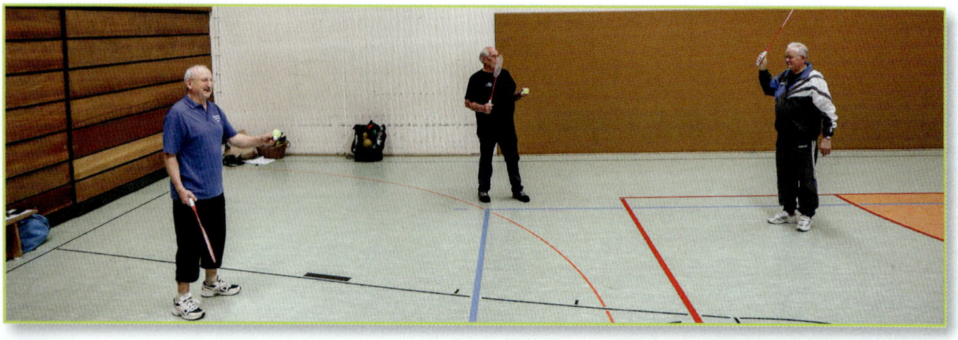

8.7.6 Rundlauf

Zwei Gruppen stehen jeweils in einer Reihe im Abstand von ca. 6–8 m gegenüber.
Der TN, der vorne steht, spielt den Ball und stellt sich dann bei der eigenen Gruppe hinten an.
Intensivere Variante: Nach dem Spielen des Balles bei der anderen Gruppe hinten anstellen.

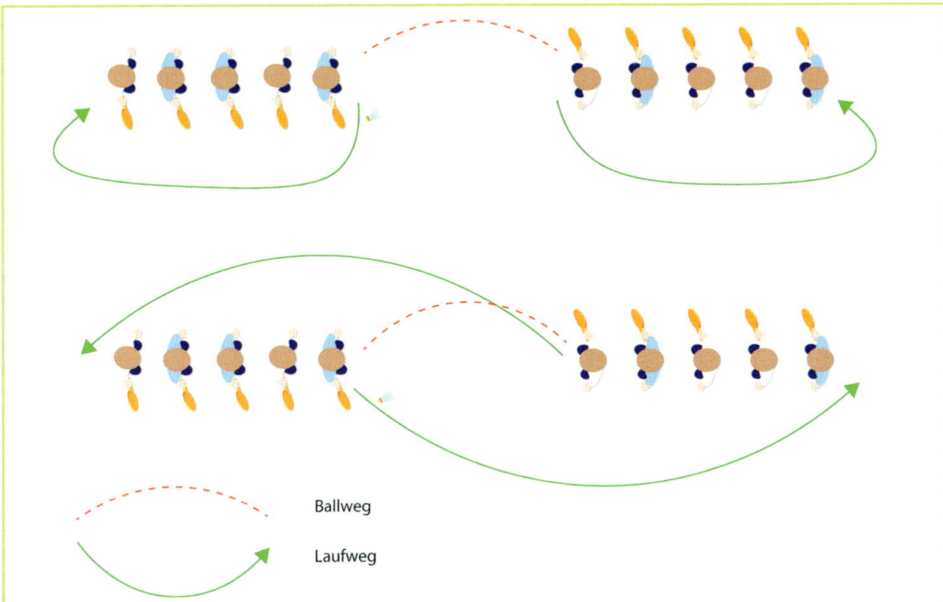

8.7.8 Stundenausklang

Die TN gehen in gemütlichem Tempo durch die Halle und atmen dabei immer wieder tief durch:
- Die Arme anheben und durch die Nase einatmen, dann die Arme wieder senken und durch die leicht geöffneten Lippen ausatmen.
- Im Gehen die Arme bewusst locker pendeln lassen.
- Im Gehen den Oberkörper locker nach rechts und links drehen.
- Das Gangtempo reduzieren und mehrmals tief durchatmen.
- Dazu eignet sich auch eine ruhige musikalische Untermalung.

Weiterführende Literaturempfehlungen

ALMELING, M.; BÖHM, F.; WELSLAU, W.: Handbuch Tauch- und Hyperbarmedizin. Ecomed Verlagsgesellschaft, Landsberg/Lech (1998)

BACHMANN, E. u. M.: 1005 Spielformen im Volleyball, 2. Auflage. Hofmann-Verlag, Schorndorf (1983)

BAUM, K.; RÜTHER, T.; ESSFELD, D: Reduction of Blood Pressure Response during Strength Training through Intermittent Muscle Relaxations. In: International Journal of Sports Medicine 24: 441-445 (2003)

BETZ, E.; REUTTER, K.; MECKE, D.; RITTER, H.: Mörike/Betz/Mergenthaler – Biologie des Menschen. Quelle & Meyer Verlag, Wiebelsheim (2001)

BJARNASON-WEHRENS, B.: Ambulante kardiologische Rehabilitation der Phase II in Deutschland – Status Quo und Perspektiven. In: Deutsche Zeitschrift für Sportmedizin 58: 315-321 (2007)

BJARNASON-WEHRENS, B.; MAYER-BERGER, W.; MEISTER, E.R.; BAUM, K.; HAMBRECHT, R.; GIELEN, S.: Einsatz von Kraftausdauertraining und Muskelaufbautraining in der kardiologischen Rehabilitation. Empfehlungen der Deutschen Gesellschaft für Prävention und Rehabilitation von Herz-Kreislauferkrankungen e.V. (DGPR). In: Zeitschrift für Kardiologie 93: 357-370 (2004)

BJARNASON-WEHRENS, B.; BÖTHIG, S.; BRUSIS, O.A.; HELD, K.; MATLIK, M.; SCHLIERKAMP, S.: Herzgruppe. Positionspapier der DGPR. In: Zeitschrift für Kardiologie 93: 839-847 (2004)

BLEUL-GOHLKE, C.: Wassergymnastik. Limpert-Verlag, Wiebelsheim (2009)

BRUSIS, O.A.; MATLIK, M.; UNVERDORBEN, M.: Handbuch der Herzgruppenbetreuung. Spitta Verlag, Balingen (2002)

BUNDESAMT, S.: Todesursachen in Deutschland, in Gesundheit, S.B. (DESTATIS), Editor. Statistisches Bundesamt (2017)

BUNDESARBEITSGEMEINSCHAFT FÜR REHABILITATION (BAR), EDEL, K.: Wegweiser Rehabilitation, Springer Verlag (2018)

COATS, A.: What causes the symptoms of heart failure? Heart 86: 574–578 (2001)

DEGENHARDT, R.; UNVERDORBEN, S.; EDEL, K.; BRUSIS, O. A.; VALLBRACHT, C.; UNVERDORBEN, M.: Risiko von Sportverletzungen in ambulanten Herzgruppen. In: Sportverletzung/Sportschaden 21: 79-82 (2007)

DE MARÉES, H.: Sportphysiologie. Sportverlag Strauß, Köln (2002)

DEUTSCHE GESELLSCHAFT FÜR PRÄVENTION UND REHABILITATION VON HERZ-KREISLAUFERKRANKUNGEN (DGPR): Nachfolgegruppen (NG) zur Rehabilitation von Herz-Kreislauferkrankungen. Eigenverlag (2005)

EDEL, K; AUFDERHEIDE, I; WELSING, G: Aktiv leben und genießen – Ein Ratgeber für Typ-2-Diabetiker, Steinkopff Verlag, Darmstadt (2009)

EDEL, K; DEGENHARDT, R; COERDT, A; KOLIOU, D; KOSTER, M; AUFDERHEIDE, I: DIAKTIV (Diabetes - Ausdauer- u. Krafttraining im Vergleich) Kardiovaskuläre Effekte von Ausdauer- versus Krafttraining bei Typ-2-Diabetikern, 112. Kongress der dt. Gesellschaft für Innere Medizin; PO 204: 294 (2006)

EDEL, K; KOSTER, M; AUFDERHEIDE, I; DEGENHARDT, R.: DIAKTIV (Endurance training compared with strength training in therapy of type-2-diabetics). In: European Journal of Cardiovascular Prevention and Rehabilitation: 14 (suppl 1): S 106 (2007)

EDEL, K; UNVERDORBEN, M; UNVERDORBEN, S; DEGENHARDT, R; VALLBRACHT, C.: Risk predictors and frequency of cardiovascular symptoms occurring during cardiac rehabilitation programs in phase III-WHO. In: European Journal of Cardiovascular Prevention and Rehabilitation 14 (suppl 1): S 90 (2007)

EDEL, K; UNVERDORBEN, M; UNVERDORBEN, S; DEGENHARDT, R; BRUSIS, O.: The risk of sport injuries in phase III-WHO rehabilitation of cardiac outpatients. In: European Journal of Cardiovascular Prevention and Rehabilitation 14 (suppl 1): S 91 (2007)

EDEL, K: Frauenherzen schlagen anders. In: ZUCKER 2: 24-26 (2007)

EDEL, K: Herzgruppen in Hessen - Gestern - Heute - Morgen. In: Hessisches Ärzteblatt 8: 520-2 (2012)

EDEL, K: Wassertabletten (Diuretika) - Wann ? Welche? Warum? In: Die Gerinnung 51: 8-9 (2013)

EDEL, K: Die Einnahme von blutfettsenkenden Medikamenten – Was? Wann? Update 2015. In: ICD Aktuell 18: 13-15 (2015)

EDEL, K: Koronare Herzkrankheit und Sport. In: Zeitschrift für Erfahrungsheilkunde, EHK 64: 164-170 (2015)

EDEL, K: Trainingstherapie bei Herzinsuffizienz - Forschungsstand 2017. In: EHK 66: 228-33. DOI 10.1055/s-0043-118168 (2017)

EDEL, K: Leben mit Gerinnungshemmern - Vorhofflimmern ist nicht gleich Vorhofflimmern. In: Die Gerinnung 59: 9-10 (2017)

EDEL, K: Herzgruppen in Hessen - Quo vaditis. In: Hessisches Ärzteblatt 9: 494-5 (2017)

EDEL, K: Moderne Trainingstherapie bei Herz-Kreislauf-Erkrankungen. In: Zeitschrift für Komplementärmedizin ZKM 5: 24-8 (2018)

ENGELHARDT, M.: Sportverletzungen. Diagnose, Management und Begleitmaßnahmen. 3. Auflage. Urban & Fischer, München, Jena (2016)

ESC Guidelines for the diagnosis and management of chronic coronary syndromes: The Task Force for the diagnosis and management of chronic coronary syndromes of the European Society of Cardiology (ESC). In: European Heart Journal, ehz425, https://doi.org/10.1093/eurheartj/ehz425 (2019)

European Resuscitation Council Leitlinien update: https://dasfoam.org/2018/07/09/reanimation-update-der-erc-leitlinien/ Leitlinie des ERC zur Reanimation: kostenloser Download auf https://www.resuscitationjournal.com/article/S0300-9572(18)31096-7/fulltext

FALK, ERLING ET AL.: Coronary Plaque Disruption, In: Circulation 92 657-71 (1995)

FRITZSCHE, J.; RASCHKA, C.: Managerboxen. Gesundes Kampfsporttraining in der Praxis. Springer Verlag (2018)

GÖTZ-NEUMANN, K.: Gehen verstehen. Ganganalyse in der Physiotherapie. Thieme-Verlag, Stuttgart (2003)

GUORUI, J.: Qigong Yangsheng. Chinesische Übungen zur Stärkung der Lebenskraft. Fischer-Verlag, Frankfurt/Main (2000)

GRAF, C.; HALLE, M.: Die Bedeutung von körperlicher Aktivität bei koronarer Herzkrankheit. In: Deutsche Zeitschrift für Sportmedizin 58: 322-327 (2007)

HALLE, M.: Sekundärprävention der koronaren Herzerkrankung: Einfluss von körperlichem Training auf Morphologie und Funktion der Koronargefäße. In: Deutsche Zeitschrift für Sportmedizin 55: 66-69 (2004)

HALLE, M.; SCHMIDT-TRUCKSÄSS, A.; HAMBRECHT, R.; BERG, A.: Sporttherapie in der Medizin. Evidenzbasierte Prävention und Therapie. Schattauer Verlag, Stuttgart, New York (2008)

HANSEL, J.; SIMON, P.: Sekundärprävention der koronaren Herzerkrankung durch Bewegung. Was ist gesichert? In: Deutsche Zeitschrift für Sportmedizin 58: 65-66 (2007)

HEROLD, G.: Innere Medizin. Eigenverlag, Köln (2020)

HOLLMANN, W.; HETTINGER, T.: Sportmedizin. 5. Auflage. Schattauer Verlag, Stuttgart (2008)

HOTTENROTT, K.; NEUMANN, G.: Das große Buch vom Laufen. Meyer & Meyer, Aachen (2002)

Iwami Taku et al.: Effectiveness of Bystander-Initiated Cardiac-Only Resuscitation for Patients with Out-Of-Hospital Cardiac Arrest. In: Circulation 116: 2900-07 (2007)

Janssen, J.-P.: Grundlagen der Sportpsychologie. Limpert Verlag, Wiesbaden (1995)

Kalbantner-Wernicke, K.; Müller, J.; Tetling, C.; Waskowiak, A.: Handbuch Reflextherapie. Shiatsu, Akupunktmassage nach Penzel, Tuina. Springer-Verlag, Heidelberg (2005)

Kempf, H.-D.: Die Herzschule. Das Bewegungsprogramm für Rehabilitation und ein langes Leben. Rowohlt-Verlag, Hamburg (2000)

Köhls, G.: So hilft mir die Akupunktmassage nach Penzel. Haug-Verlag, Heidelberg (2001)

Libby, P., Crea, F.: Clinical implications of inflammation for cardiovascular primary prevention. Clinical Review. In: European Heart Journal 31: 777–783 doi:10.1093/eurheartj/ehq022 (2010)

Libby, P., Pastercamp, G.: Requiem for the vulnerable plaques. Current opinion. In: European Heart Journal 36, 2984–2987 doi:10.1093/eurheartj/ehv349 (2015)

Meyer, K.; Bücking, J.: Wassertherapie bei Herzinsuffizienz. In: Deutsche Zeitschrift für Sportmedizin 56: 403-409 (2005)

Meyer, K.; Foster, C.: Muskelaufbau im Zentrum des kardiovaskulären Trainings. In: Deutsche Zeitschrift für Sportmedizin 55: 70-74 (2004)

Müller, E.: Wenn der Wind über den Traumwiesen weht. Die schönsten Phantasiereisen, Märchen und Meditationen. Fischer-Verlag, Frankfurt/Main (2007)

Muster, M.; Zielinski, R.: Bewegung und Gesundheit. Steinkopff Verlag, Darmstadt (2006)

Nationale VersorgungsLeitlinie (NVL) Chronische KHK, 5. Auflage. https://www.leitlinien.de/nvl/khk/ (2019)

Pu, C.; Johnson, M. T; Forman, D. E.; Hausdorff, J. M.; Roubenoff, R.; Foldvari, M.; Fielding, R. A.; Singh, M. A.: Randomized trial of progressive resistance training to counteract the myopathy of chronic heart failure. In: Journal of Applied Physiology 90: 2341-2350 (2001)

Raschka, C.: Sportanthropologie. Sportverlag Strauß, Köln (2006)

Raschka, C.: Sportmedizinische Untersuchungen zu Risiken im Sport und bei körperlicher Belastung. Kumulative Habilitationsschrift. Frankfurt am Main (2000)

Raschka, C.: Sportartspezifische Präventivmaßnahmen zur Minimierung der Zahl der Sportunfälle in den großen Ballspielsportarten Fußball, Handball, Volleyball und Basketball, aufgeführt am Beispiel der Sportunfälle im Landessportverband Schleswig-Holstein e.V. des Jahres 1988. Sportwissenschaftliche Dissertation, Bochum (1993)

Raschka, C. (Hrsg.); Nitsche, L. (Hrsg.); Kuchler, W. (Hrsg.): Ski- und Snowboardmedizin. Wulff GmbH, Dortmund (2019)

Raschka, C. (Hrsg.); Nitsche, L. (Hrsg.): Praktische Sportmedizin. Thieme Verlag, Stuttgart (2016)

Raschka, C.; Ruf, St.: Sport und Ernährung - Wissenschaftlich basierte Empfehlungen, Tipps und Ernährungspläne für die Praxis. 5., aktualisierte und ergänzte Auflage. Thieme Verlag, Stuttgart (2020)

Raschka, C.; Stötzer, S.: Gibt es Unterschiede in den Verzehrsgewohnheiten von Koronarsportgruppenteilnehmer/Innen und anderen Seniorensportler/Innen? Prävention und Rehabilitation 26 (2), 59 – 62 (2014)

Raschka, C.; Vogel, M.L.. Einsatz des Relactivers in der kardiologischen Rehabilitation. Eine explorative Studie. Prävention und Rehabilitation 25 (3), 110-115 (2013)

Von Rosen, J.: Stufenplan für die Behandlung chronischer Krankheiten. HAUG-Verlag, Heidelberg (1993)

Rost, R.: Sport- und Bewegungstherapie bei inneren Krankheiten. Deutscher Ärzte-Verlag, Köln (1991)

Rost, R. (Hrsg.): Lehrbuch der Sportmedizin. Deutscher Ärzte-Verlag, Köln (2001)

SOS-KANTO study group: Cardiopulmonary Resuscitation by Bystanders with Chest Compression Only, In: Lancet 369: 920-6 (2007)

Strauzenberg, S.E.; Gürtler, H.; Hannemann, D.; Tittel, K.: Sportmedizin – Grundlagen der sportmedizinischen Betreuung. Johann Ambrosius Barth, Leipzig (1990)

Unverdorben, M; Degenhardt, R; Unverdorben, S; Edel, K: Traumatologic risk in outpatient cardiac rehabilitation. In: European Journal of Cardiovascular Prevention & Rehabilitation 11, Suppl 1, O-21 (2004)

Unverdorben, M; Degenhardt, R; Unverdorben, S; Edel, K: Cardiac risk in WHO Phase III Rehabilitation. In: European Journal of Cardiovascular Prevention & Rehabilitation 11, Suppl 1, O-46 (2004)

Weidemann, H.; Meyer, K.: Lehrbuch der Bewegungstherapie mit Herzkranken. Pathophysiologie – Trainingslehre – Praxis. Steinkopff-Verlag, Darmstadt (1991)

Weineck, J.: Sportbiologie. Spitta-Verlag, Balingen (2009, 10. Auflage)

Weineck, J.: Optimales Training. Spitta-Verlag, Balingen (2009, 16. Auflage)

Die Autoren

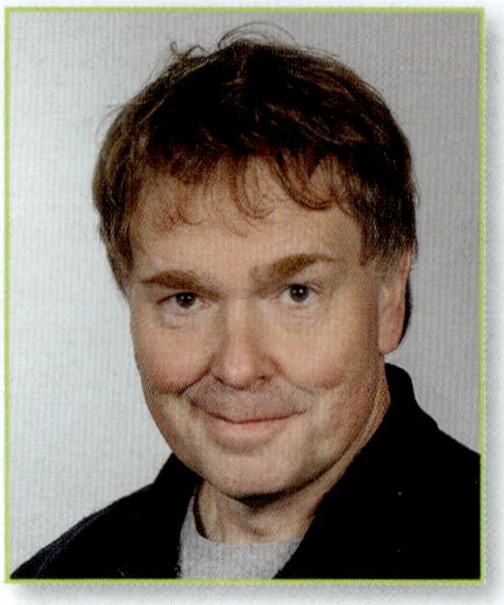

Prof. Dr. Dr. Dr. Christoph Raschka ist Internist und Facharzt für Allgemein- und Sportmedizin mit eigener Praxis in Hünfeld und außerdem Hochschullehrer für Sportmedizin am Institut für Sportwissenschaft der Julius-Maximilians-Universität Würzburg. Er ist Vizepräsident des Sportärzteverbands Hessen e. V. und ärztlicher Betreuer der Herzsportabteilung des Hünfelder Sportvereins 1919 e. V.

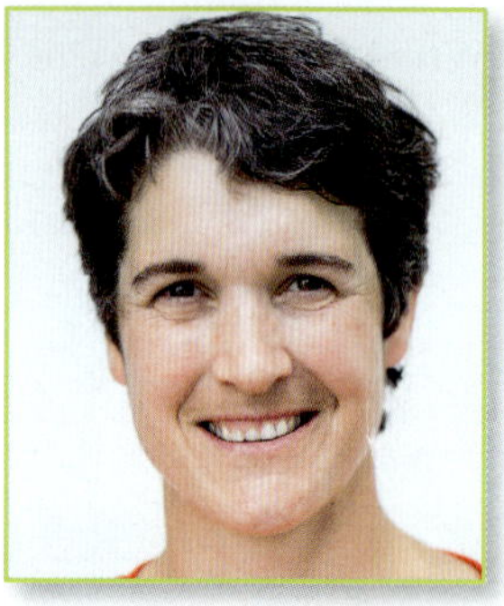

Marie Louise „Puschi" Vogel ist Diplom-Sportwissenschaftlerin und hat jahrelange Erfahrung in der ambulanten und stationären Betreuung von Koronarsportgruppen. Sie ist als Sporttherapeutin an der Klinik Königstein der KVB tätig.

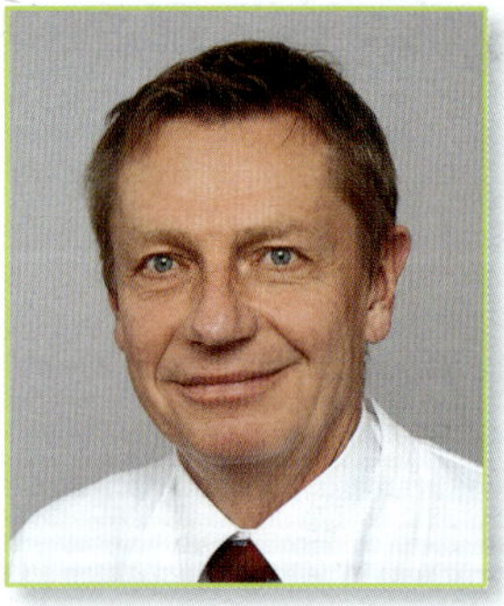

Dr. med. Klaus Edel ist Kardiologe und seit April 2017 Chefarzt der Abteilung für kardiologische Prävention und Rehabilitation am Herz-Kreislaufzentrum in Rotenburg an der Fulda. Zudem ist er seit 2003 Leiter der Übungsleiter-Ausbildung „Innere Organe" des Behindertensportverbandes Hessen und seit 2015 leitender Landessportarzt im Deutschen Behindertensportverband.

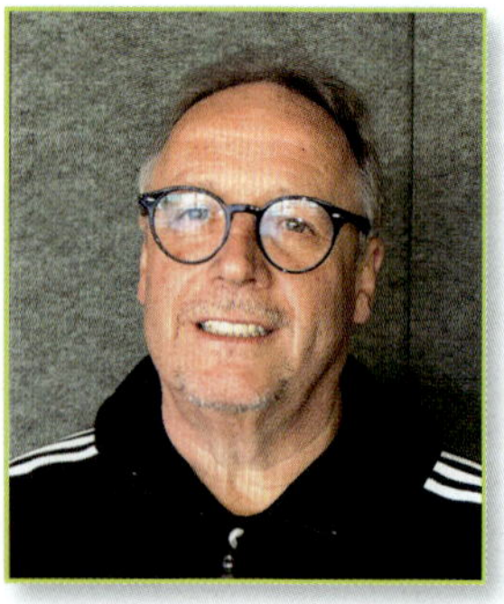

Ludwig Möller ist Physiotherapeut, Sporttherapeut und Personal Coach. Er ist seit 1983 therapeutisch tätig und seit 1996 Therapieleiter im Herz-Kreislaufzentrum in Rotenburg an der Fulda. Er blickt auf eine 30-jährige Erfahrung als Herzsportübungsleiter zurück und ist Ausbilder für Fachübungsleiter im Bereich Herzsport und Innere Organe. Außerdem ist er leitender Trainer der Herzsportabteilung des Hünfelder Sportvereins 1919 e. V.